中医内分泌代谢病学

李 檬 主编

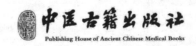

图书在版编目（CIP）数据

中医内分泌代谢病学 / 李檬主编. -- 北京 : 中医古籍出版社, 2023.6
ISBN 978-7-5152-2628-6

Ⅰ. ①中… Ⅱ. ①李… Ⅲ. ①内分泌病－中医治疗法 ②代谢病－中医治疗法 Ⅳ. ①R259.8

中国国家版本馆CIP数据核字（2023）第023630号

中医内分泌代谢病学

主　编　李　檬

责任编辑	张　磊
封面设计	王颖会
出版发行	中医古籍出版社
社　　址	北京市东城区东直门内南小街 16 号（100700）
电　　话	010-64089446（总编室）010-64002949（发行部）
网　　址	www.zhongyiguji.com.cn
印　　刷	济南柯奥数码印刷有限公司
开　　本	710mm×1000mm　1/16
印　　张	19.5
字　　数	375千字
版　　次	2023年6月第1版　2023年6月第1次印刷
书　　号	ISBN 978-7-5152-2628-6
定　　价	78.00 元

主编简介

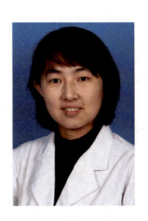

  李檬,女,1981年出生,毕业于山东中医药大学,医学硕士,副主任医师,硕士生导师。山东省中医药五级师承项目继承人,山东省名中医药专家团队核心成员。

  中华中医药学会治未病专业委员会委员、中华中医药学会亚健康专业委员会委员、山东中医药学会糖尿病专业委员会委员。从事临床工作10余年。对内分泌科各种常见病、多发病的诊断与治疗有丰富经验,善于应用中医的简、便、验、廉的疗法为患者解除病痛,应用汤剂治疗糖尿病、甲状腺疾病、月经病、妇科病、失眠、便秘等多发及疑难疾病;灵活应用针灸、腹针、耳穴治疗颈肩腰腿疼痛、头痛、中风、心悸等常见病;应用脐疗治疗高血压、流感、痛风、慢性胃炎等,收到良好疗效。近年来,在核心期刊发表论文10余篇,副主编著作1部,参编著作4部。参与国家自然科学基金项目、山东省科技计划项目、省科技厅重点研发计划课题多项,并于2016年、2018年分别获得山东中医药科学技术奖一等奖、三等奖。

前言

内分泌疾病是临床常见病，与其他系统疾病有着密切的联系，对人类的生活质量和寿命有极大的影响。随着中国社会和经济的发展，我国居民原有生活方式受到冲击，目前我国人口老龄化速度日渐加快，内分泌系统和营养代谢性疾病成为严重危害人民健康的多发病，已构成影响公众健康的重大问题。鉴于此，编者在参阅大量文献的基础上，结合自身多年来的临床经验，特编写本书。

本书从中医理论出发，结合现代中医研究和临床实践，力图突出中医论治内分泌疾病的特色，注重临床的实用性、系统性、科学性，主要对下丘脑-垂体疾病、甲状腺疾病、甲状旁腺疾病、肾上腺疾病、糖尿病、性腺疾病、代谢性疾病的病因病机、临床表现、诊断、鉴别诊断以及特色疗法的一般规律做了详细的阐述。本书强调理论与实际相结合，是一本具有较强的临床实用性和科学性的中医诊疗专著，希望本书的出版可以为从事中医内分泌疾病的临床工作者提供帮助。

由于编写时间仓促，内容可能还有疏漏或不足之处，望广大读者提出宝贵意见。

目 录

第一章　下丘脑-垂体疾病 (1)
　第一节　尿崩症 (1)
　第二节　神经性厌食症及神经性贪食症 (5)
　第三节　催乳素瘤 (14)
　第四节　腺垂体功能减退症 (18)

第二章　甲状腺疾病 (23)
　第一节　甲状腺功能亢进症 (23)
　第二节　甲状腺功能减退症 (34)
　第三节　亚急性甲状腺炎 (44)
　第四节　慢性淋巴细胞性甲状腺炎 (51)
　第五节　甲状腺结节 (59)
　第六节　甲状腺肿瘤 (66)

第三章　甲状旁腺疾病 (77)
　第一节　甲状旁腺功能亢进症 (77)
　第二节　甲状旁腺功能减退症 (85)

第四章　肾上腺疾病 (90)
　第一节　库欣综合征 (90)
　第二节　慢性肾上腺皮质功能减退症 (95)
　第三节　嗜铬细胞瘤 (99)
　第四节　原发性醛固酮增多症 (103)

第五章　糖尿病 (109)
　第一节　糖尿病 (109)
　第二节　糖尿病酮症酸中毒 (124)
　第三节　糖尿病肾病 (130)
　第四节　糖尿病足 (139)
　第五节　糖尿病眼病 (151)

- 第六节 糖尿病周围神经病变 …… （159）
- 第七节 糖尿病合并心脏病 …… （170）
- 第八节 糖尿病合并高血压 …… （182）
- 第九节 妊娠糖尿病 …… （191）

第六章 性腺疾病 …… （199）
- 第一节 疼痛性月经病 …… （199）
- 第二节 围绝经期综合征 …… （226）
- 第三节 卵巢功能早衰 …… （233）
- 第四节 多囊卵巢综合征 …… （241）

第七章 代谢性疾病 …… （252）
- 第一节 痛风 …… （252）
- 第二节 血脂异常和脂蛋白异常血症 …… （261）
- 第三节 肥胖症 …… （271）
- 第四节 代谢综合征 …… （282）
- 第五节 骨质疏松症 …… （293）

参考文献 …… （302）

第一章 下丘脑-垂体疾病

第一节 尿崩症

尿崩症是指抗利尿激素（ADH）又称精氨酸加压素（AVP）分泌不足或肾脏对AVP反应缺陷而引起的一组症状，前者称为中枢性尿崩症，后者称为肾性尿崩症。其特点是多尿、烦渴多饮、低比重尿和低渗尿。病因可分为原发性和继发性两大类，原发性又可分为遗传性和特发性。继发性的中枢性尿崩症大多由脑部肿瘤、外伤、手术、感染性疾病等引起，而继发性的肾性尿崩症由代谢紊乱、药物中毒、慢性肾病等引起。

尿崩症在中医中无特定病名，一般归属于"消渴"范畴。然而历代医家均认为"消渴"主要是指糖尿病。在《金匮要略》中有"男子消渴，小便反多，以饮一斗，小便一斗，肾气丸主之"，很类似尿崩症证候的描述。历来有关中医治疗消渴的方药，可作为治疗尿崩症的参考。

一、病因病机

尿崩症多由素体阴虚，加之情志失调、饮食偏嗜、劳欲过度、外邪侵袭、外伤及手术创伤等，致使燥热盛，阴津耗竭而引发。

盖五脏属阴，主藏精，五脏脆弱则藏精不足，阴津有亏。大多数患者均在此基础上感受外邪，邪热炽烈，或七情五志化火，或膏粱之变，内热壅盛，耗伤肺胃阴津。肺为水之上源，肺阴亏耗，水津不能敷布则多饮以自救，金水不能相生，肾关不固则饮一溲一，引起肾脏失养，导致肾阴亏虚。由此肾水虚，则火越烈，火烈而水越干，构成阴虚燥热之证。故尿崩症者初起大都偏于阴虚燥热，病程迁延不已，导致脾气虚弱，出现气阴两虚。病至后期精气耗损，阴损及阳，则可酿成脾肾阳虚及阴阳两虚之候。

总观本病，病机主要在于肾精不足，这与西医学中抗利尿激素分泌不足，寓有相似之意，并在此基础上引起阴虚、燥热、气虚、阳虚等变证，病变部位主要累及肺、脾、肾。

二、诊断

根据患者烦渴、多饮、多尿、持续低比重尿的临床表现,结合实验室检查结果,不难做出尿崩症诊断。

(一)临床表现

中枢性尿崩症可见于任何年龄,通常在儿童期或成年早期发病,男性较女性多见,男女比例约为2:1。起病常较急,时期比较明确。大多数患者烦渴(口渴常很严重,喜冷饮)、多饮、多尿,排尿频繁,尿色清淡,夜尿显著增多。烦渴多尿在劳累、感染、月经期和妊娠期加重。一般尿量常大于4L/d,多在16~24L/d之间,最多有达40L/d者。尿比重比较固定,呈持续低比重尿,尿比重小于1.010。尿渗透压多数<200mOsm/(kg·H_2O)。如果饮水不受限制,可影响到睡眠、消化系统甚至引起肾脏的病理改变,患者常表现为注意力不集中、体力下降、食欲减退,导致工作、学习效率降低。严重者可有脱水症状、电解质紊乱和视力下降。但其智力、体格发育接近正常。

肾性尿崩症的症状相对较轻,临床表现多变,尿量波动较大,多伴有原发性肾脏疾病引起的症状,如低血钾、高血钙,当这些原发性疾病治愈后症状会减轻或消失。

(二)实验室检查

1.尿比重

常低于1.005,尿渗透压降低,常低于血浆渗透压。血钠增高,严重时血钠可高达160mmol/L以上。

2.血和尿渗透压

血渗透压正常或稍高(正常290~310mOsm/(kg·H_2O)),尿渗透压多<300mOsm/(kg·H_2O)(正常600~800mOsm/(kg·H_2O)),严重者<60~70mOsm/(kg·H_2O)。

3.禁水加压试验

禁水时间6~16小时不等,具体视患者情况而定,禁水开始后,每小时测定1次体重、血压、血、尿渗透压和尿比重。当连续2次尿量和尿比重变化不大、尿渗透压变化<30mOsm/(kg·H_2O)或体重下降3%时,于皮下注射水剂血管加压素5U,在注射后60分钟测定血、尿渗透压和尿量、尿比重。正常人禁水后体重、血压、血浆渗透压变化不大,尿量减少,而尿渗透压可以超过800mOsm/(kg·H_2O),注射水剂血管加压素后,尿渗透压上升不超过9%。中枢性尿崩症患者禁水后反应迟钝,尿量无明显减少,尿比重和尿渗透压不升高,体重下降可>3%,注射水剂血管加压素后,尿渗透压上升幅度至少增加10%以上。但肾性尿崩症患者在禁水和应用外源性水剂血管加压素后尿渗透压不会升高。

4.影像学检查

利用影像学检查对进一步确定中枢性尿崩症患者下丘脑-垂体部位有无占位性病变具有重要价值。

三、鉴别诊断

（一）中枢性尿崩症与肾性尿崩症的鉴别

在禁水试验后给予 AVP，中枢性尿崩症可出现尿量明显减少，尿渗透压上升。而肾性尿崩症尿渗透压不会升高，尿量不能减少。同时测随机血 AVP 时，中枢性尿崩症是降低的，肾性尿崩症正常或升高。

（二）完全性和部分性中枢性尿崩症的鉴别

完全性中枢性尿崩症较部分性中枢性尿崩症症状严重。前者在禁水后，尿渗透压上升不明显，在给予外源性 AVP 后，尿渗透压迅速升高，上升幅度可以超过 50%，尿量明显减少，尿比重可上升至 1.020。后者在禁饮后尿液有一定的浓缩，但注射 AVP 后，尿渗透压升高一般不超过 50%。

（三）原发性或精神性烦渴与尿崩症的鉴别

原发性或精神性烦渴患者多饮多尿常常是不稳定的，且常无夜间多尿。禁水试验时，患者尿渗透压可以增高，但不能达到正常人禁饮后的水平。在禁饮后注射 AVP，尿渗透压不升高或升高很少，可与尿崩症鉴别。

（四）糖尿病与尿崩症的鉴别

糖尿病常有多饮、多尿、多食、消瘦症状，血糖升高，尿糖阳性，易与本病鉴别，需注意个别病例既有尿崩症，又有糖尿病。

四、并发症

饮水过多、过快时可引起水中毒，表现为头痛加剧、恶心呕吐、体温下降、精神错乱、惊厥、昏迷，甚至死亡。

患者因失水过多、禁饮、高热、昏迷、口渴中枢功能异常或发育不全致渴感消失，可导致高钠血症，血浆渗透压可 $>350\text{mOsm}/(\text{kg}\cdot\text{H}_2\text{O})$。

急性高渗性脑病多见于婴幼儿，表现为呕吐、发热、呼吸困难或抽搐，重者昏迷、死亡。

慢性高钠血症多见于成年患者，表现为淡漠、眩晕、无欲、嗜睡、肌张力高、腱反射亢进、抽搐等。

中枢性尿崩症可导致骨量减少，甚至骨质疏松。

五、中医证治枢要

本病初起以阴虚燥热为主,后期则偏重于气虚、阳虚,辨证主要为本虚标实,其中虚证多于实证,本虚见于阴虚、脾肾阳虚、气阴两虚、阴阳两虚证,标实则主要表现为口渴引饮、烦躁、失眠、面红、唇燥、苔黄、舌面干涩、脉弦细数等燥热症状。

本病以肾精不足为基本病机,治疗以标本兼治为主。在用药时应注意滋阴、补气、温阳的不同而有所侧重。同时还应根据不同辨证将治标与治本灵活应用。标证明显时,宜以清热止渴为主;后期正虚为主或脾肾亏虚时,当治其本,着重于滋阴填精、培补脾肾、温阳益气、固肾缩尿。但由于津液的大量流失,温补不宜过燥,以防重伤津液,应"阴中求阳",使阳得阴助而生化有源。

治疗本病的常用方剂主要是六味地黄丸、知柏地黄丸、金匮肾气丸等,皆是以治肾为主,是宗"治消之法,以治肾为主""必须补肾中之水,水足而火自消"之旨,在药理研究中,发现补肾中药可以调节和改善下丘脑-垂体-靶器官功能低下状态,此或许是补肾药治疗尿崩症的内在机制。在补肾药中,地黄为主药,且其用量宜大,一般常用量为20~30g,这既有药理作用的内在因素,也吻合辨证施治的治疗原则。

六、治疗

本病治疗重在滋补肺肾,调其肺、胃(脾)、肾脏腑功能,以清热泻火、益气养阴、固肾摄津为主要治疗方法,滋阴清热治其标,培补脾肾治其本。

(一)辨证论治

1.肺胃热盛证

症状:烦渴多饮,消谷善饥,多食,尿频量多,尿色浑黄,舌红苔燥,脉滑数。

治法:清解阳明,润养肺胃。

方药:白虎加人参汤加减。

2.阴虚燥热证

症状:烦渴多饮,尤喜冷饮,但饮而不解其渴,尿频量多,尿清长,咽干舌燥,皮肤干燥,无汗或盗汗,头痛头晕,耳鸣目眩,心悸烦乱,夜寐不安,手足心热,大便干结,数日一次,舌红,苔少或见黄苔,舌面干燥,脉虚细而数或兼弦。

治法:养阴清热,生津止渴。

方药:知柏地黄丸加减。

3.气阴两虚证

症状:乏力,自汗,气短,腰酸,五心烦热,多饮,多尿,大便秘结,舌淡红,苔薄白少津或少苔,脉细弱。

治法:益气养阴,生津止渴。

方药:六味地黄丸加减。

4.脾肾阳虚证

症状:烦渴多饮,冷热不限,尿清长频多,尤以夜尿为甚,形体消瘦,神疲乏力,气短懒言,食欲缺乏,纳少便溏,形寒肢冷,面色萎黄或面白无华,舌淡红干涩,苔白,脉沉细。

治法:温阳化气,健脾助运。

方药:真武汤加减。

5.阴阳两虚证

症状:渴而多饮,尿频量多,口干舌燥,腰膝酸痛,畏寒,性欲减退,头晕乏力,五心烦热,形体消瘦,纳差,大便溏或秘结,舌淡苔干,脉沉弦细。

治法:温阳滋阴,缩泉生津。

方药:金匮肾气丸加减。

(二)常用中药制剂

缩泉丸:补肾缩尿。适用于小便频数、夜间遗尿。用法:口服,每次3～6g,每日2～3次。

七、预后

预后取决于基本病因,轻度脑损伤及感染引起的尿崩症可完全恢复,肿瘤等所致尿崩症预后欠佳。特发性和遗传性尿崩症常属永久性,须坚持服药治疗,在饮水充足和适当的抗利尿治疗下,通常可以基本维持正常的生活,对寿命影响也不大,一些女患者即使怀孕和生育也能安全度过。

八、预防与调护

加强防护意识,防止颅脑损伤。积极控制感染,防止累及脑部。

患者应保持精神舒畅,思想开朗,戒烟,少食肥甘厚味或辛辣炙煿之品。避免劳累及情绪波动。保持充分的饮水供应,防止脱水或水中毒的发生,慎饮茶、咖啡等饮料。

第二节 神经性厌食症及神经性贪食症

一、病因病机

(一)食积壅滞

过食肥甘厚味,积滞胃肠,胃不受纳,则不思饮食;食积不化,气机不利,则脘腹胀满,嗳腐酸秽。

(二)七情所伤

"怒则伤肝",肝气郁结,横逆脾胃,则两胁胀满,不饥不食;肝主疏泄失常,则精神抑郁,或焦虑烦躁,失眠多梦。

(三)脾胃虚弱

后天失调,脾胃虚弱,则运化无权,不思饮食;偏脾胃阳虚,则脘腹冷痛,大便完谷不化;偏胃阴虚,则胃脘灼热,大便秘结;偏脾胃气虚,则脘腹胀满,大便稀溏。

(四)胃伏火邪

胃火伏于气分,多食而脾虚,食物入腹,移精不能生髓,髓不能生血,精血不能互生,则多食而不生肌肤。

若饮食不节、七情所伤,使脾胃运化、受纳功能失调;肝失疏泄,横逆脾胃,消化功能则低下;肝气郁结,肝郁化火,胃热壅盛,食已如饥,从而产生纳呆、厌食、腹胀等临床症状。因此饮食不节、七情所伤、脾胃虚弱、肝失疏泄,是本病的主要病因病机。

二、辨病诊断

(一)诊断依据

1. 主症

本病以有意地、反复、长期地不食、食少或多食、暴食或上诉症状交替出现为主症。

2. 病因

本病与脾胃虚弱、禀赋不足、情志不舒等因素有关,尤以情志不舒最为关键。

3. 临床表现

本病常伴有面色萎黄、形体消瘦、呕吐、女子月经不调、气血津液不足等临床表现。

(二)类证鉴别

1. 虚劳

虚劳是五脏诸虚不足而产生的多种疾病的概括。凡先天不足,后天失调,病久失养,正气损伤,久病不复,表现各种虚弱证候的,都属虚劳范围。其病变过程,大都由积渐而成。虚劳和本病虽都有虚象,但虚劳无有意地、反复、长期地不食、食少或多食、暴食。

2. 反胃

反胃多系脾胃虚寒,胃中无火,难于腐熟,食入不化所致,表现为食饮入胃,滞停胃中,良久尽吐而出,吐后转舒。即古人所称"朝食暮吐,暮食朝吐"。而本病呕吐多受情志影响,有意而为之。

三、明确辨证要点

(一)辨肝脾不调及肝胃不和

肝脾不调者,多见神情忧郁、默默寡欢、不思饮食、口淡乏味、神疲困倦、经行色淡、带下频多、大便溏薄、舌淡红苔薄白、脉弦缓等。肝胃不和者,多见胸胁胀满,不欲饮食,嗳气或恶心欲呕,甚则心烦易怒,夜不安卧。

(二)辨病位

病在脾者,多脾气(阳)虚弱,常见纳谷无馨、少气懒言、精神恍惚、忧思寡欢、神疲倦怠、大便溏薄、经行色淡、淋漓难净等。病在胃者,多胃阴亏虚,常见纳食乏味、食则干呕、口干不欲饮,伴心烦不寐、五心烦热、大便干;胃伏火邪于气分,多食而脾虚,食物入腹,移精不能生髓,多食而不生肌肤,脉细弱无力等。

四、治疗

(一)确立治疗方案

1.清胃热

初期多为胃热,此时患者表现为多食易饥,与中消多相类似,治疗上多以清胃热为主,但此期持续时间较短,在临床上很难见到。随着病情进展,饮食不节而伤脾,导致脾虚,患者脾虚索食以自救,临床仍以多食易饥为主,但是此时不宜再用清热之法治疗,否则苦寒清热之品进一步损伤脾阳而致病情缠绵难愈。

2.补脾

本病多脾气(阳)虚弱,此期持续时间较长,故临床上见到的多以此期为主,在治疗上多采用补脾治疗为主,在健脾的同时要佐以消食之品,以促进脾之运化,减轻脾之负担。

3.疏肝

肝之疏泄调达功能有助于脾之运化升清,同样脾之运化升清功能也有助于肝之疏泄调达,当脾之转运升清功能失常,导致肝之疏泄失常,而出现土壅木郁之证,进而出现精神症状。女子以肝为先天,肝为藏血之脏,肝失疏泄,血行不畅,在女子则表现为月经紊乱,乃至闭经。因此在治疗本病时除以健脾为主外,还应注意佐以疏肝治疗,当患者出现月经紊乱时,要注意疏肝理气活血以调经治疗。

(二)辨证论治

1.不食的辨证论治

(1)肝脾不调证

①抓主症:神情忧郁、默默寡欢、不思饮食、口淡乏味、神疲困倦。

②察次症:经行色淡、带下频多、大便溏薄。

③审舌脉:舌淡红苔薄白,脉弦缓等。
④择治法:疏肝健脾以助运化。
⑤选方用药思路:常用方为逍遥散、柴芍六君子汤等。肝主疏泄,调情志而助脾胃运化。若忧思恼怒、悲怀不已,所欲不遂,七情内伤,肝气郁结,疏泄失常,必然影响脾胃运化而出现厌食诸证。脾胃虚弱运化失常,气血化生无源,则经行色淡、带下频多。方中柴胡疏肝解郁,使肝气得以调达;当归甘辛苦温,养血和血;白芍酸苦微寒,养血敛阴,柔肝缓急;白术、茯苓健脾祛湿,使运化有权,气血有源;炙甘草益气补中,缓肝之急。薄荷少许,疏散郁遏之气,透达肝经郁热。
⑥据兼症化裁:积滞者,可酌加佛手、麦芽、谷芽等理气消食之品。

(2)肝胃不和证
①抓主症:多见胸胁胀满,默默不欲饮食。
②察次症:脘胀嗳气或恶心欲呕,甚则心烦易怒,夜不安卧。
③审舌脉:舌边尖红,苔薄白,脉弦或数等。
④择治法:疏肝和胃。
⑤选方用药思路:常用方如四逆散、柴胡疏肝散、小柴胡汤等。性情不宁,久则肝气郁滞不舒,多见胸胁胀满,默默不欲饮食,肝气横逆犯胃,胃失和降,脘胀嗳气或恶心欲呕。柴胡功善疏肝解郁,用以为君;香附理气疏肝而止痛,川芎活血行气以止痛,二药相合,助柴胡以解肝经之郁滞,并增行气活血止痛之效;陈皮、枳壳理气行滞,芍药、甘草养血柔肝、缓急止痛,黄芩清泄邪热,法半夏和胃降逆,甘草调和诸药。
⑥据兼症化裁:肝郁化火者,可加牡丹皮、栀子等凉肝清热。

(3)脾气虚弱证
①抓主症:常见纳谷无馨,少气懒言,神疲倦怠。
②察次症:面黄少华,肌肉消瘦,经行色淡,淋漓难净,大便溏薄,小便清长。
③审舌脉:舌淡苔薄白,脉缓弱等。
④择治法:健脾益气。
⑤选方用药思路:常用方如参苓白术散、归脾汤、补中益气汤等。外感六淫,内伤七情,饮食劳倦都可伤及脾胃,导致脾胃运化机能减弱而纳谷无馨,少气懒言,神疲倦怠。脾为后天之本,脾气不足,卫气营血无以化生,则见面黄少华,肌肉消瘦,经行色淡等症。黄芪味甘微温,入脾、肺经,补中益气,升阳固表,配伍人参、炙甘草、白术,补气健脾;当归养血和营,协人参、黄芪补气养血;陈皮理气和胃,使诸药补而不滞;少量升麻、柴胡升阳举陷。
⑥据兼症化裁:脾虚气弱不受补者,不宜大补甘温厚味之品以滞其清阳之气,可用甘淡健脾稍佐升清降浊之品治疗,如党参、怀山药、扁豆、茯苓、莲子、薏苡仁、

荷叶、苦丁茶等。

(4)胃阴亏虚证

①抓主症:常见纳食乏味,食则干呕,知饥而不能受纳。

②察次症:心烦不寐,五心烦热,口干不欲饮,大便干,溲短黄。

③审舌脉:舌红苔花剥少津或光剥,脉细弱无力等。

④择治法:甘凉养胃。

⑤选方用药思路:常用方如沙参麦冬汤、益胃汤等。胃属阳土,喜润恶湿,气郁化火,热伤胃津,或瘀血积留,新血不生,阴津匮乏,均可致胃阴不足。阴津亏损则胃络失养,故见纳食乏味、食则干呕。若阴虚有火,则见心烦不寐,五心烦热,口干不欲饮。胃津亏虚则受纳失司,故知饥而不能受纳。重用生地黄、麦冬,味甘性寒,功擅养阴清热,生津润燥,为甘凉益胃之上品;北沙参、玉竹养阴生津,加强生地黄、麦冬益胃养阴之力;冰糖濡养肺胃,调和诸药。

⑥据兼症化裁:若甘凉濡润之法无效,可试用酸甘化阴法,常以白芍、乌梅、木瓜、石斛、百合、山楂、甘草等治疗,多有效验。津伤明显时加芦根、天花粉、乌梅等以生津养液;大便干结者,加火麻仁、郁李仁、瓜蒌仁等润肠之品。若兼肝阴亦虚,症见脘痛连胁,可加白芍、枸杞子、生地黄等柔肝之品。

(5)邪浊中阻证

①抓主症:纳食呆少,尤厌油腻,胃中痞闷嘈杂。

②察次症:恶心欲呕,嗳气吞酸,大便干或溏泄,溲色淡黄。

③审舌脉:舌红苔薄白或黄浊腻,脉濡数或弦滑等。

④择治法:疏肝理气,消食导滞。

⑤选方用药思路:常用方如半夏泻心汤、连朴饮等。脾胃同属中焦,为人体气机升降之枢纽。肝气不疏,饮食积滞,痰浊中阻或湿热内蕴,则纳食呆少,尤厌油腻,胃中痞闷嘈杂。邪浊中阻影响气机的升降则恶心欲呕,嗳气吞酸。半夏散结消痞、降逆止呕;干姜温中散邪,黄芩、黄连苦寒,泄热消痞;人参、大枣甘温益气,补脾气;甘草调和诸药。

⑥据兼症化裁:若邪浊消散,脾气不醒而犹厌食者,可考虑用微辛微苦醒脾法,药如杏仁、枇杷、茯苓、扁豆、陈皮、麦芽、谷芽、苍术、厚朴、桔梗等。药量宜少勿多,取其微辛微苦之性。除疏肝理气、消食导滞、化痰祛浊、清热化湿之品外,应注意苦辛通降法的运用。因邪浊中阻,最易导致升降失常,寒热互结,如单执寒凉之品以清热,则寒邪愈结;如单执温热之品以散寒,则热邪愈炽。唯有辛开苦泄法,使互结寒热之邪得以分解。

2.食亦的辨证论治

(1)脾胃虚弱,肝郁血滞证

①抓主症:心情抑郁,形体消瘦,多食善饥,食不知饱,食后胃脘不适。

②察次症:呃逆,满闷,乏力,停经,便秘,时有眼睑浮肿,浮肿时尿少而色深。

③审舌脉:舌尖红质润,苔薄白,脉沉细无力等。

④择治法:健脾为主,行气消食活血等。

⑤选方用药思路:常用香砂六君子汤加减。过度节食,损伤脾胃,脾胃虚弱,饮食自救;脾主四肢,脾运失司,水谷不化精微,四肢肌肉失养;脾虚无以化生气血,加之土壅木郁,肝失疏泄而见停经,肝气不疏则情志抑郁,周身肿胀乃气机运化失常之表现。柴胡气质轻清,能疏解少阳之郁滞;厚朴、枳实理气畅中;当归养血活血;建曲、麦芽、山楂健胃消食,化积调中;甘草调和诸药。上药合用,共成健脾益气、调中和胃之剂,能调节胃肠功能,缓解胃脘痞满、闷胀不舒、嗳气不爽等症,治疗时应注意不可急于求成,往往欲速则不达。

⑥据兼症化裁:若脾阳虚弱,畏寒怕冷者,可加附子、干姜、吴茱萸以温脾阳;若气虚失运,满闷较重者,可加木香、枳实、佛手佐以理气;若气滞血瘀,经行不畅者,可加益母草、丹参、桃仁、赤芍以活血化瘀;若情绪抑郁,肝失调达者,可加白芍、柴胡以疏肝解郁。始终抓住脾胃损伤这一病机重点,调理脾胃,以恢复脾胃运化之功,同时配合疏肝活血之品而获较好的疗效。

(2)胃伏火邪,脾肾气虚证

①抓主症:多食善饥,腰膝酸软,神疲乏力。

②察次症:面浮肢肿,形神疲惫,五更泄泻,下利清谷,月经不能按时而下。

③审舌脉:舌淡苔白,脉弱。

④择治法:健脾益气,滋补肝肾。

⑤选方用药思路:常用六味地黄丸合四君子汤加减。胃伏火邪于气分,故能食;脾虚,食物入腹,移精不能生髓,肾精匮乏,则形神疲惫;下利清谷是脾肾气虚不能运化水谷的表现;脾肾阳虚,主水制水不利,水湿泛溢肌肤,故面浮肢肿;脾虚无以化生气血,则月经不能按时而下。六味地黄丸可滋补肝肾,方中熟地黄滋阴补肾,填精益髓,为君药。山茱萸补养肝肾,并能涩精;山药补益脾阴,亦能固精,共为臣药。三药相配,滋养肝脾肾。配伍泽泻利湿泄浊,并防熟地黄之滋腻恋邪;牡丹皮清泻相火,并制山茱萸之温涩;茯苓淡渗脾湿,并助山药之健运。四君子汤可健脾益气,方中人参甘温益气、健脾养胃;白术苦温健脾燥湿,加强益气助运之力;佐以甘淡茯苓健脾渗湿。

⑥据兼症化裁:血瘀者,加益母草、泽兰、红花化瘀行水;五更泄泻者合用四神丸温脾暖肾,固肠止泻;脾虚下利清谷不止者,加党参、薏苡仁、扁豆、砂仁、罂粟壳、草豆蔻、乌梅以健脾渗湿、固肠止泻。

(三)中成药选用

1.香砂养胃丸

主证:脾气虚弱证。

组成:木香、砂仁、白术、陈皮、茯苓、半夏(制)、醋香附、枳实(炒)、白豆蔻(去壳)、姜厚朴、广藿香、甘草。

用法:口服,每次9g,每日2次。

2.健脾疏肝丸

主证:肝郁不调证。

组成:党参、山药、赤芍、郁金。

用法:口服,每次9g,每日2～3次。

3.香砂六君子丸

主证:脾气虚弱证。

组成:广木香、西砂仁、炒党参、炒白术、茯苓、炙甘草、陈皮、制半夏。

用法:口服,每次6g,每日2～3次。

4.参苓白术丸

主证:脾气虚弱证。

组成:人参、茯苓、白术(麸炒)、山药、白扁豆(炒)、莲子、薏苡仁(炒)、砂仁、桔梗、甘草。

用法:口服,每次6g,每日3次。

5.附子理中丸

主证:脾阳虚弱证。

组成:附子(制)、党参、白术(炒)、干姜、甘草。

用法:口服,每次9g,每日2～3次。

6.健脾丸

主证:脾气虚弱证。

组成:党参、白术(炒)、陈皮、枳实(炒)、山楂(炒)、麦芽(炒)。

用法:口服,每次9g,每日2次。

7.保和丸

主证:邪浊中阻证。

组成:山楂(焦)、六神曲(炒)、半夏(制)、茯苓、陈皮、连翘、莱菔子(炒)、麦芽(炒)。

用法:口服,每次6g,每日2次,小儿酌减。

8.补中益气丸

主证:脾气虚弱证。

组成:黄芪(蜜炙)、党参、甘草(蜜炙)、白术(炒)、当归、升麻、柴胡、陈皮、生姜、大枣。

用法:口服,每次 3g,每日 3 次。

9.人参健脾丸

主证:脾气虚弱证。

组成:人参、白术(麸炒)、茯苓、山药、陈皮、木香、砂仁、炙黄芪、当归、酸枣仁(炒)、远志(制)。

用法:口服,每次 12g,每日 2 次。

10.归脾丸

主证:脾气虚弱证。

组成:党参、白术(炒)、黄芪(炙)、茯苓、远志(制)、酸枣仁(炒)、龙眼肉、当归、木香、大枣(去核)、甘草(炙)。

用法:口服,每次 9g,每日 3 次。

11.逍遥丸

主证:肝郁不调证。

组成:柴胡、当归、白芍、白术(炒)、茯苓、炙甘草、薄荷、生姜。

用法:口服,每次 6~9g,每日 1~2 次。

12.小柴胡颗粒

主证:肝郁不调证。

组成:柴胡、姜半夏、黄芩、党参、甘草、生姜、大枣。

用法:每次 10g,每日 3 次。

(四)单方验方

1.舒心健食汤

柴胡、郁金、枳壳、陈皮、石斛、炒白术、佛手、炒麦芽、茯神各 15g,龙齿 20g,浮小麦 30g,甘草 6g。水煎,每日 1 剂,早晚 2 次服用。

2.资生汤加味

山药 30g,玄参 15g,白术 10g,鸡内金 10g,牛蒡子 10g,生地黄 30g,茯苓 15g,当归 15g。水煎,每日 1 剂,早晚 2 次服用。

3.健胃消食汤

神曲 10g,茯苓 12g,怀山药 10g,麦芽 10g,山楂 10g,鸡内金 10g,陈皮 5g,砂仁 5g,连翘 6g。水煎,每日 1 剂,早晚 2 次服用。

4.自拟清宁饮

百合、生地黄、姜竹茹、合欢花、佛手水煎,每日 1 剂,早晚 2 次服用;7 剂为 1 个疗程,连服 1~3 个疗程。必要时配合丙米嗪 25mg,每日 2~3 次。

5.滋阴解郁膏

取阿胶、荆花蜜各 100g,鹿角胶、鳖甲胶各 60g,大枣 30g,黄酒 250mL。将大枣去核,剖成两半。将阿胶放入黄酒中浸泡 1 日,用水煎煮 30 分钟,倒入鳖甲胶和鹿角胶,放入蒸锅内蒸熟烊化。然后,将此药液用小火熬煮 15 分钟,调入大枣片和荆花蜜即成(可放入冰箱中保存)。可每次服 2 匙(每匙约 10mL),每日 2 次。

(五)中医特色诊疗技术

1.穴位贴敷

解郁膏(含香附、郁金、石菖蒲、延胡索、半夏、白术、茯苓、柴胡、当归、生麦芽,研细末,姜汁调为 1.5cm×1.5cm 大小丸状)贴敷于肝俞、膈俞、膻中、内关、太冲等穴位,7 日贴 1 次,每次贴 3~4 小时。

2.针灸

本病可取足三里、公孙、内关、太冲、神门为主穴;还可根据具体临床症状选取脾俞、胃俞、梁门等健运脾胃,选取支沟、期门、行间等疏肝解郁,选取心俞、少海等养心安神,选取支沟、天枢等通调大便,选取血海、膈俞、三阴交等养血调经。留针 30 分钟,每隔 5~10 分钟捻针 1 次,每日或隔日治疗 1 次,以期达到疏肝解郁、调畅情志、健脾和胃、调和五脏的目的。

五、预防调护

饮食方法是开始时在维持体重所需热量的基础上,每日加 2.13kJ(510cal)热量的食物。在体重增长期和维持期,每日每 kg 体重可能分别需要 292.9~418.4kJ(70~100cal)及 167.3~251kJ(40~60cal)的能量。若患者所需量大于此,说明患者仍暗中在锻炼、呕吐或丢弃食物。另一方法是在维持体重所需热量上加 10%~20%。但需注意的是患者的营养不良使其基础能量需要量下降,而计算出的基础热量需要量是超过营养不良患者的实际需要量的。给患者液体食物可使其多进热量,对严重营养不良及可能危及生命的患者,可用鼻饲进行被动进食。

在体重增加阶段,尤其是严重营养不良患者,应特别注意患者会产生水肿,而使体重迅速增加,并导致心力衰竭或血磷及血锌水平迅速下降等生化改变。体重增加的目标是恢复月经和防止骨脱钙,轻症患者可在体重尚未恢复至理想体重时,月经即恢复。另一些患者体重应增加得慢些,需给予心理治疗使患者能耐受体重的增长。

休息睡眠的调护。睡眠是增加体重的必要条件,部分患者饭后即不停地活动,且没有午休习惯,全天睡眠时间不足约 8 小时。这类患者体重往往不会增加,反而还会下降,应提示患者睡眠的重要性,劝其多注意休息,尽量减少活动量,减少体力消耗。

保持心情舒畅,避免精神刺激。对于青年女性有精神压力及心理变态者,应给予心理治疗解除其精神压力。

第三节 催乳素瘤

一、病因病机

(一)病因

中医学虽无催乳素瘤病名,但根据其主要临床症状可归"乳汁自出""乳泣""月经过少""月经后期""闭经""不孕"等范畴。在古籍中也有类似催乳素瘤临床表现的记载,如《胎产心法》云"肝经怒火上冲,故乳胀而自溢"。《竹林女科》论闭经"以乳众血枯名"。清代有医案云:"乳房属胃,乳汁血之所化,无子而乳房膨胀,亦下乳汁,非血之有余,乃不循其道为月水,反随肝气上入乳房,变为乳汁。"《灵枢·九针》云:"四时八风之客于经络之中,为瘤病者也。"《灵枢·百病始生》云:"血脉凝涩……汁沫迫聚不得散,日以成积""络伤血溢,有寒,汁沫与血相搏,则并合凝聚不得散,而积成矣。"《难经·五十五难》云:"故积者,五脏所生……积者,阴气也,其始发有常处,其痛不离其部,上下有所始终,左右有穷处。"

中医认为催乳素瘤多因体质虚弱、饮食劳倦、情志失调及药食不当等,致肾精亏虚,肝郁脾虚,气血两虚,痰湿凝滞,进而扰乱机体自身的平衡,出现闭经、溢乳、不孕不育等症状。

1. 体虚劳倦

禀赋不足,素体虚弱,或久病伤正,损耗一身之正气,或劳倦太过伤脾,生化之源不足,肾气亏虚,气血阴阳乏源,脏腑功能失调,致人体阴阳失衡,先后天失养,出现闭经等症。

2. 外感寒邪

诸髓者皆属于脑,脑为髓海,为奇恒之腑,清气上扬则浊气下降,若正气虚则清气不得上升,浊气不得降,阴浊积于脑,则出现头痛、女子月事不调、闭经等。

3. 情志失调

忧思恼怒,思则气结,怒则气逆,伤肝损脾,肝失疏泄,肝体不柔,疏泄失常,气机运行不畅,冲任失调,人体所产生的某些不正常物质的滞留或内脏功能失调都成为催乳素瘤的诱发因素。

4.药食不当

嗜食醇酒厚味、煎炸炙煿,脾胃受伤,运化失常,聚湿生痰,痰湿阻滞,气机不畅,或因药物过量,或毒性过大,损伤肝肾,致脏腑功能失常。

(二)病机

因催乳素瘤在中医中并无特定病名,而是根据其主要临床症状,分别归属于"闭经""不孕""溢乳""月经不调"等范畴,因此多从月经病、溢乳或性欲减退、阳痿等方面探讨其病因病机。《素问·上古天真论》云:"女子七岁,肾气盛,二七而天癸至,任脉通,太冲脉盛,月事以时下。"《难经·三十六难》云:"男子以藏精,女子以系胞。"《傅青主女科》云:"经水出诸肾。"充分认识到月经周期性的建立及妊娠主要是肾-天癸-冲任-胞宫之间机制的建立与平衡,与现代医学的下丘脑-垂体-卵巢-子宫生殖轴相一致。

"肾为先天之本",故肾虚则不能使天癸至,冲任失调而致闭经、不孕等,故催乳素瘤的基本病因是肾虚。中医认为女子乳头属肝,乳房属肾,妇人经水为阴血,属冲任二脉所主,上为乳汁,下为血海,气血冲和,经、乳则各行其道。肾气充足,肝气调达,冲任通调,则经、乳正常。乳汁源出于胃,随冲气运行,升则为乳,降则为经水。肝喜条达,凡因持续过度的精神紧张、情绪波动、忧郁等精神因素导致的肝气郁结,会使肝疏泄失调,致使气血失和,血不循常道以下归冲脉,则随肝气上逆为乳汁,形成闭经、溢乳之症。又肝肾同源,肝肾同司下焦,经水出诸肾,冲为血海,任主胞宫,肝肾相交,冲任应之,若肝气调达,疏泄有度,脾胃气血调和,血脉通畅,肾精充盈,冲任通盛,则血海适时溢泻,月水如期而下。经、血、乳汁同源,俱为精血所化,上为乳汁,下为经血。正如薛立斋所云:"血者水谷精微,在妇人则上为乳汁,下归血海为经水。"又如《诸病源候论》认为:"冲任之脉,为表里,上充乳汁,下为月经。"若肝气郁结,或肝经湿热,或怒气上冲,则气血运行逆乱,不循常经,反随肝气上入乳房化为乳汁。肾水不足,肝木失养,肾虚肝旺,肝之疏泄太过,肾之闭藏失职,气血紊乱,或脾胃虚弱,运化失职,水湿停聚为湿为痰,阻滞胞脉或统摄失职,气血紊乱,胞脉不利,均致气血逆入乳房化为乳汁。

脾虚在催乳素瘤的发病过程中也占有很重要的地位。脾为后天之本、气血生化之源,主运化水谷精微。脾主中气而统血,气主升、主运,脾气健运则血循常道,脾气虚弱,失其统摄之权,则血不循常道而下溢。而脾为气血生化之源,脾虚则气虚血弱,不能下注养胞,气无所化,天癸无所养,冲任不足,经血无源,致月水难生,脾虚不能摄血归经,气血逆乱,不得下注冲任,上逆乳房为乳汁,导致乳汁外溢。

综上,该病与肝、脾、肾密切相关,肝失疏泄、脾失统摄和肾-天癸-冲任生殖轴紊乱皆可导致本病发生。

二、治疗

(一)辨证论治

目前学术界仍没有统一的催乳素瘤的辨证分型,多见治疗有效的个案,其拟方立药也各有不同,普遍被认可的辨证分型大致如下:

1.肾虚肝郁证

症状:闭经,溢乳,腰膝酸软,月经量少,月经延后,不孕,性欲减低,外阴或阴道不适,畏寒肢冷,不寐,多梦,倦怠乏力,耳鸣,潮热面红,抑郁,健忘,脱发,烦躁易怒,乳房胀痛,胁肋胀痛,舌红或淡黯,苔薄白,脉沉弦。

治法:补益肾水,平调肝气。

方药:生麦芽、山药、山茱萸、熟地黄、柴胡、白芍、枸杞子、五味子、巴戟天、甘草。

中医辨证属肾虚肝郁,虚者益,滋肾水;盛者疏,调肝木,故拟益肾调肝之方。全方并无活血化瘀通经之药,亦未大用收敛固涩之药,却能收到经血下、乳溢回的功效,盖属益肾而经满自溢、调肝而怒火自消之功,达到乳络畅而不胀、上溢之经下调之目的。方中山药补脾肺之气,益肺肾之阴,固涩肾精,平补肺脾肾;山茱萸滋阴补益肝肾共为君药,重用此二药配合熟地黄,奏滋肾益阴之功;白芍养血柔肝敛阴,柴胡疏肝解郁,共为臣药;枸杞子益肾填精,巴戟天补肾阳益精,五味子滋肾生津,收敛固涩,三药共为佐药;生麦芽虽为脾胃之药,实善疏肝气,配柴胡增强疏肝解郁之力,而不燥伤阴血,配合甘草调和诸药,共为使药。全方用药,善归肝、肾二经,精血同源,肝肾调和,乙癸同治,从而达到益肾调肝之效。

2.肝郁脾虚证

症状:闭经,溢乳,烦躁易怒,乳房胀痛,胁肋胀痛,叹气,抑郁,咽中异物感,口燥咽干,头晕目眩,纳呆,倦怠乏力,多梦,月经后期,月经量少,不孕,舌红或淡黯,齿痕舌,苔黄或白薄腻,脉弦滑或沉弦。

治法:疏肝解郁,理气健脾。

方药:逍遥散加减。药用柴胡、当归、白术、茯苓、枳壳、丝瓜络、白芍、香附、生麦芽、炙甘草。水煎服,每日1剂,经期可停药,直至催乳素(PRL)降至正常。

加减:闭经或月经稀少者加泽兰、红花;月经量多淋漓不尽,伴舌红苔黄者加牡丹皮、栀子。

中医认为本病多因七情内伤,肝气郁结,或肝胃气滞,气血运行不畅,脉络阻滞,或因肝肾精血不足,经脉失去濡养所致。患者大多为中青年妇女,在辨证施治中发现其大多具有肝郁症状,因郁怒情志不遂而血气逆乱,脏腑功能失调。逍遥散具有疏肝解郁、理气健脾的功效,在基本方的基础上,根据个体差别加减药物组成及剂量,临床症状基本上可得到改善。

3.肝郁气滞证

症状:闭经,溢乳,烦躁易怒,叹气,抑郁,乳房胀痛,胸胁胀痛,痛经,月经后期,月经量少,经血夹血块,不孕,舌暗红,苔白、苔薄,脉弦等。

治法:疏肝理气。

方药:柴胡疏肝散加减。药用生麦芽、白芍、白术、生山楂、茯苓、香附、柴胡、当归、炙甘草、神曲。日1剂,水煎服。

加减:若经闭不行,或月经稀发兼气血瘀滞,加益母草、泽兰、川芎;肝血不足,加制何首乌、鸡血藤、阿胶(烊化);功能性子宫出血量多、色红或淋漓不尽,加酒黄芩、牡丹皮、墨旱莲。

方中柴胡味苦微寒,疏肝解郁,宣畅气血,旋转枢机,升清阳降浊气,通利三焦而为君药。当归、白芍养血柔肝,生麦芽消食化积,疏肝回乳,三者共为臣药。香附气香行散,可升可降,能理气解郁、调经止痛;茯苓与白术合用以健脾利湿,以防肝郁犯脾;神曲消食和胃;生山楂消食化积,行气散瘀。炙甘草调和诸药。诸药配合,加强疏肝解郁、调经回乳之功,用之能改善排卵状态,使溢乳停止,月经恢复,有利妊娠。

4.气滞痰瘀证

症状:闭经,溢乳,畏寒肢冷,食少,腹胀,便溏,身体虚胖,四肢困重,疲乏嗜睡,气短,不孕,纳呆,自汗,外阴或阴道不适,五更泻,抑郁,面色㿠白,舌淡胖、苔白腻,脉濡缓或沉濡。

治法:健脾化湿。

方药:玄参、夏枯草、猫爪草、白芍、柴胡、青皮、昆布、生牡蛎、海藻、生麦芽、莪术、半夏。

加减:月经前期加川楝子、王不留行,月经期加益母草、红花,月经后期加菟丝子、淫羊藿,有气虚证加黄芪,有血瘀之象加延胡索,阴虚加生地黄,心烦甚加竹叶。

方中柴胡疏肝解郁,青皮行气止痛,玄参、猫爪草清热散结,生牡蛎、海藻、昆布清热化痰散结,重用生麦芽,取其善疏肝气,合柴胡增强疏肝解郁之功,且文献报道生麦芽中含有麦角类化合物,有类多巴胺抑制PRL分泌作用;白芍养血和营以柔肝,动物实验证实其能刺激脑垂体前叶多巴胺受体,使血中PRL正常化。诸药合用,共奏疏肝清热化痰之功效,使气机通畅,阴平阳秘则内分泌功能正常。

(二)其他疗法

1.针刺治疗

有1例针刺治疗对溴隐亭有抗药性的催乳素瘤患者的报告。学者设计了针灸治疗方案,患者每周治疗8次,然后每2周治疗6次。所选穴位为地仓、气冲、内关、石门、足三里、内庭。经过8次治疗后,血中PRL含量由0.2mg/L降为0.024mg/L。经过11次治疗后,垂体大小恢复正常,腺瘤缩小。由于患者用药治疗2年无效而接受针刺治疗后症状有明显改变,因此认为针刺的作用是存在的。虽然不能绝对证实腺瘤和症状的好转仅是针刺的效应,但至少可以认为在药物治疗无效情况下,针刺可以使患者对药物的反应变得更为有效。

2.针刺与中药结合

针刺与中药结合治疗的案例多以针刺为主,配合中药内服治疗。针刺以神庭、百会、足三里、三阴交为主穴,以中脘、合谷、关元、子宫、血海为配穴,隔日针1次,交替使用。中药给服六味地黄汤加柴胡、枳壳、香附、蔓荆子、白芍等。隔日1剂,水煎服。患者自述针刺3次和服药3剂以后,精神状态明显好转,信心增强;针7次和服药7剂后,头痛消失,鼻臭减轻。继续针刺9次,并配合内服中药,疗效巩固,未见复发,建议做MRI复查。

第四节 腺垂体功能减退症

一、病因病机

(一)病因

本病中医无相应病名,根据临床表现,将其归入"虚劳""血枯闭经""产后虚劳""产后无乳""产后血晕""阴痿""干血痨""不育""阳痿"等范畴。《难经》云:"一损损于皮毛,皮聚而毛落;二损损于血脉,血脉虚少不能荣养五脏六腑……"《诸病源候论·产后虚羸候》曰:"夫产损动腑脏,劳伤气血,故虚羸也。将养所失,多沉滞劳瘠,甚伤损者皆着床,此劳羸也""产后血气劳伤,脏腑虚弱而风冷客之,谓风冷虚劳。"由此可见中医学很早就有对本病的病因及临床表现的描述。现代医家多认为与妇女产后大量出血,或因难产下血过多,或因劳伤惊恐,导致经血暴崩不止,或外邪侵犯脑络,或因劳伤惊恐,或因病久失治,营血日亏,逐渐损伤肝、脾、肾,致肝、脾、肾三脏亏虚有关。

(二)病机

《素问·通评虚实论》云:"精气夺则虚。"虚劳乃在先天禀赋不足、后天养护失调的基础之上,复遭失血、病邪、外力损伤等而引起。

肾为先天之本,主生殖,今产后大出血、病邪、外力损伤等病因的影响下,使肾之精血皆耗,肾阳易衰,且肾与下丘脑-垂体-靶腺的关系密切,垂体病变主病在肾,故肾虚是其主要病理。脾为气血生化之源、后天之本,产后血崩与脾失于统摄也有关联。且肾阳不足，脾失温煦，脾阳亦衰，故脾虚常与肾虚并存，临床以脾肾阳虚证最为多见。肝主藏血，且女子以肝为先天，女子失血易与肝脏有关，但此产后出血大都并非肝不藏血之因，乙癸同源，肾之精血不足，必影响肝阴不足，肝血不运，可见经少、闭经之症，故以肝脾肾阴虚之证呈现，但较阳虚之证少见。

总之，本病的病因虽主要为失血，但病易由血及气，即病之后，则以气虚为主，兼有气血双亏之象。少数患者由于气虚而致气机涩滞、血循缓慢，而呈现气虚血瘀之见证，为本虚标实之证，但其本仍为气血不足。

二、治疗

（一）辨证论治

1. 气血两虚证

症状：面色萎黄，神疲乏力，动则气短，心悸怔忡，食少腹胀，夜寐不宁，或产后无乳，月经量少或闭经，阴道干涩，乳房萎缩，毛发稀疏，性欲减退，面色苍白或萎黄，舌质淡，苔薄白，脉细弱。

治法：补气养血，益肾填精。

方药：八珍汤或十全大补汤加减，药用党参、白术、茯苓、炙甘草、熟地黄、白芍、当归、川芎、紫河车、黄精、肉苁蓉等。

方中熟地黄、白芍、当归、川芎四物以治血虚，补其耗损之血；党参、白术、茯苓、炙甘草四君以治气虚，缓其气怯之症；再辅以紫河车、黄精、肉苁蓉等补肾填精之品以补其肾精、肾阳不足及内分泌激素减少之实。若已见肾阳不足，可加肉桂、附子；兼有脾阳不振，重用黄芪，加怀山药以辅之；夜寐欠安，加百合、五味子；血虚甚者加阿胶、柏子仁；性欲淡漠，加露蜂房、淫羊藿、仙茅。

2. 脾肾阳虚证

症状：虚弱无力，面色㿠白，畏寒肢冷，乳房萎缩，月经闭止，产后无乳，性欲消失，男子阳痿，毛发稀疏，阴毛、腋毛脱落，便溏，小便清长，腰背酸痛，肢体水肿，舌淡胖、有齿痕，苔白或白腻，脉沉细。

治法：益气健脾，温肾助阳。

方药：人参养荣汤合济生肾气丸加减，药用人参、黄芪、炒白术、茯苓、甘草、熟地黄、白芍、制附片、肉桂、枸杞子、菟丝子、肉苁蓉、续断、砂仁、覆盆子、女贞子、五味子、巴戟天等。

人参养荣汤中人参、白术、黄芪、茯苓、五味子、甘草健脾益气，以助气血生化之源；熟地黄、白芍滋阴养血。济生肾气丸中以六味地黄丸滋补肾阴；附子、肉桂温补肾阳，阴中求阳。亦可选用右归丸、金匮肾气丸。若性欲减退、阳痿者加仙茅、淫羊藿温肾助阳；畏冷肢厥者加鹿茸；闭经者加阿胶、牛膝养血调经；脱发者加何首乌、黑芝麻；肾精不足者加黄精、紫河车滋养精血；面容水肿，嗜睡倦怠者加薏苡仁、佩兰醒脾利湿;水肿尿少者加木通、猪苓利水泄浊;纳差消瘦者加鸡内金、神曲健脾消食。

3.肝肾阴虚证

症状:头晕耳鸣,五心烦热,产后无乳,月经量少或闭经,阴毛、腋毛脱落,腰膝酸软,失眠多梦,形体羸瘦,潮热盗汗,溲黄便干,舌质偏红,苔薄少,脉细弦略数。

治法:补肝活血,滋肾填精。

方药:河车大造丸加减,药用熟地黄、紫河车、龟板、牛膝、麦冬、天冬、黄柏、杜仲等。夹血瘀者,加桃仁、红花。

方中紫河车为血肉有情之品,培补先天元气、益气补血,以壮真元;熟地黄、龟板、杜仲、牛膝益气滋阴,充填肾精;麦冬、天冬滋肺阴以生肾水;无骨蒸潮热、相火亢盛者,可去方中黄柏,加海狗肾、补骨脂以增滋补之力;为防滋补碍胃,加陈皮、砂仁以助运化。

4.气滞血瘀证

症状:经闭腹胀,少腹刺痛,脘胁胀痛,精神抑郁,烦躁易怒,头晕眼花,肤干甲错,扪之碍手,毛发枯落,舌质淡红,兼见瘀斑,脉弦细数。

治法:活血化瘀,疏肝理气。

方药:血府逐瘀汤合四乌贼骨-蘆茹丸加减,药用当归、生地黄、白芍、五灵脂、川芎、桃仁、红花、鲍鱼、乌贼骨等。

方中当归、生地黄、白芍、五灵脂、川芎、桃仁、红花活血化瘀,疏肝理气;鲍鱼、乌贼骨皆血肉有情之品,盖血枯气去,非有情之物,焉能留恋气血,而使之生长。

5.阳气大伤,阴阳暴脱

症状:多见于低血糖昏迷、循环衰竭等。患者除脾肾阳虚证候外,尚有头晕目眩,烦躁不安,恶心呕吐,汗出如珠,四肢厥冷,气息微弱,人事不省。

治法:大补元气,回阳救逆。

方药:参附饮合生脉散加味,药用人参、制附片、干姜、甘草、麦冬、五味子、黄芪、当归、熟地黄、白芍。

方中人参、黄芪、五味子、甘草、制附片、干姜大补元气,回阳救逆;麦冬、熟地黄、当归、白芍滋阴养血。

(二)其他疗法

1.皮肤针疗法

处方:三阴交、血海、胸11~腰5夹脊穴。血枯经闭者加气海、肝俞;血滞经闭者加太冲、八髎、归来。

操作:用皮肤针行中等强度刺激,以局部潮红为度,每日叩刺1次,10次为1个疗程,治疗产后闭经。

2.针刺疗法

处方:关元、中脘、足三里、三阴交、肾俞、脾俞、胃俞、膈俞、太溪。

操作:除三阴交、太溪针刺施补法外,其他诸穴均用温针灸。两组穴位交替使用,每日1次,10次为1个疗程。

3.饮食疗法

(1)本病为虚羸之证,饮食调理十分重要,宜进食高热量、高蛋白与丰富维生素的膳食,予以支持疗法。如进食乳类、鱼类、蛋品、瘦肉等。但需注意烹调方法,宜以炖汤取汁的方法为主,少油炸、爆炒。在食欲缺乏时,则应注意饮食物须清淡,易于消化,不要特意增加营养,反导致食滞碍胃。

(2)宜多食血肉有情之品,如羊肉、羊肾、鳖、海参、紫河车等,其中某些食物含有激素类物质,可起到补充和代偿作用。

4.膏方

(1)精血亏损证

症状:产后月经闭止,毛发脱落,枯槁无华,头晕目眩,腰膝酸软,性欲丧失,甚或生殖器官萎缩,阴道干涩,舌淡苔白,脉沉细略数。

治法:滋阴养血,填精益髓。

方药:人参鳖甲汤加减。南沙参、北沙参、天冬、麦冬、龟甲、鳖甲、黄精、枸杞子、石斛、女贞子、旱莲草等滋补肾阴;太子参、党参、白扁豆、六神曲、怀山药、炒谷芽、香橼、陈皮培元护胃;精细料加生晒参、黑芝麻、胡桃肉、阿胶;伴瘀血阻滞者,加桃仁、红花、川牛膝、益母草、鸡血藤;便秘者,加柏子仁、杏仁、松子仁、陈皮、火麻仁等。

(2)脾胃虚损证

症状:产后月经停闭,形寒怕冷,四肢不温,易感风寒,纳呆食少,腹泻便溏,容颜憔悴,毛发枯萎,肌肤不荣,或宫寒不孕,性欲丧失,子宫萎缩,舌淡苔白,脉沉细无力。

治法:峻补脾肾,益气养血。

方药:黄芪散加减。太子参、党参、白扁豆、山药、大枣、黄芪健脾益气,菟丝子、淫羊藿、鹿角片、蛤蚧、补骨脂、益智仁、续断、杜仲、巴戟天补益肾阳,麦冬、龟甲、鳖甲、黄精、枸杞子、女贞子、旱莲草、五味子滋养肾阴,制何首乌、熟地黄、紫河车补益精血;薏苡仁、白扁豆、焦山楂、六神曲、怀山药、炒谷芽、木香、陈皮培元护胃;精细料加生晒参、黑芝麻、胡桃肉、阿胶,形寒肢冷明显者,加柴胡、枳壳、芍药、川芎、桂枝、肉桂,伴有失眠多梦者,加茯神、夜交藤、酸枣仁、合欢皮、远志。

5.具有类激素作用的方剂

(1)生地黄20g,巴戟天、僵蚕、五味子各10g,甘草5g。

(2)秦艽、防己、郁金各10g,人参5g。注意妊娠期禁用郁金,血压偏高者慎用人参。

(3)生地黄20g,巴戟天、僵蚕、五味子、秦艽各10g。

上述方剂均具有兴奋垂体、类似糖皮质激素作用,均可选用于男女性器官发育不良、性功能减退、严重感染与休克、过敏性疾病、结缔组织疾病、血液疾病、肿瘤等。

第二章　甲状腺疾病

第一节　甲状腺功能亢进症

中医学没有甲状腺功能亢进症的病名,但根据其具有烦躁、消瘦、怕热多汗、心悸心慌、大便频多、眼突、颈肿等临床表现,将之归属于瘿病,又称瘿、瘿气、瘿囊、影袋等。中医古代文献对瘿病记载颇多,早在战国时期《吕氏春秋·尽敌篇》中即有关于本病的记载:"亲水所,多秃与瘿人。"隋代巢元方《诸病源候论·瘿候》载:"瘿者,由忧恚气结而生,亦由饮沙水,沙随气入脉,搏项下而成。"说明当时已察觉到瘿病与地理环境、情志有密切关系。《圣济总录》从病因角度将瘿归纳为石瘿、泥瘿、劳瘿、忧瘿、气瘿,现代大量研究亦证实本病的发生与情志内伤、饮食劳倦、水土失宜及体质因素等有关。

一、病因病机

(一)发病因素

甲状腺功能亢进多因先天肾阴不足,在情志刺激作用下,人体气血阴阳平衡状态紊乱,故发病多与肝、肾、心等脏腑功能失调密切相关,其主要致病因素有:

1.情志内伤

由于长期忿郁恼怒或忧思郁虑,使气机郁滞、肝气失于条达。津液的正常循行及输布,均有赖气的统帅。气机郁滞,则津液易于凝聚成痰。气滞痰凝、壅结颈部,则形成瘿病。其消长常与情志有关。痰气凝滞日久,使血液的运行亦受到障碍而产生血行瘀滞,则可致瘿肿较硬或有结节。

2.饮食及水土失宜

饮食失调或居住高山地区,水土失宜,一则影响脾胃的功能,使脾失健运,不能运化水湿,聚而生痰;二则影响气血的正常运行,痰气郁结颈前则发为瘿病。在古代瘿病的分类名称中即有泥瘿、土瘿之名。《诸病源候论·瘿候》谓"饮沙水""诸山水黑土中"容易发生瘿病。

3.体质因素

妇女的经、孕、产、乳等生理特点与肝经气血有密切关系,遇有情志、饮食等致病因素,常引起气郁痰结、气滞血瘀及肝郁火伏等病理变化,故女性易患瘿病。另外,素体阴虚的人,痰气瘀滞之后易于化火,更加伤阴,常致病程缠绵。

(二)病机及演变规律

该病发病是先天肾阴亏虚为其本,情志刺激、肝气郁结为其标,本虚标实相互演化。气滞痰凝,壅结颈前是瘿病的基本病理,若迁延日久,引起血脉瘀阻则由气、痰、瘀三者合而交结为患。本病初起多实,病久则由实转虚或虚实夹杂。

(三)病位、病性

本病病位可涉及心、肝、肾,本病初起多实,病久则由实转虚或虚实夹杂。

二、辨病

(一)症状

甲状腺功能亢进的临床表现是由各种原因导致甲状腺功能增强,甲状腺激素分泌过多或因甲状腺激素(T_3、T_4)在血液中水平增高所导致的机体神经系统、循环系统、消化系统等多系统的一系列高代谢症候群以及高兴奋症状和眼部症状,具体可表现为心慌、怕热、多汗、食欲亢进、消瘦、体重下降、疲乏无力及情绪易激动、性情急躁、失眠、思想不集中、眼球突出、手舌颤抖、甲状腺肿或肿大,女性可有月经失调甚至闭经,男性可有阳痿或乳房发育等,也有一部分甲亢患者有甲状腺结节。

(二)体征

1.甲状腺毒症所致各系统体征

皮肤潮湿、多汗,常有低热,体重下降;舌和双手平举向前伸出时有细微震颤,腱反射活跃,反射时间缩短;常有心动过速(多为窦性),休息及熟睡时心率仍快;心尖区第一心音亢进,常有收缩期杂音,偶在心尖部可听到舒张期杂音;心律失常以期前收缩、心房颤动多见,心房扑动及房室传导阻滞少见;可有心脏肥大、扩大和充血性心力衰竭;由于脉压增大,有时出现水冲脉、毛细血管搏动等周围血管征,周围血液中白细胞总数偏低,淋巴细胞百分比和绝对值及单核细胞增多,血小板寿命也较短,有时可出现紫癜,由于消耗增加,营养不良和铁的利用障碍可致贫血。

2.甲状腺肿

甲状腺肿多呈弥散性对称性肿大,少数不对称,可闻及血管杂音和扪及震颤,尤以腺体上部明显。此体征具特征性,在诊断上有重要意义。

3.眼征

眼征分浸润性突眼和非浸润性突眼。后者又称良性突眼,患者眼球突出,眼睛凝视或呈现惊恐眼神;前者称恶性突眼,可以由良性突眼转变而成,恶性突眼患者常有怕光、流泪、复视、视力减退、眼部肿痛、刺痛、有异物感等,由于眼球高度突出,使眼睛不能闭合,结膜、角膜外露而引起充血、水肿、角膜溃烂等,甚至失明,也有的甲亢患者没有眼部症状或症状不明显。

4.皮肤及肢端

小部分患者有典型对称性黏液性水肿,但并非甲减,多见于小腿胫前下段,有时亦可见于足背和膝部、面部、上肢及头部。初起暗红色皮损,皮肤粗厚以后呈片状或结节状叠起,最后呈树枝状,可伴继发感染和色素沉着。在少数患者中可见到指端软组织肿胀呈杵状形,掌指骨骨膜下新骨形成,以及指或趾甲的邻近游离边缘部分和甲床分离现象。

(三)辅助检查

典型甲亢患者,凭临床症状和体征即可明确诊断,对于不典型或病情比较复杂的患者,则需通过相关检查方可明确诊断。

1.实验室检查

(1)血清甲状腺激素测定

①血清总三碘甲状腺原氨酸(TT_3)及血清总甲状腺素(TT_4):TT_4是判定甲状腺功能最基本的筛选指标,TT_3浓度常与TT_4的改变平行,但在甲亢初期与复发早期,TT_3上升往往很快,约四倍于正常。TT_3、TT_4升高受甲状腺激素结合球蛋白(TBG)影响,而TBG又受雌激素、妊娠、病毒性肝炎等影响而升高,受雄激素、低蛋白血症、泼尼松等的影响而下降。

②血清游离甲状腺素T_3(FT_3)及血清游离甲状腺素T_4(FT_4)测定:不受血TBG影响,能直接反映甲状腺功能,其敏感性和特异性均明显高于TT_3和TT_4,含量极微。

③血清反T_3(rT_3)测定:rT_3无生物活性,是T_3在外周组织的降解产物,其血浓度的变化与T_3、T_4维持一定比例,可作为了解甲状腺功能的指标。

(2)促甲状腺激素(TSH):是反映下丘脑-垂体-甲状腺轴功能的敏感指标,垂体性甲亢升高,甲状腺性甲亢降低。

(3)甲状腺自身抗体:甲状腺刺激性免疫球蛋白测定(TRAb)阳性说明甲亢病因是Graves病,同时可作为判断Graves病预后和抗甲状腺药物停药的指标,甲状腺球蛋白抗体测定(TGAb)、抗甲状腺过氧化物抗体(TPOAb)阳性率在Graves病患者显著升高,是自身免疫病因的佐证。

2.甲状腺摄^{131}I功能试验

甲状腺^{131}I功能试验主要用于鉴别甲状腺毒症原因。

3.影像学检查

甲状腺B型超声检查,甲状腺放射性核素显影检查等可了解甲状腺肿大及是否伴有结节等。

三、类病辨别

(一)单纯性甲状腺肿

除甲状腺肿大外,并无上述症状和体征。虽然有时 ^{131}I 摄取率增高,但高峰不前移;T_3 抑制试验大多显示可抑制性,血清 T_3、rT_3 均正常。

(二)神经官能症

神经、精神症状相似,但无高代谢症状、突眼及甲状腺肿大,甲状腺功能正常。

(三)其他疾病

以消瘦、低热为主要表现者,应与结核病、恶性肿瘤鉴别;以腹泻为主要表现者应与慢性结肠炎鉴别;心律失常应与冠心病、风湿性心脏病鉴别;老年甲亢的表现多不典型,常有淡漠、厌食、明显消瘦,容易被误诊为癌症。单侧浸润性突眼症需与眶内和颅底肿瘤鉴别。甲亢伴有肌病者,需与家族性周期麻痹和重症肌无力鉴别。

四、治疗

(一)辨证论治

1. 气郁痰阻证

证候:颈前正中肿大,质软不痛;颈部觉胀,胸闷,喜太息或兼胸胁窜痛,病情的波动常与情志因素有关,苔薄白,脉弦。

治法:理气舒郁,化痰消瘿。

方药:柴胡舒肝散合二陈汤加减。方用柴胡、陈皮各 6g,炒枳实、白芍、制香附、法半夏、夏枯草、白芥子、象贝各 10g,牡蛎(先煎)30g。咽颈不适加桔梗、木蝴蝶、射干利咽消肿,气郁甚者加川楝子、佛手加强疏肝理气之功。

2. 肝胃火旺证

证候:面赤烘热,心悸失眠,烦躁不安,汗出怕热,多食善饥,口渴,颈脖肿大,喉堵塞感明显,眼球突出,舌红、苔黄,脉弦数。

治法:清泄肝胃之火。

方药:龙胆泻肝汤合白虎汤加减。方用龙胆草、牡丹皮、栀子、黄芩、丹参、赤芍、知母、生地黄各 10g,瓜蒌 15g,珍珠母、生石膏各 20g。方中龙胆草、黄芩、山栀子苦寒清热泻肝,石膏、知母清泄胃火,配合生地黄、牡丹皮、赤芍清热凉血,珍珠母平肝宁神。失眠久者,加酸枣仁(炒)、柏子仁以养心安神。头晕手颤者,加石决明、天麻以平肝潜阳息风。但需注意本方针对的阳亢化火的高代谢症状,火盛伤阴,且方中清火药较多,易苦寒化燥,更伤津液,当中病即止,并配合养血滋阴之品。

3. 痰结血瘀证

证候:颈前肿块,按之较硬或有结节,肿块经久未消,胸闷,纳差,声嘶,舌黯苔白腻,脉弦或涩。

治法:理气活血,化痰消瘿。

方药:三棱化瘿汤加减。方用三棱、莪术、青皮、陈皮、法半夏、贝母、当归、川芎各10g,连翘15g,生甘草5g。方中三棱、莪术破瘀消肿,青皮、陈皮、半夏、贝母理气化痰散结,当归、川芎养血活血,稍佐连翘、生甘草清热解毒散结。结块较硬难消者,可酌加露蜂房、山甲片、丹参等,以增强活血软坚作用。郁久化火者,加夏枯草、牡丹皮、玄参以清热泻火。吞咽不利者,可加代赭石、旋覆花以镇逆下气。

4.心肝阴虚证

证候:瘿肿或大或小,质软,心悸不宁,心烦少寐,急躁易怒,眼干,目眩,乏力,汗多,舌质红,少苔,脉弦细数。

治法:滋养阴精,宁心柔肝。

方药:天王补心丹合一贯煎加减。方用生地黄、玄参、麦冬、天冬、枸杞子、太子参、五味子、当归、丹参各10g,茯苓、酸枣仁各20g,远志、川楝子各6g。生地黄、玄参、麦冬、天冬养阴清热生津,太子参、当归益气养血,丹参、酸枣仁、远志养心安神。大便稀溏,便次增加者,加白术、薏苡仁、怀山药健运脾胃。病久肝肾不足,精血耗伤者,可酌加龟板、桑寄生、牛膝、山茱萸等补益正气、滋养精血之品。

5.阴虚风动证

证候:瘿肿可大可小,头晕目眩,耳鸣咽干,五心烦热,腰膝酸软,手指震颤,甚则猝然昏扑,手足拘急;常有男子遗精,女子月经量少;舌体颤动,质红少苔,脉细数。

治法:滋阴养血,柔肝息风。

方药:阿胶鸡子黄汤合大定风珠加减。方用阿胶(烊化)、白芍、天麻各10g,熟地黄12g,钩藤20g,生龙骨(先煎)、生牡蛎(先煎)各15g,夜交藤20g,青蒿15g,鸡子黄1枚。方中熟地黄滋肾填精,龙骨、牡蛎潜阳镇逆,天麻、钩藤平肝息风,鸡子黄、阿胶、白芍育阴柔肝,青蒿清肝解郁。肾虚耳鸣者,加龟板、牛膝滋肾潜阳。男子遗精早泄者,加知母、黄柏、金樱子滋阴降火固精。女子闭经者,加丹参、泽兰、益母草活血通经。

6.气阴两虚证

证候:颈部瘿肿日久,神疲乏力,口干,气促,汗多,头晕失眠,纳谷不香,五心烦热;阴虚重者有急躁易怒,两颧潮红。舌偏红,苔薄白,脉沉细数。

治法:益气养阴,散结消瘿。

方药:生脉散合牡蛎散加减。方用黄芪、生麦芽各15g,麦冬、太子参、白芍、生地黄各12g,白术、陈皮、夏枯草各10g,酸枣仁15g,生牡蛎30g(先煎)。方中黄芪、太子参益气生津,生地黄、麦冬、白芍酸甘化阴,白术、陈皮运脾开胃,生麦芽、牡蛎、夏枯草消积散结。口渴喜饮者,酌加乌梅、天花粉生津止渴。脾虚便溏者,去生地黄滋腻,加山药、炒扁豆、建曲以健脾止泻。

(二)特色专方

1.甲亢益气养阴汤配合化结消囊散

有学者总结甲亢的病因病机主要是正气衰竭,脾中元气下陷,肾水不足,阴火上乘。自拟"甲亢益气养阴汤"治疗甲亢伴结节,方用生黄芪、怀山药各30g,太子参、炒白芍、炒白术、制香附各12g,淫羊藿、射干各15g,夏枯草25g,肉桂、炙甘草各3g,日1剂,水煎服。待诸证基本消失,转投"化结消囊散"善后,以图缩小甲亢结节,药用:白头翁、射干、荔枝核、制香附、胆南星、制半夏、制首乌共碾为散,日服15g,分3次,用生黄芪30g,大枣6枚煎水送散药。治疗甲亢久病,结节难消,气阴两虚患者,取效良好。

2.舒肺达肝平突汤配合白虎汤

首投大剂白虎汤,见便秘者合大承气汤加味,釜底抽薪,继用自拟"舒肺达肝平突汤"加减。药用:生黄芪、北沙参、炒川楝子、夏枯草、云母石各30g,枇杷叶、浙贝、射干、生白芍各15g,制香附12g,甘草6g,知母18g,日1剂,水煎服。待诸证好转,眼球渐见回缩,白睛水肿消退。上方改为散剂,日服35g,分3次,饭前半小时服。尤其是对恶性突眼早期,肝火炽盛者,疗效理想。

3.养阴清热方

有学者认为,原发性甲状腺功能亢进症本虚以阴虚为主,标实为郁火、痰浊及瘀血,因此以养阴清热为主方,随证加减,取得满意疗效。药用黄芩10g,夏枯草10g,生地黄10g,赤芍10g,白芍20g,五味子10g,黄连3g,麦冬10g,生牡蛎20g(先煎),南沙参10g,炙甘草6g,在此基础上随证加减。心悸失眠者加酸枣仁10g,远志10g,茯神10g;多食善饥者加生石膏30g,知母20g;手颤者加钩藤10g,珍珠母20g;眼突者加石决明10g,决明子10g;易汗者加浮小麦20g,糯稻根20g。2个月为1个疗程,观察3个疗程,治疗52例患者中,治愈10例,显效32例,有效8例,总有效率96.15%。

4.李氏甲亢方

有学者认为甲亢是阴虚肝郁为主,肝火只是甲亢的一过性表现,阴虚火旺才是甲亢本质。据此拟用以养阴为主,清热为辅,配以软坚散结之甲亢方。药用炒白芍10g,木瓜10g,乌梅15g,生龙牡20g(先煎),太子参15g,麦冬10g,五味子10g,黄连10g,炒栀子10g,柴胡6g,桑叶10g,莲子肉10g,川贝母10g,夏枯草15g,炙甘草10g。治疗阴虚火旺之甲亢,收效理想。

5.防己黄芪汤加减

有学者善用防己黄芪汤配合活血化瘀之法治疗甲亢引起的胫前黏液水肿伴气虚血瘀者,认为本病以治疗血瘀为急,当重用活血化瘀之品通经利水。方用生黄芪30g,汉防己15g,水蛭5g,毛冬青30g,泽兰15g,益母草15g,茯苓15g,白芥子10g,猫爪草10g,鬼箭羽15g,怀牛膝15g,甘草5g。日1剂。若有瘀热之象,则易黄芪加牡丹皮、夏枯草等清热凉血之品。

6.益气消瘿汤

有学者治疗甲亢多从疏肝解郁、益气养阴、滋阴潜阳入手,自拟"益气消瘿汤"为甲亢治疗基本方,药用生黄芪30g,夏枯草15g,连翘12g,白芥子9g,玄参9g,生地黄9g,牡蛎30g,鳖甲10g,柴胡9g,酸枣仁30g。日1剂,日2次。

7.丹栀逍遥散加减

有学者运用丹栀逍遥散加减配合西药,治疗糖尿病合并甲亢患者。药用当归10g,白芍10g,白术10g,柴胡12g,茯苓15g,生姜5g,牡丹皮12g,栀子12g,苍术10g,甘草6g。伴心悸、失眠、汗出者加生地黄、丹参、炒酸枣仁、远志、龙骨、牡蛎;急躁易怒者加龙胆草、夏枯草,倍用牡丹皮、栀子;手指颤抖者加白蒺藜、钩藤;多食易饥者加石膏;便溏次多者加薏苡仁、麦芽,倍用白术、茯苓;消瘦乏力者,加黄芪、党参、当归、熟地黄、枸杞子。皮肤瘙痒者加地肤子、苦参。日1剂,日2次。同时给予原定降糖药及抗甲状腺药。结果18例患者中显效6例,有效10例,无效2例,总有效率88.89%。

8.芪精平亢汤

有学者用本方配合他巴唑治疗Graves甲亢30例。药用生黄芪40g,黄精40g,女贞子20g,旱莲草20g,五味子12g,丹参15g,生牡蛎30g,夏枯草20g,浙贝母15g。烦渴、盗汗甚者加玄参、麦冬,突眼甚者加茺蔚子、决明子,心悸甚者加酸枣仁、龙齿。每日1剂,一日2次。

9.益肾膏

有学者治疗骨代谢紊乱的中老年女性甲亢患者,在用他巴唑、心得安同时,加用中药益肾膏治疗。药用女贞子、枸杞子、杜仲、菟丝子、补骨脂、鹿角胶等制膏,每次30mL,每日3次,6周为1个疗程,疗程间隔1~2周,共治疗3个疗程,对照组单纯用西药治疗。结果两组甲亢症状控制基本一致,但试验组比对照组尿钙丢失明显减少。

(三)中药成药

1.夏枯草膏

组成:夏枯草。辅料为蜂蜜。用法用量:口服,每次9g,每日2次。适应证:肝火亢盛型甲亢。

2.甲亢灵胶囊

组成:夏枯草、墨旱莲、丹参、山药、煅龙骨、煅牡蛎等。用法用量:口服,一次4粒,每日3次。适应证:阴虚阳亢型甲亢。

3.抑亢丸

组成:羚羊角、白芍、桑葚、天竺黄、香附、延胡索(醋灸)、玄参、黄精、黄药子、女贞子、天冬、地黄、青皮等14味。用法用量:口服,每次1丸,每日2次。适应证:心肝火旺型甲亢。

4.昆明山海棠片

组成:卫矛科植物昆明山海棠干燥根的浸膏制成的片剂,外包糖衣。用法用量:每次2片,每日3次。因本品有免疫抑制、解热、抗炎作用,主要针对Graves甲亢初发。但本药有较强肾毒性和抗生育作用,肾功能不全、年轻女性慎用,且普通患者服药不宜过久。

5.瘿气灵片

组成:太子参、麦冬、五味子、黄芪、玄参、牡蛎、酸枣仁、浙贝母、夏枯草、赤芍、猫爪草等。用法用量:口服,每次5粒,每日3次。适应证:气阴两虚型甲亢。

(四)针灸疗法

1.针刺疗法

主穴:a.气瘿、三阴交、复溜;b.上天柱、风池。

配穴:a.痰热甚者,加丰隆、合谷、脾俞;阴虚火旺者,加间使、神门、太冲、太溪;气阴两虚者,加内关、足三里、关元、照海;阴阳两虚者,加命门、肾俞、关元、太溪。b.攒竹、丝竹空、阳白、鱼腰。

操作方法:①主穴和配穴之a组用于甲亢之高代谢症状。每次选用3~4穴,气瘿穴进针后,针体作倾斜45°角,刺入腺体1/2以上,再在两侧各刺1针;四肢穴根据病情虚实需要决定提插补泻手法。②主穴和配穴之b组用于甲亢性突眼。刺入上天柱穴和风池穴,针尖向鼻尖作70°内斜,进针1.3~1.5寸,用徐出徐入手法,使针感到达眼区;攒竹、丝竹空、阳白三针齐刺,透向鱼腰。以上各穴留针15~30分钟,每日或隔日1次,50次为1个疗程。

注:气瘿穴位置,相当于天突穴,视甲状腺肿大程度而稍有出入;上天柱穴位置在天柱穴直上5分。

2.电针疗法

主穴取阿是穴(肿大甲状腺外侧),配穴随症加减。如心悸失眠者,配以太阳、内关、神门。针刺后针尾接上电脉冲理疗仪的电极板,以直流电25V对阿是穴行强刺激。各配穴予中等强度刺激。每次刺激时间为30~40分钟。每日1次,18次为1个疗程,疗程间隔7天。

3.穴位注射

针对甲亢性突眼治疗。可取双侧上天柱穴,用透明质酸酶1500U加醋酸可的松25mg为单次注射量,进针后逐步向前送针至1~1.5寸深,略加提插,待针感向同侧眼部或头部放射,缓慢推入药液。隔日1次,10次为1个疗程。疗程间隔10天,一般治疗1~3个疗程。

4.艾灸疗法

主要是针对甲亢日久,阴损及阳,阴阳两虚者。艾灸可补阳益阴。取背部相应俞穴,如肝俞、肾俞等,以及命门、关元、气海等,施以艾条温和灸或隔附子饼灸,每次5~7壮。

5.埋线疗法

(1)简易埋线法:适于心肝火旺,偏实证的患者。

操作方法:取双侧肝俞、心俞穴。常规消毒后局麻,用12号腰椎穿刺针穿入羊肠线1.5~2cm,刺入穴位得气后埋入羊肠线,以无菌干棉球按压片刻,外敷创可贴,2周1次,4次后,间隔2个月再埋线4次。

(2)挑筋割脂埋线法:适于甲亢症状顽固,西药治疗疗效不佳或副反应明显者。

操作方法:主穴选阿是穴、喉2、喉3、喉4、喉6、喉7、肝俞、鸠尾;配穴:心悸者加膻中、巨阙;消谷善饥者加中脘(喉2点的位置:颈部正中线上,从甲状软骨结节上的凹陷正中至胸骨柄上切迹正中上1寸处的连线上1/3折点处;喉3点的位置:颈部正中线上,从甲状软骨结节上的凹陷正中至胸骨柄上切迹正中上1寸处的连线下1/3折点处;喉4点的位置:即胸骨柄上切迹正中上1寸处;喉6点的位置:人迎穴直下,与喉2点相平;喉7点的位置:人迎穴直下,与喉3点相平)。

①挑筋法:患者仰卧,上述穴位常规消毒局麻后,用专用针具(如Ⅰ型针挑针)横刺表皮,翘高针尖,抬高针体,左右摇摆,拉断挑起表皮,再挑出一些有黏性的皮下纤维,反复多次,直至把针口半径0.25cm范围内的纤维挑完为止。操作完毕,创口涂上碘酊,外贴无菌小纱垫。

②割脂埋线法:取鸠尾穴时患者仰卧,取肝俞穴时患者俯卧。穴位常规消毒后局麻,铺洞巾,先用手术刀于矢状方向切开皮肤长约1cm,再用止血钳分离刀口周围皮下组织,范围2~3cm,割去少许皮下脂肪;然后将准备好的2号羊肠线4~5cm,打成小结放入穴位皮下,缝合刀口,消毒后外贴无菌纱块,5天后拆线。

挑筋每次取1~2个主穴或配穴,开始每日挑1次,待常规点挑完后,可隔3~5日挑1次,10次为1个疗程,第一及第二个疗程结束时,分别于鸠尾穴和肝俞穴做割脂埋线疗法1次。1疗程未改善者,休息10天再行下1疗程。

(五)推拿治疗

1.甲亢瘿肿治疗

(1)气郁痰阻型:点按肝俞、心俞,揉拿手三阳经,点按内关、合谷,分推胸胁,点按天突、天鼎、天容。

(2)痰瘀互结型:揉拿手三阴经,点按内关、神门,推脾运胃,点按天突、水突、天容,提拿足三阴经,点按三阴交、丰隆。

注:可采用逆经重按手法,达到泄热益阴、调节阴阳的目的。点按天突穴时,配合频咽唾液3分钟。

2.甲亢伴周期性麻痹治疗

上肢拿肩井筋,揉捏臂臑、手三里、合谷部位肌筋,点臂臑、曲池等穴,搓揉臂肌来回数遍。下肢拿阴廉、承山、昆仑筋,揉捏伏兔、承扶,殷门部肌筋,点腰阳关、环跳、足三里、委中、解溪、内庭等穴,搓揉股肌来回数遍(注:手法刚柔并济,以深透为主。每日1次,7日为1个疗程)。

3.甲亢足部推拿

(1)足底部反射区:头部(大脑)、脑垂体、小脑及脑干、三叉神经、颈项、眼、甲状腺、甲状旁腺、肝、心、脾、肾上腺、肾、输尿管、膀胱、胃、胰、十二指肠、盲肠(阑尾)、回盲瓣、升结肠、横结肠、降结肠、乙状结肠及直肠、小肠、肛门、生殖腺。可用拇指指端点法、示指指间关节点法、钳法、拇指关节刮法、示指关节刮法、双指关节刮法、拳刮法、拇指推法、擦法、拍法、拳面叩击法等手法刺激。

(2)足内侧反射区:颈椎、尿道及阴道。可用拇指推法、示指外侧缘刮法等手法刺激。

(3)足外侧反射区:生殖腺。可用示指外侧缘刮法、拇指推法、叩击法等手法刺激。

(4)足背部反射区:上身淋巴结、下身淋巴结、胸部淋巴结(胸腺)、扁桃体。可用拇指指端点法、示指指间关节点法、示指推法等手法刺激。

(六)中药外治法

1.湿敷法

针对瘿病痰瘀互结,热毒较盛者,药用:黄药子30g,生大黄30g,全蝎10g,僵蚕10g,土鳖虫10g,蚤休15g,明矾5g,蜈蚣5条。上药共研细末,备用。用时以醋、酒拌敷于患处,保持湿润,每3日换药1次,7次为1个疗程。

2.膏贴法

针对瘿肿硬结,顽固不消者,药用川乌60g,草乌50g,乳香60g,没药60g,急性子160g,三七30g,麻黄30g,肉桂30g(后下),全蝎30g,白芷60g,川芎30g,生马钱子30g,丁香30g,紫草30g。将上药置于3600mL芝麻油中煎至药枯,滤净,加热至240℃撤火,兑入加热之章丹1200g,搅匀,凝结后放入冷水中浸15~20日,每日换水1次。用时加温摊纸或布上,大者5~6g,小者2~3g,做成膏药,外贴,5~7日换药1次。

(七)气功治疗

1.气郁痰结型

外气治疗:取天突、天鼎、足三里、翳风各穴。用点法发凉气,以调肝理脾、解郁散结;用抓法抓甲状腺10次;用导引法作全身性导引,以疏通经络、散结消瘿。

辨证施功:肝郁化热则心烦急躁,用剑指站桩功调和气血;"嘘"字功,吸短呼长,以泻肝火;逍遥步,配以"嘘"字功口型长呼气,做慢步行功,以解郁散结;伴血压高者做降压功,每晚盘坐腹式调息1次,每次60分钟。

2.肝胃火旺型

外气治疗:取天突、天容、天鼎、合谷、足三里。用点法发凉气,以清泻肝胃之火;用抓法抓甲状腺10次,再用剑指向甲状腺发凉气;然后以剑指导引,沿肩、臂到手,反复6次以上。

辨证施功:肝胃火旺则伤阴,用月华功以养阴清热,每晚练功40～60分钟;练"嘘"字功,以呼为主,泻肝火;"呵"字功,以呼为主,清心火,意在泻其子;逍遥步,以疏肝泄热;伴血压高者做降压功,早晚盘坐腹式调息各40分钟。

3.心肝阴虚型

外气治疗:取曲泽、天突、天容、翳风、合谷、足三里。用点法发凉气,以滋养心肝之阴;用抓法抓甲状腺10次以上,再用剑指向甲状腺发凉气;然后以剑指导引,沿肩、臂到手,反复6次以上。

辨证施功:以剑指站桩功40分钟,合用月华功60分钟,以养心肝之阴。合"嘘"字功,以平肝火;"呵"字功、"吹"字功以补肾宁心;逍遥步,以"嘘"字功口型长呼气,作慢步行功。

4.阳亢风动型

外气治疗:用点法对百会发凉气,配合呼气,意守下丹田或涌泉;用全身导引,泻亢阳从四肢而出;再以双手导引,配"嘘"字功口型大口吐气,连续导引10～15分钟,再用剑指站桩功、"嘘"字功、"吹"字功,以潜阳息风。

辨证施功:阳亢津伤则风动,以剑指站桩功、八段锦、"嘘"字功为主,可达滋水涵木、平肝息风之效;见手足抖动或肢体搐搦等症,应以逍遥步"吹"字功为主;血压升高时,可意守丹田或涌泉,以收濡养筋脉、除烦息风之功。

5.肝郁脾虚型

外气治疗:取内关、肝俞、章门、魂门、足三里、建里。发放热气,以理脾运,用导引法进行全身性导引。

辨证施功:以逍遥步、"嘘"字功,可调肝解郁。肝木侮土见腹泻、纳差者,则应以"呼"字功,吸长呼短,补益脾气;再以"嘘"字功口型长呼气,顿足跟,搓胁肋,可收疏肝健脾、条达气机之功。

6.阴虚火旺型

外气治疗:以揉按法向肾俞、三阴交、期门、内关、涌泉发热气;向心俞、申脉用点法发凉气;用导引法进行全身性导引。

辨证施功:阳盛灼阴,以月华功补心肾之阴;逍遥步,配以"呵"字功口型长呼气,做慢步行功,泻心火;松静功,每日2次,每次30~40分钟;"吹"字功,八段锦,以期滋阴降火,水火既济。

7.气阴两虚型

外气治疗:以揉按法向肝俞、脾俞、足三里、神门、中脘发热气,益气养阴;用双掌同时发热气,一掌对百会,一掌对气海、关元,培补真元之气。

辨证施功:早做日精功,晚做月华功,达到气阴双补;八段锦、静坐深调息功、逍遥步(以"呼"字功口型长呼气、慢步行功)可益气健脾,化生气血。

8.痰结血瘀型

外气治疗:用揉按法向膻中、心俞、足三里、间使、劳宫、脾俞发热气,以补气活血;肝俞、太冲穴用点法发凉气以泻肝火;再配做全身性导引。

辨证施功:瘿肿结节致胸闷发憋者,做日精功以益气健脾;练剑指站桩功、八段锦、"嘘"字功、"呼"字功等,均以呼为主,以祛痰散结,活血化瘀;静坐深调息,每天早晚各1次,每次30~40分钟。

第二节 甲状腺功能减退症

中医学没有甲状腺功能减退症(以下简称"甲减")的病名,中医学根据其颈部增粗、乏力、怕冷、浮肿、小儿发育延迟、心悸等症认为属于"瘿病""虚劳""水肿""五迟""心悸"等范畴。也有学者认为甲减由甲亢性甲状腺次全切除或进行碘治疗后导致者,当属"虚损"之列,如《素问通评虚实论》云"精气夺则虚",《证治汇补·虚损》亦指出"虚者,血气之空虚也;损者,脏腑之损坏也"。

一、病因病机

(一)发病因素

本病之病因多由先天禀赋不足,后天失养,肾阳亏虚;或久病不愈,脾肾失养,阳气不足;或放疗以后,伤于气血,脾肾亏虚、肾精不足等诸多因素致使全身功能不足而发为本病。

(二)病机及演变规律

中医认为肾藏元阴元阳,为水火之脏,主藏精,为人体生长、发育、生殖之源,生命活动之根,故为先天之本;脾主运化,与胃共完成水谷的消化、吸收和输布,为气血生化之源,故称为后天之本,脾之健运有赖于肾阳之温煦,而肾气充沛,又靠脾胃化生气血之初养。两者转相滋养,相互为用,共同维持机体的生命活动。本病的病机关键为脾肾阳虚,脾失运化,肾失温煦,水湿内停,精明失充,气血生化乏源,变生诸症,始终是贯穿"以虚为本",兼顾脏腑、阴阳、气血、水湿。由于阳气虚衰,无以运化水湿,推动血行,临床也可见痰湿、瘀血等病理兼夹。

(三)病位、病性

本病病位主要在脾肾,涉及心。病性为虚。

(四)分证病机

1.肾阳不足

患者先天肾元不足,阳气方虚,无力鼓动血脉,血行不畅瘀滞于颈部,颈部增大,发为本病。

2.阴阳两虚

患者先天肾元不足,日久阳损及阴,致阴阳俱虚,肾之精气不能随足少阴肾经过颈部而发为本病。

3.脾肾阳虚

患者禀赋不足或手术后,脾肾气伤或水邪久踞,导致肾阳虚衰不能温养脾阳或脾阳久虚不能充养肾阳,终则脾肾阳气俱伤而成本病。

4.心肾阳虚

患者操劳过度,损伤心阳,君火不能下潜,肾阳不足,不能温化水液,停而为饮,水饮之邪停于颈部而发为本病。

5.气血两虚

患者饮食不节,损伤脾胃,脾失健运,气血生化无源,造成气血俱虚,气血不足,无法滋养颈部及全身而发为本病。

6.肾精亏虚

患者体弱,肾阴亏虚,肾精不充,不能上行滋养于颈部,而发为本病。

二、辨病

(一)症状

甲减的临床表现一般取决于起病年龄和病情的严重程度,具体表现为:

1.一般表现

乏力,感觉迟钝,畏寒,少汗,行动迟缓,易疲劳,嗜睡,记忆力明显减退,注意力不集中,食少纳差,大便秘结,体重增加等。

2.全身表现

肌肤苍白,肤色蜡黄色,面部表情淡漠,颜面浮肿,眼睑松肿,鼻、唇增厚,发音不清,言语缓慢,音调低哑,毛发干枯脱落,男性胡须生长慢,皮肤粗糙、少光泽,皮肤厚而冷凉,多鳞屑和角化,指甲生长缓慢、厚脆,表面常有裂纹,阴毛和腋毛脱落。

3.精神神经系统

表现精神倦怠,反应迟钝,理解力和记忆力减退。视力、听力、触觉、嗅觉亦迟钝。嗜睡、精神抑郁或烦躁,多虑神经质,伴有头昏、头晕、耳鸣。手足麻木,痛觉异常。腱反射的收缩期往往敏捷,活泼,而腱反射的松弛期延缓,跟腱反射减退。膝反射多正常。

4.心血管系统

表现为心动过缓,心音减弱,心排血量明显减少,心肌耗氧量减少,但较少发生心绞痛,可伴有心脏扩大,心包积液,血压偏高,特别是舒张期血压升高多见,心电图呈低电压T波倒置,QRS波增宽,P-R间期延长,久病者易发生冠心病。

5.消化系统

表现为食少纳差,纳食不香,厌食、腹胀、便秘、肠鸣、鼓肠,甚至出现麻痹性肠梗阻,不少患者出现胃酸缺乏,甚至无胃酸;肝功能中乳酸脱氢酶(LDH)、肌酸磷酸激酶(CPK),以及谷草转氨酶(AST)有可能增高,由于胃酸缺乏或维生素B_{12}吸收不良可致缺铁性贫血或恶性贫血。

6.肌肉与骨骼

肌肉松弛无力,主要累及肩、背部肌肉,肌肉阵发性短暂性疼痛、痉挛、强直,受寒时易发作或出现齿轮样动作。腹背肌与腓肠肌有痉挛性疼痛,关节也常疼痛,骨质密度可增高。

7.呼吸系统

因黏液性水肿、肥胖、充血、胸腔积液以及循环系统功能减退等综合因素引起呼吸急促,胸闷气短,肺泡中二氧化碳弥散能力降低,从而产生咽痒、咳嗽、咳痰等呼吸道症状,甚至出现二氧化碳麻醉现象。

8.血液系统

因甲状腺激素不足而造血功能减退,红细胞生成数减少,胃酸缺乏导致铁和维生素B_{12}吸收不良,若系女性月经量多,则可使患者中多数有轻、中度的正常色素和低色素小红细胞型贫血,少数有恶性贫血。血沉亦增快,Ⅷ、Ⅸ因子缺乏造成凝血机制减弱,易发生出血现象。

9.内分泌系统

肾上腺皮质功能比正常低,虽无明显肾上腺皮质功能减退的临床表现,但可表现促肾上腺皮质激素(ACTH)分泌正常或降低,促肾上腺皮质激素(ACTH)兴奋试验延迟,血和尿皮质醇降低。性欲减退,男性出现阳痿,女性可有月经过多、闭经及不育症。

10.泌尿系统及水电解质代谢

甲减时,肾脏血流量多减少,肾小球基膜增厚可出现少量蛋白尿,肾脏排泄功能受损,以致组织水潴留,Na 交换增加而出现低血钠,然 K 的交换多正常,血清 Mg 增高,但交换的 Mg 排出率降低。

11.昏迷

昏迷是甲减患者出现黏液性水肿最严重的临床表现,一般见于老年,长期未正规治疗,常在寒冷的冬季发病,感染和受凉是常见的诱因。

(二)体征

面色发黄,轻度浮肿,皮肤干燥和发凉,头发稀少,无光泽,心动过缓,动作反应缓慢,跟腱反射弛张期延迟,嗓音嘶哑,甲状腺肿大等。

(三)辅助检查

甲减的症状及体征特异性不强,其诊断主要依靠实验室检查。

1.实验室检查

(1)促甲状腺激素(TSH)测定:甲减时由于甲状腺激素减少,对促甲状腺激素反馈抑制作用减低,于是促甲状腺激素分泌增加,其增加程度可反映出血中甲状腺激素下降程度,为原发性甲状腺功能减退症中最敏感的指标。

(2)血清总 T_3、T_4 测定:在临床症状不明显的部分患者中均可正常,症状明显或黏液性水肿患者 T_4、T_3 均降低,T_4 常低于 $3\mu g/dL$,T_4 较 T_3 敏感。

(3)血清游离 T_3 及游离 T_4:不受血清中甲状腺球蛋白变化的影响,直接反映了甲状腺的功能状态,其敏感性和特异性均明显高于总 T_3 和 T_4。

(4)抗体测定:抗甲状腺球蛋白抗体(TGA)和抗甲状腺过氧化物抗体(TPOAb)是确定原发性甲减病因的重要指标和诊断自身免疫甲状腺炎的主要指标。

(5)促甲状腺激素释放激素(TRH)测定:当 TSH 浓度升高时,注射 TRH 后,原发性甲减患者呈现 TSH 持久而过度的升高反应。而继发于垂体病变者,则 TSH 无明显升高反应。

(6)其他检查:轻、中度贫血,血清总胆固醇、心肌酶可以升高。

2.甲状腺^{131}I 摄取率测定

甲减患者 24 小时最高吸^{131}I 率可降至 10% 以下。

3.影像学检查

甲状腺 B 超、同位素检查、CT 及 MRI 等影像学检查可以评价甲状腺的形态、大小及功能。

三、类病辨别

(一)贫血

25%~30%甲减患者常有贫血,但其血清 T_3、T_4 降低和 TSH 升高可与一般贫血鉴别。

(二)肥胖症

此类患者因伴有不同程度水肿,容易误诊为甲减,其甲状腺功能正常可与甲减鉴别。

(三)慢性肾炎

慢性肾功能不全、慢性肾炎患者常常会表现甲状腺激素测定异常,主要是血清T_3下降,这是机体降低代谢率的保护性反应,其尿蛋白阳性及肾功能不全可鉴别。

(四)特发性水肿

特发性水肿的诊断需排除甲状腺、肾、肝、胰、胃肠、心脏等器质性病变的可能方能确诊。

四、治疗

甲减的病机主要为阳虚,病位主要在肾,因此患者常常可出现肾阳虚所致的神疲、记忆力减退、嗜睡、毛发脱落、性功能减低等临床表现。临证之时,除明显阳虚见症外,甲减患者多见情绪低落、心烦失眠、颈前肿大等表现,说明甲减亦有肝郁气滞、兼夹痰瘀之病理存在。因此,在处理甲减本虚与标实的关系时,要把握肾虚为本、邪实为标的原则,视病因、病位、病性之不同而灵活论治。

(一)辨证论治

1.肾阳虚证

主症:腰膝酸软,神疲乏力,畏寒肢冷,动作迟缓,反应迟钝,毛发稀疏脱落,性欲减退,男子可见阳痿、滑精、早泄,女子可见宫寒不孕、白带清稀量多、月经不调,小便清长或遗尿,大便溏,舌淡苔白,脉沉细无力等。

治法:温肾助阳,益气驱寒。

方药:桂附八味丸化裁。黄芪15g,党参20g,熟附子9g,肉桂9g,肉苁蓉9g,熟地黄15g,山茱萸15g,山药15g,茯苓15g,泽泻15g。

化裁:若有血瘀征象,可加丹参、桃仁活血通脉;若有少许湿象,可加少许泽泻、车前子等。

2.脾肾阳虚证

主症:见形寒肢冷,腰腹冷痛,神疲乏力,少气懒言,嗜睡健忘,肢体浮肿,表情淡漠,反应迟钝,耳鸣耳聋,五更泄泻或完谷不化,舌淡胖有齿痕,苔白滑,脉沉细无力等。

治法:温中健脾,扶阳补肾。

方药:补中益气汤或香砂六君丸合四神丸加减。黄芪15g,党参10g,白术12g,茯苓15g,熟附子9g,补骨脂15g,吴茱萸6g,升麻6g,当归10g,砂仁3g(后下),陈皮6g,干姜4片,红枣4枚。

化裁:临床应用如腹胀食滞者,可加大腹皮、焦三仙等;纳食减少,可加木香、砂仁;黏液性水肿患者脾肾阳虚证多见,可加茯苓、泽泻、车前子等,但需在补肾健脾的基础上应用,不可猛然攻逐水饮,可加白芷、柴胡;妇女月经过多,可加阿胶、三七。

3.心肾阳虚证

主症:神疲乏力,畏寒肢冷,胸闷气促,心悸心慌,朦胧昏睡或是失眠,肢体浮肿,腰膝酸软,小便不利,舌质淡,舌体胖大,苔白滑,脉沉细或脉迟缓等。

治法:温补心肾,强心复脉。

方药:真武汤合炙甘草汤加减。黄芪15g,党参12g,熟附子9g,桂枝9g,茯苓15g,白芍药15g,猪苓15g,杜仲12g,生地10g,丹参15g,生姜30g,甘草15g。

化裁:对心动过缓者,可酌加麻黄6g,细辛3g;若脉迟不复或用参附汤、生脉散,并酌加细辛用量。

4.阳虚湿盛证

主症:除具有脾肾阳虚的证候外,又见周身负重,双下肢为甚,小便量少,胸腹满闷、周身沉重、酸软乏力,舌体胖大而淡嫩,苔白腻,脉沉迟无力。

治法:温阳益气,化气行水。

方药:真武汤合五苓散化裁。党参15g,黄芪60g,白术15g,茯苓30g,茯苓皮30g,猪苓30g,陈皮9g,厚朴9g,车前子30g(包煎),干姜10g,桂枝10g,熟附子12g,淫羊藿15g,白芍12g,炙甘草6g。

化裁:小便不利,全身肿甚,气喘烦闷,可加葶苈子、川椒目、泽兰;如腰膝酸软,神疲乏力,可合用济生肾气丸。

5.阴阳两虚证

主症:畏寒肢冷,眩晕耳鸣,视物模糊,皮肤粗糙,小便清长或遗尿,大便秘结,口干咽燥,但喜热饮,男子阳痿,女子不孕。舌淡苔少,脉沉细。

治法:温润滋阴,调补阴阳。

方药:以六味地黄丸、左归丸等化裁。熟地黄15g,山药15g,山萸肉12g,黄精20g,菟丝子9g,淫羊藿9g,肉苁蓉9g,何首乌15g,枸杞子12g,女贞子12g,茯苓15g,泽泻15g。

化裁:若大量滋阴药物使用后,大便仍干结难下者,可酌加火麻仁、枳实;若阳虚明显者,可加附子、肉桂;阴虚明显者,加生地黄、生脉散等;本方阴柔滋腻之品较多,久服恐易滞碍脾胃,故宜加入陈皮、砂仁。

(二)特色专方

1.加味肾气汤

肉桂3g,制附片10g,熟地黄10g,山萸肉10g,怀山药10g,云苓15g,牡丹皮10g,泽泻10g,当归10g,川芎10g,每日1剂,水煎,早晚两次温服。此方可通过调整原发性甲状腺功能减退症肾阳亏虚证患者的免疫功能,纠正异常的甲状腺激素水平,改善内分泌代谢紊乱的病理状态,从而改善临床症状,取得较满意疗效。

2.温肾补阳方

肉苁蓉20g,淫羊藿15g,补骨脂20g,黄芪20g,炒白术15g,女贞子15g,墨旱莲12g,熟地30g,甘草10等。辨证加减:倦怠乏力重者加党参15g;面部浮肿较盛者加茯苓20g,薏苡仁30g,车前子15g;下肢肿甚者加泽兰30g,泽泻30g。上药加水泡0.5小时,然后煎两次取汁200mL,1剂/天,早晚分温服。临床研究表明温肾补阳方联合小剂量优甲乐,在减少甲状腺激素服用量的同时,能够显著改善患者症状及体征,降低血清中TSH含量,值得临床推广。

3.右归丸加减

(制)附子9g(先煎),肉桂3g(后下),熟地黄12g,山茱萸12g,枸杞子12g,山药15g,黄芪30g,党参15g,肉苁蓉15g,丹参15g,炙甘草6g。苔腻去熟地黄;下肢浮肿加牛膝、车前子、葶苈子,脘痞纳呆加茯苓、白术、生姜,胸闷心悸加瓜蒌皮、薤白、半夏,长期便秘加当归、枳壳、升麻,记忆减退加菟丝子、鹿角胶、(制)何首乌。每天1剂,水煎分2次温服。两组均治疗3个月。临床研究提示运用中医温补肾阳法联合小剂量甲状腺素治疗老年甲减,在临床症状及实验室指标方面的改善效果均优于单纯小剂量甲状腺素,可供临床借鉴。

4.温阳益气活血方

黄芪30g,熟附子12g(先煎),白术15g,茯苓15g,山药15g,淫羊藿15g,肉苁蓉12g,熟地24g,枸杞12g,丹参18g,川芎15g,炙甘草6g,水煎300mL,分早晚饭后30分钟温服。治疗2个月为1个疗程。临床观察表明温阳益气活血方在改善患者临床症状、体征及甲状腺功能等方面均有良好的疗效,优于单用西药的效果,且无明显毒副作用。

5.补肾填精方

制何首乌50g,黄芪30g,熟地黄25g,淫羊藿10g,菟丝子10g,仙茅10g,肉桂10g,党参20g。若阳虚畏寒明显者,加附子10g;若性功能衰退者,可加巴戟天10g,阳起石10g;若脾虚泄泻者,加补骨脂15g,白术15g;兼有浮肿者,可酌加泽泻15g,茯苓15g;兼大便秘结者,则配肉苁蓉10g,并以生地黄易熟地滋阴润下;若颈部有瘿瘤者,可加牡蛎、浙贝母、玄参各20g。临床上应用总有效率可达97.6%,值得参考。

6.九味暖肾汤

熟地30g,怀山药30g,山萸肉10g,补骨脂10～15g,肉桂6～9g,泽泻10g,肉豆蔻10g,鹿角片10g,吴茱萸10g。用此方治疗56例甲减患者,并设对照组以甲状腺素片治疗42例,结果显示,西药激素替代治疗疗效与中药九味暖肾汤疗效比较无显著性差异,但中药疗程短,疗效稳定,症状完全消失者停药后随访2年未复发。

7.益气温阳消瘦煎剂

黄芪30g,人参10g,五味子15g,麦冬15g,巴戟天10g,补骨脂10g,桂枝8g,干姜5g,三棱5g,莪术5g,大枣4枚,炙甘草5g,每天1剂,分早晚服用。3个月为1个疗程,连续2个疗程。此方对内分泌腺体功能可起促进调节作用,可改善残存甲状腺分泌功能,使甲状腺激素分泌量增加而减少外源性甲状腺素的用量。临床观察表明,益气温阳消瘦煎剂联合左甲状腺素钠片治疗原发性甲减的临床疗效确切,可为临床医师用药提供参考。

8.参芪附桂汤

黄芪40～60g,党参20～40g,肉桂粉3～6g,附片6～9g,熟地20～30g,炙甘草5～10g,腹胀便秘者加肉苁蓉、当归各20g;嗜睡懒言者加升麻10g;毛发稀疏脱落者加首乌15g,枸杞子20g;面浮肢肿者加茯苓20g,生姜、白术各10g。每日1剂,分2次温服,1月为1疗程,一般2～3疗程。此方可补肾暖脾,益气消阴。能改善甲减患者的临床症状,调整激素水平。

9.补中益气汤加味

由补中益气原方(黄芪、人参、白术、甘草、当归、陈皮、升麻、柴胡)加入夏枯草、连翘、王不留行、莪术、浙贝母几味药,并重用黄芪之量而组成,此方临床应用多年,治疗甲减,收到良好的疗效,可供参考。

10.温阳化浊膏

人参90g,黄芪300g,制附子60g(先煎),肉桂30g,杜仲150g,补骨脂120g,淫羊藿150g,菟丝子150g,肉苁蓉150g,巴戟天150g,紫河车90g,熟地黄300g,枸杞子150g,黄精150g,当归120g,白芥子300g,石菖蒲180g,青皮90g,陈皮120g,薏苡仁150g,白术150g,苍术90g,茯苓150g,川芎150g,赤芍150g,神曲150g,红景天60g,灵芝90g,阿胶180g,鹿角胶150g。此方中药物除阿胶、鹿角胶外,其余药物加水煎煮3次,滤汁去渣,合并滤液,加热浓缩为清膏,再将阿胶、鹿角胶加适量黄酒浸泡后隔水炖烊,冲入清膏和匀,最后加蜂蜜300g收膏即成,每次15～20g,每日2次,开水调服。若心阳虚证明显者,加桂枝、薤白等;脾阳虚证明显者加干姜、砂仁等;阴虚证明显者去附子、肉桂,加生地黄、山萸肉、麦冬、龟甲等;水湿证明显者加猪苓、泽泻、冬瓜皮等;痰浊证明显者去附子,加半夏、莱菔子等;血瘀证明显者加丹参、桃仁、红花等。临床上应用此方,初期可联合甲状腺激素使用,待甲状腺的分泌功能逐渐恢复稳定,可撤掉甲状腺激素,最后再以中药收功。

(三)中药成药

1.心脑血脉宁

此药以健脑宁心、益气养血通络为法则,从而改善脑疲劳,调节脑垂体功能。心脑血脉宁为纯中药制剂,主要由黄芪、丹参、茺蔚子、当归、川芎、赤芍、水蛭等组成,具有益气、养血、通络之功效,临床见效快且佳。

2.扶正消瘿合剂

主要由仙茅、淫羊藿、黄芪、柴胡、浙贝、当归、云苓、泽泻、杭芍、牛膝等药物组成。每次服用20mL,每日3次,可温补肾阳,益气调肝,温通泄浊。

3.抑减胶囊

由仙茅、淫羊藿、泽泻、巴戟天、炙黄芪各15g,夏枯草、茯苓各30g等药物组成,每次3粒,日3次。可补肾壮阳、活血化瘀,主要用于治疗肾阳虚型甲减。

4.金匮肾气丸

由干地黄、山药、山茱萸、泽泻、茯苓、丹皮、桂枝、炮附子所组成。功效温补肾阳。适用于甲状腺功能减退症之各种证型。用法:每次10g,日2次,开水或淡盐汤送下。

5.右归丸

由熟地黄、附子(炮附片)、肉桂、山药、山茱萸(酒炙)、菟丝子、鹿角胶、枸杞子、当归、杜仲(盐炒)组成,可温补肾阳,填精止遗,适用于肾阳虚或脾肾阳虚型甲减患者。

6.金水宝

由冬虫夏草的人工发酵菌丝体制成。能补虚损、益精气,服用方法为每天3次,每次3片。适用于脾肾阳虚证甲减,可增加临床疗效。

7.参鹿片

由鹿角片4.5g、淫羊藿30g、党参12g、锁阳12g、枸杞子9g等组成,1日3次,每次5片,连续服用3个月为1个疗程。

8.温阳片

由制附子、干姜、肉桂、党参制成,适用于阳虚型甲减患者,经临床观察可提高甲状腺激素水平。

9.甲荣康片

由人参、淫羊藿、鹿角霜、肉桂、熟大黄、香附、当归、车前子、海藻、荷叶等组成,每次服用5片,每日3次,8周为一个疗程。甲荣康片不仅可以有效地改善甲减患者的症状和体征,而且具有较好的提高甲减患者的基础代谢率(BMR)、升高血清T_3、T_4、FT_3、FT_4,降低TSH,降低血脂、改善血液流变学的作用,同时还具有改善皮质醇等其他内分泌激素紊乱的作用。临床研究结果显示甲荣康对甲减患者的临床总有效率为83.3%。

(四)针灸疗法

1.传统针刺疗法

(1)体针针刺法:本病以肾脏虚损为其根本,主要累及脾、心、肝三脏,血瘀、痰湿是其病标。取穴:主穴取气海、脾俞、肾俞、心俞、足三里。畏寒、肢冷、乏力加灸大椎、命门、身柱;水肿、尿少加针刺关元、阴陵泉、丰隆、灸关元、神阙;腹胀、便秘加天枢、上巨虚、大肠俞；反应迟钝、智力低下加百会、四神聪、太溪；心律不齐、心动过缓加内关、神门；肌肉关节疼痛加合谷、阳陵泉、太冲、曲池；月经不调加三阴交、血海；性功能障碍加大敦、秩边、环跳；食欲减退加公孙、内关、中脘；郁闷、心烦加曲泽、膻中、肝俞；病久阴阳两虚者，加行间、太溪。取穴均为双侧，毫针补法为主。

(2)针刺人迎穴：针刺人迎穴，每周3次。手法选用迎随补泻和《神应经》中论述的"三飞一进"的补法，按下列方法操作：进针至人迎穴部位后，静候5秒钟；用指甲轻弹针柄3次；以喉头为中心，往喉头方向向上向内搓针三下（名为飞）；再把针推进0.5~1cm，将针向喉头方向拨一下（此为一进）。治疗本病需要得气，即患者甲状腺要有明显胀感。同时，注意针此部位，不能用呼吸补泻法，否则会因喉头上下起伏，导致刺破血管而形成血肿。此法可有效缓解临床症状。

2.艾灸疗法

(1)艾条灸大椎穴：准备艾灸条，将其一端用火点燃，待烟去尽，将燃烧端由远至近靠向大椎穴，直到患者感到热度适宜（一般距皮肤1.5~3cm），固定在这一部位，来回轻轻摆动艾灸条（需充分暴露皮肤，并注意防止明火烫伤），每天1次，每次灸15~20分钟（局部皮肤发红），15~30天为一疗程，共治疗2个疗程，中间可休息数天。艾叶组成之艾条温灸大椎穴，能起温煦气血，透达经络，改善脏器功能，对提高机体免疫力，增加氧耗，促进代谢有明显作用。在药物治疗各种甲减症时，加用艾灸大椎穴能起到满意的协同作用。

(2)隔药粉艾炷灸：选用肾俞、脾俞、命门3穴，用二味温补肾阳的中药研粉，将药粉铺在穴位上，厚度为1cm左右，然后将直径约5cm的空心胶木圈放在药粉上，以大艾炷（艾炷底直径约为4cm）在药粉上施灸，温度以患者舒适为宜或自感有热气向肚腹内传导为度。每周灸治三次，每次灸三穴，每穴灸3~5壮，4个月为一疗程。此法不仅对原发性甲状腺功能低下者有效，而且对垂体功能低下所致甲状腺功能减退亦有良好效果。

3.中药内服配合穴位埋线疗法

取双侧肾俞、膀胱俞常规消毒局麻后，用12号腰椎穿刺针穿入羊肠线1~1.5cm，刺入穴位得气后埋入羊肠线，以无菌干棉球按压片刻，外敷创可贴。2周1次，6次为1疗程。同时口服抑减胶囊，每次3粒，每日3次；加衡片（左旋甲状腺素钠）每日晨服2片。45天后减为每日1片，以后根据甲状腺功能测定结果逐渐减量，直到停药。内服中药可温阳利水益气，并配合肾俞、膀胱俞埋入羊肠线，通过对穴位的长久刺激起到巩固疗效的目的。

4.耳针疗法

耳针疗法取穴取神门、交感、肾上腺、皮质醇下、内分泌、肾，均取双侧。以上穴位可分为两组，交替使用，留针30分钟，每隔10分钟运针1次。

5.五十营针刺合用穴位注射疗法

五十营针刺疗法:所有患者均采用五十营循环疗法针刺任脉中脘和关元穴,肺经太渊,大肠经合谷,胃经足三里,脾经三阴交,心经神门,心包经大陵,肾经太溪以及肝经太冲等穴位。针刺方法采用迎随补泻法,穴位顺序根据经气在十二经脉的循环流注按顺序依次进针,留针时间为3分钟。核酪注射液局部注射:治疗30分钟后取出毫针,以核酪注射液穴位注射双侧手三里和足三里。常规消毒皮肤后,选用一次性无菌注射器和长五号针头,采用提插法进针直刺手三里和足三里穴,每个穴位分别注射1mL。10次为1个疗程,隔日1次,连续治疗6~7个疗程。五十营针刺循环疗法配合核酪注射液穴位注射治疗,在调节机体免疫功能的同时,亦使甲状腺功能趋于正常,充分体现了中医辨证论治、标本兼顾、整体调理的特点。

6.针药并用疗法

中药基本方:黄芪30g,党参20g,附子(先煎)、肉桂各12g,仙茅9g,淫羊藿、薏苡仁各30g,枸杞子12g。随症加减,脾虚消化欠佳,加鸡内金9g。焦山楂、神曲各12g。陈皮6g。贫血加当归9g,红枣15g;便秘加瓜蒌、火麻仁各30g;浮肿加泽泻、茯苓、车前子(包)各15g;甲状腺肿大加鳖甲15g(先煎)、龙骨20g,牡蛎25g;心率减慢加麻黄10g。同时配用小剂量甲状腺片,并辅以黄芪注射液穴位注射。取穴:人迎、大椎、肾俞、脾俞、太溪、足三里、关元、曲池等穴。随症加减:肾阳虚甚加命门、气海穴;浮肿少尿加阴陵泉、三阴交穴;甲状腺肿大加气舍、水突、阿是穴;痴呆加大钟、百会、心俞穴。每次选4个穴,常规消毒,每穴注入0.5mL药物,隔2日1次。此法可增强机体免疫力,活跃甲状腺功能。

(五)饮食调护

1.甲减患者机体代谢降低,产热减少,故饮食应适当增加富含热量的食物,如乳类、鱼类、蛋类及豆制品、瘦肉等,平时可多食些甜食,以补充热量。

2.甲减患者胃肠蠕动功能下降,常有脾虚表现,口淡无味,消化不良,因此饮食应以易于消化吸收的食物为主,生硬、煎炸及过分油腻的食品不宜食用。

3.阳虚症状明显时可用龙眼、红枣、莲子肉等煮汤服用,妇女可在冬令配合进食阿胶、核桃、黑芝麻等气血双补。

第三节 亚急性甲状腺炎

亚急性甲状腺炎,属中医"瘿病""瘿肿""热病"等范畴。医学文献中《五十二病方》最早有了关于瘿病治疗的记载,可惜内容残缺不全。《肘后备急方》曰:"疗颈下卒结,囊渐大欲成瘿。海藻酒方。稍含咽之,日三。"最早记载应用植物类药海藻、昆布治疗瘿病,并首创治疗瘿病的方剂"海藻酒"。《诸病源候论》对瘿病的病因病机做了比较详细的阐述。《圣济总录》记载:"此疾,妇人多有之,缘优患有甚于男子也……石瘿泥瘿劳瘿忧瘿气瘿,是为五瘿……"这是最早关于瘿病和性别之间关系的描述,同时第一次把瘿病分为五类(石瘿、泥瘿、劳瘿、忧瘿、气瘿),并进行了详细的比较与论述。当代医家从中西医结合的角度把不同的瘿病和不同的甲状腺疾病对应联系起来,认为瘿痈相当于亚急性甲状腺炎和瘿肿。

一、病因病机

(一)发病因素

亚急性甲状腺炎多发于年龄为30~50岁的女性,病位在甲状腺,与肝、脾、心、肾及三焦密切相关。中医认为本病多由外感时邪、七情不和、正气不足所致。

(二)病机及演变规律

《医宗金鉴·瘿瘤》中提出"瘿者如缨,络之状……多外感六邪,营卫气血凝郁,内因七情忧患怒气,湿痰瘀滞,中岚水气而成,皆不痛痒"。《外科正宗·瘿瘤论》中认为"夫人生瘿瘤之症……乃五脏瘀血、浊气、痰滞而成"。一般认为本病多在正气不足时,内伤七情复感湿、热等外邪,形成湿浊,湿热内蕴,津液输布失常,聚而生痰,痰布颈形成痰核,邪热与血相结,最终导致气滞血瘀痰凝,气、血、痰、热互结于颈前而发"瘿瘤",而引起局部肿块疼痛,乃成瘿病。本病以正虚为本,以气滞血瘀、肝郁痰凝为标,本虚标实是本病的病机特点。

(三)分证病机

1.风热犯表证

风温邪热袭表,风热上攻,热毒壅盛,灼伤津液,炼液为痰,痰阻气机,气血运行不畅,发为瘿瘤。

2.肝郁化火证

七情不和,肝脾失调,肝郁蕴热,复感风湿,内外合邪而成或正气不足,气血虚弱,气机不利,聚湿生痰,壅滞颈靥,久蕴化热或复感风湿,上壅结喉而致。

3.脾肾阳虚证

因素体阳虚,感冒风寒,阳虚寒凝,痰浊积聚,以致瘿痈肿硬胀痛而发病。

4.气郁痰凝证

情志失调,肝气郁结于内,久郁化火,火盛伤津,炼液为痰,气郁与火痰结于颈前而发瘿瘤。

二、辨病

(一)症状及体征

起病时患者常有上呼吸道感染。典型者亚急性甲状腺炎型者整个病期可分为早期伴甲状腺功能亢进症,中期伴甲状腺功能减退症及恢复期三期。

1.早期(甲亢期)

起病多急骤,常有上呼吸道感染症状及体征如发热,伴怕冷、寒战、疲乏无力、肌肉酸痛和食欲缺乏,淋巴结肿大。最为特征性的表现为甲状腺部位的疼痛和压痛,常向颌下、耳后或颈部等处放射,咀嚼和吞咽时疼痛加重甲状腺病变范围不一,可先从一叶开始,以后扩大或转移到另一叶或始终限于一叶。病变腺体肿大,坚硬,压痛显著。无震颤及血管杂音。亦有患者首先表现为无痛性结节、质硬、TSH受抑制,须注意鉴别。病变广泛时,泡内甲状腺激素以及非激素碘化蛋白质一时性大量释放入血,因而除感染的一般表现外,尚可伴有甲状腺功能亢进的常见表现,如一过性心悸、神经过敏等,但是一般不超过2~4周。

2.中期(过渡期及甲减期)

本病多为自限性,一般持续数周至数月可以完全缓解,少部分患者迁延1~2年,极少数有终身甲减的后遗症。大部分本病患者临床上不出现甲减期,经历甲亢期以后,从过渡期直接进入到恢复期;少数患者出现甲减期,时间持续2~4个月,甲状腺功能逐渐恢复正常。极少数患者因为甲状腺受到严重损坏,进入甲减期以后,不能恢复,有终身甲减的后遗症。

3.恢复期

症状逐渐缓解,甲状腺肿及结节逐渐消失,也有不少病例,遗留小结节以后缓慢吸收。如果治疗及时,患者大多可得到完全恢复,极少数变成永久性甲状腺功能减退症患者。

(二)辅助检查

1.一般检查

血白细胞计数轻中度增高,中性粒细胞正常或稍高,红细胞沉降率(ESR)明显增速,绝大部分红细胞沉降率(ESR)≥40mm/h,可达100≥mm/h。

2.甲状腺功能检查

甲亢期血清T_3、T_4、FT_3与FT_4浓度升高,TSH分泌受抑制而降低,甲状腺摄碘率降低,出现所谓的"分离现象"。甲亢期甲状腺摄碘率可以低至测不出。甲减期患者血清T_3、T_4、FT_3与FT_4浓度减低,TSH升高,甲状腺摄碘率可反跳性升高。恢复期,各项指标趋于正常。甲状腺相关抗体阴性或呈低滴度。

3.彩色多普勒超声检查

急性期,超声示甲状腺轻中度肿大,内部回声分布不均匀,可见低回声或无回声区,无包膜;在恢复期,超声示为伴血运轻微增加的等回声区。一般1年后血运恢复正常。彩色多普勒超声是一种无创而快捷的检查方法,对本病的诊断、鉴别诊断、治疗后监测及评价有重要意义。

4.甲状腺同位素扫描

甲状腺扫描可见甲状腺肿大,但图像显影不均匀或残缺。甲状腺摄碘率降低时,同位素碘不能用于扫描。

5.甲状腺活检

组织活检可见特征性多核巨细胞或肉芽肿样改变。

三、类病辨别

(一)急性化脓性甲状腺炎

急性化脓性甲状腺炎是甲状腺的化脓性感染,好发生于儿童及青年人,多为连接口咽及甲状腺处存在的瘘管继发感染所致。临床表现为高热、甲状腺部位红、肿、痛,血白细胞升高,无甲状腺功能的改变,细针穿刺细胞学检查可发现病原菌及炎性细胞浸润。

(二)桥本甲状腺炎

很少发生甲状腺疼痛或触痛,没有特异性的碘代谢紊乱及血沉的变化,甲状腺相关抗体升高,细针穿刺细胞学检查未见巨细胞。

(三)甲状腺出血或坏死

即刻发生的甲状腺剧烈疼痛,可能与甲状腺部位手术、穿刺、药物注射有关,也可继发于结节性甲状腺病变。血沉、甲状腺激素等指标大多正常,可结合多普勒超声显像、细胞学的检查做鉴别。

(四)无痛性甲状腺炎

轻中度甲状腺肿,部分患者无肿大,无全身症状,无甲状腺疼痛,血沉增快不明显,必要时甲状腺穿刺或组织活检。

(五)甲状腺癌

亚急性甲状腺炎血沉快,甲状腺摄碘率受抑制而降低,应用泼尼松治疗疗效显著,可鉴别。必要时可做甲状腺穿刺活检。

四、治疗

(一)治疗原则

本病病位在甲状腺,与肝、脾、心、肾及三焦密切相关。中医认为本病多由外感时邪、七情不和、正气不足所致。目前亚急性甲状腺炎的辨证分型尚未统一,结合本病的发病过程,按早、中、晚三期辨证论治较为合理。

(二)分证论治

1.早期

(1)风热犯表型

证候:恶寒发热,热重寒轻,头痛身楚,咽喉肿痛,颈项强痛,转则不利,瘿肿灼痛,触之痛甚,可向耳、枕及下颌部放射,口干咽燥,渴喜冷饮,咳嗽痰少而黏,自汗乏力,舌质红,苔薄黄,脉浮数。

治法:疏风解表、清热解毒、利咽止痛。

处方:银翘散加减。

组成:药用银花、连翘、薄荷、牛蒡子、荆芥穗、淡豆豉、芦根、竹叶、桔梗、甘草等。

加减:热重者可加生石膏,瘿肿甚者可加天花粉。

(2)肝郁化火型

证候:瘿肿灼热而痛,心烦易急,咽部梗阻感,口渴喜饮,食欲亢进,双手细颤,失眠多梦,乏力多汗,女子则见经前乳胀.大便不调,舌质红,苔薄黄,脉弦而数。

治法:舒肝解郁、清肝泻火。

处方:丹栀逍遥散加减。

组成:药用白术、柴胡、当归、茯苓、牡丹皮、山栀、芍药、薄荷、甘草等组成。

加减:瘿肿甚者可加皂角刺、天花粉等。

2.中期(脾肾阳虚型)

证候:瘿肿,面色㿠白,畏寒肢冷,神疲懒动,纳呆便溏,肢体虚浮,性欲减退,男子可见阳痿,女子可见经量减少或闭经,舌淡胖,苔白滑,脉沉细。

治法:温补脾肾,利水消肿。

处方:阳和汤加减。

组成:药用熟地、鹿角胶、肉桂、姜炭、白芥子、麻黄等。

加减:兼气虚者可加黄芪、党参;阳虚阴寒重者可加附子。

3.后期(气郁痰凝型)

证候:瘿肿,局部作胀,头晕胸闷,痰黏或有喉间有梗塞感,舌红苔黄腻,脉弦滑。

治法:疏肝理气,化痰散结。

处方:海藻玉壶汤加减。

组成:药用海藻、昆布、贝母、连翘、半夏、青皮、川芎、当归、甘草等。

加减:气郁甚者可加柴胡、香附等。

(三)中医特色治疗

1.专方专药

(1)清热消瘿汤:由金银花、连翘、板蓝根、大青叶、夏枯草、半枝莲、赤芍、蒲公英、浙贝母、甘草等组成。具有清热散结、化痰消瘿等功效,适用于亚急性甲状腺炎早期的患者。

(2)龙胆解毒汤:由龙胆草、柴胡、黄芩、栀子、郁金、川楝子、合欢花、连翘、金银花、鱼腥草等组成。具有清热解毒、消瘿散结等功效,适用于亚急性甲状腺炎早期肝郁化火证的患者。

(3)柴胡软坚汤:由柴胡、黄芩、浙贝、玄参、葛根、西洋参、夏枯草、半夏、桔梗、黄药子、生牡蛎、甘草等组成。具有清肝解郁、消瘿散结等功效,适用于亚急性甲状腺炎早期肝郁化火证肿块坚大者。

(4)海藻玉壶汤:由海藻、昆布、贝母、连翘、半夏、青皮、川芎、当归、甘草等组成。具有疏肝理气,化痰散结等功效,适用于亚急性甲状腺炎后期气郁痰凝证的患者。

(5)中成药

①六神丸:由珍珠粉、牛黄、麝香、雄黄、冰片、蟾酥等组成,10粒,每日3次。适用于甲状腺肿痛明显者。

②雷公藤多甙片:为雷公藤提取物,60mg,每日3次,适用于阳虚兼痰凝证。

③银黄口服液:由金银花、黄芩等组成,每次服10mL,每日3次,适用于风热犯表证。

④板蓝根冲剂:每次10g,每日3次,适用于风热犯表证。

⑤生脉饮:由人参、五味子、麦冬等组成,每次10mL,每日3次,适用于后期恢复。

2.药物外敷法

(1)消瘿止痛膏:香附,白芥子,黄芪,全虫,黄药子,三棱,川乌,莪术,山慈姑,瓦楞子,露蜂房等组成。经油炸樟丹收膏制成膏药,直径5cm×5cm,每次1~2贴,贴于甲状腺硬结处,2天换一次药,10次为一疗程,间隔3~5天,进行第二疗程治疗。结节大而硬着,可加麝香0.5克。功能:活血解毒,消肿散结。

(2)夏枯草消瘿:散夏枯草,牛蒡子,三棱,香附,黄药子,牡蛎(剂量比例为3:1:1:2:1:2),上述药研末后,用醋调和成糊状。用法:将药涂于敷料上,厚约5mm,大小超出肿块边缘2cm,用胶布固定,每日一换,7天为一疗程,间隔2天后行第2个疗程治疗。功能:清热解毒,祛瘀散结。

(3)如意黄金散:生天南星、姜黄、白芷、大黄、黄柏等组成。功能:清热解毒,消肿止痛。适用于亚急性甲状腺炎早、中期,已破溃者勿用,忌内服。用醋调敷或清茶调敷于患处,每日数次。

(4)大青膏:天麻(末)3克,白附子(末,生)4.5克,青黛(研)3克,蝎尾(去毒,生,末)、乌梢蛇肉(酒浸,焙干,取末)各3克,朱砂(研)0.3克,天竺黄(研)3克。上药共研细末,生蜜和成膏。功能:清热解毒,消肿止痛,适用于本病的早、中期。局部外敷,每日更换1次。

(5)芙蓉膏:芙蓉叶、藤黄、天南星粉、冬绿油、薄荷、麝香草脑等。上药研细,加适量凡士林调制成膏,外敷颈前肿块处。每日更换1次。功能:清热解毒,消炎止痛。

(6)取新鲜蒲公英、仙人掌、夏枯草各10g,共捣烂如泥,敷于甲状腺处,功能:散结消瘿。对甲状腺肿胀与疼痛均有效。

3.针灸疗法

(1)选合谷、外关、扶突、天容、少商、大椎、风池、太冲等穴,采用泻法,强刺激,留针5～15分钟,功能疏风散热,通络止痛,适用于风热型患者。

(2)选大椎、风池、外关、合谷为主加减,以凉泻手法针刺,留针5～15分钟,功能疏风清热,通络止痛,对热毒壅盛者适宜。

(3)选大椎、外关、太冲、阳陵泉、气舍等穴,采用凉泻手法针刺,留针5～15分钟,功能疏肝泻热,通络止痛,对肝胆蕴热者适宜。

(4)选肝俞、气舍、水突、太冲、膈俞为主穴加减,采用平补平泻法针刺,留针15～30分钟,能疏肝理气化痰,通络散结,适用于肝郁气滞痰凝者。

(5)选肝俞、肾俞、太冲、阳陵泉、心俞等穴,用补法针刺,留针15～30分钟,功能滋阴清热,行气散结,适用于阴虚火旺者。

(6)选水突、肾俞、脾俞、足三里、关元为主加减,用补法针刺,留针15～30分钟,同时施艾灸或附子饼灸,功能温补脾肾,对脾肾两虚者适宜。

辨证选取以上穴位加肿块周围,肿块周围分上、下左右4个针刺点,进针后斜向肿块部刺入,针尖触及肿块时则停止进针,施以雀啄捣针震颤法(30～40次),留针10分钟,每隔3分钟行针1次。每日针灸1次,针6天休息1天,针刺可起到消痰散结的作用,有迅速消退肿块的效果。

4.食疗

亚甲炎的食疗应根据不同的阶段选择不同的食疗方。

(1)疾病初期:发热,咽喉痛,颈前部肿大疼痛,压痛明显,咳嗽,低头时疼痛加重,并可向颌下、耳后、前胸等处放射,肿物增大迅速,质地坚硬,周围淋巴结无肿大。多数患者有心悸、怕热、多汗、多食易饥、大便次数增多、精神紧张、手抖等甲亢症状,舌红苔薄,脉弦数。

①绿豆银花粥:绿豆50g,金银花15g,大米50g。将大米、绿豆煮烂以后,放入金银花,煮3～5分钟后作为稀粥食用。

②白萝卜汁:将白萝卜500g洗净削皮后,切片捣碎成汁,频频饮用或将白萝卜切丝,放入少许白糖和醋,拌匀后食用;也可将白萝卜叶洗净捣烂成汁,放入醋和酱油拌匀食用。

③生橄榄汁:将生橄榄50g洗净后去核捣碎成汁饮用;或将生橄榄嚼碎食用

均可。

(2)疾病中期:疲倦乏力,怕冷,喜暖,嗜睡,精神不振,食欲不佳,腹胀,便秘,面部浮肿,舌体胖大,边缘有齿痕,舌质淡红,苔白脉沉细等。

①参芪薏仁粥:薏仁米 50g,党参 15g,生黄芪 15g。用砂锅将生黄芪煮 20 分钟后滤去生黄芪,用其汁煮薏仁米和党参,煮烂以后食用。

②黄芪炖鸡肉:鸡肉 200g,生黄芪 30g,生姜 3 片,黄酒、食盐、酱油各少许。将生黄芪用砂锅煮汁后去掉黄芪,用其汁将切好的鸡肉块炖烂后,放入黄酒、生姜、食盐和酱油,食用之。

③姜枣茶:生姜 3 片,大枣 10 个,洗净后放入水中煮开,代茶饮,食生姜、大枣。

(3)疾病后期:疾病初、中期时的各种症状逐渐消失,颈前部留有小结节,随吞咽上下活动,无痛感。纳食、二便正常,舌红苔白,脉弦等。

①海带汤:海带 100g,生姜 2 片,食盐、酱油各少许。将海带切丝,煮烂以后,加入生姜、食盐和酱油,再稍煮片刻,喝汤吃海带。

②炒山慈姑片:生山慈姑 250g,去度切片,用食用油炒熟后,加入食盐少许,再加入醋拌匀食用之或将山慈姑蒸熟后,加入蜂蜜少许拌匀食用之或将山慈姑煮熟后,加入冰糖少许拌匀食用之。

③山楂:将生山楂 10 个洗净后食用或将干山楂片煮水,加入冰糖或蜂蜜少许,代茶饮。

第四节 慢性淋巴细胞性甲状腺炎

慢性淋巴细胞性甲状腺炎(CLT)又称桥本氏甲状腺炎(HT),或称桥本氏病,是一种常见的自身免疫性甲状腺疾病,亦是原发性甲状腺功能减退症的主要原因。本病可见于任何年龄段,好发于 30~50 岁女性。据部分统计,该病在人群中的发病率为 0.3%~10% 不等,受饮食环境的影响,近年来其发病率有增加趋势,CLT 已成为一种常见多发的甲状腺疾病。

根据本病临床表现,慢性淋巴细胞性甲状腺炎可归属中医学"瘿病"等范畴。目前慢性淋巴细胞性甲状腺炎西医治疗有激素替代、免疫疗法及手术治疗等方式,虽疗效肯定,但不良反应较大,且易于复发。而对于本病,中医优势较为明显,疗效缓和、持续,不良反应较少。因此,中西医结合疗法成为现阶段疗效肯定的治疗选择。

一、病因病机

本病的发生,乃因先天禀赋不足,复因情志内伤及饮食水土失宜,以致气滞痰凝,血行瘀滞,壅聚于颈前而成。

(一)痰瘀凝结

先天禀赋不足,复因饮食失节或水土失宜,一则影响脾胃的功能,使脾失健运,不能运化水湿,聚而生痰;二则影响气血的正常运行,气机运行不畅,痰气瘀交阻,凝结于颈前,瘿肿乃成。

(二)肝郁脾虚

本病发生与情志的关系极为密切,如《诸病源候论》载:"瘿者,由忧恚气结所生。"长期忿郁恼怒或忧思郁虑,使气机郁滞,肝气失于条达。肝气郁结,横逆乘土,土壅木郁,脾虚则酿生痰湿,气滞痰凝血瘀,结于颈前,发为本病。正如《济生方·瘿瘤论治》说:"夫瘿瘤者,多由喜怒不节,忧思过度,而成斯疾焉。"

(三)肝肾阴虚或脾肾阳虚

原本肝旺或素体阴虚之人,复加情志刺激,痰气郁结易于化火,更加伤阴,久则肝肾之阴不足。若年老体弱或久病体虚,脾肾阳气不足或命门火衰或阴损及阳,气化无权,推动无力,痰湿瘀血内生,聚于颈前,病情缠绵。

气、痰、瘀壅结颈前,是本病发生的主要因素。病位在颈前,与肝、脾、肾等脏相关。病初以实为主,病久由实致虚,尤以阳虚、气虚为主,遂成本虚标实之证。以心肝阴虚及脾肾阳虚为本,气滞、痰凝、血瘀为标。

二、临床表现

(一)慢性淋巴细胞性甲状腺炎的典型临床表现

总体而言,CLT起病较隐匿,进展缓慢,早期临床表现常不典型,其临床表现主要分3类:

1.无症状性甲状腺肿大

甲状腺通常呈弥漫性肿大,峡部及锥体叶常同时增大,一般呈对称性,但有时仅累及一侧腺体,表面不规则,成结节或分叶状,质硬而不坚,伴有韧感。一般与周围组织无粘连,吞咽时可上下移动。常因局部受压而出现吞咽不适或颈部压迫感,偶有局部疼痛或触痛。

2.甲状腺功能亢进

甲状腺功能亢进可出现与Grave's病类似的怕热、心悸、消瘦等表现,但自觉症状通常较单纯Grave's病轻,多数患者呈一过性甲状腺功能亢进,短期功能亢进过后出现持久功能低下或功能正常;部分患者开始无甲状腺功能亢进,仅有典型的CLT病理学改变或伴功能低下,经甲状腺激素替代治疗或未经治疗,一段时间后出现典型的甲状腺功能亢进表现。

3.甲状腺功能低下

约80% CLT患者可保持一段较长时间的甲状腺功能正常,至中晚期,由免疫反应导致甲状腺组织的持久破坏而出现甲状腺功能减退,出现怕冷、心动过缓、便秘、胫前黏液性水肿等典型甲减表现,亦是 CLT 最常见的临床表现。

(二)慢性淋巴细胞性甲状腺炎的特殊临床表现

1. 桥本甲亢

桥本甲亢指 CLT 与 Grave's 病同时存在,其临床表现及组织学改变兼具两者特征。桥本甲状腺炎一过性甲亢,指 CLT 早期出现的短时期甲状腺毒血症表现,与单纯 Grave's 病症状相似,但甲状腺肿大常表现出 CLT 的肿大特征,甲状腺活检无 Grave's 病病理表现。

2. 儿童桥本甲状腺炎

儿童桥本甲状腺炎约占儿童甲状腺肿大的 40%。甲状腺质地不如成人坚硬,结节性肿大较为少见,血清 TPO-Ab 和 TG-Ab 阴性者较多见,容易误诊为单纯性甲状腺肿,一些患儿由于甲状腺功能减退引起生长发育迟缓后才被发现。

3. 桥本氏病合并甲状腺癌

CLT 可合并甲状腺乳头状癌、滤泡状癌、间变癌及非霍奇金淋巴瘤,当出现以下情况时要提高警惕:①甲状腺肿大明显增快或甲状腺素治疗后甲状腺不缩小反增大者;②甲状腺内有单个冷结节,质硬不移者;③局部淋巴结肿大或有压迫症状者;④甲状腺疼痛较明显且持续存在,经治疗无效者。

三、辅助检查

(一)甲状腺激素测定

通过测定血清促甲状腺素(TSH)、三碘甲状腺原氨酸(T_3)、甲状腺素(T_4)可了解甲状腺功能。对于 CLT 患者,甲状腺功能可正常,一部分患者可表现为甲减,还有少部分患者表现为甲亢。疾病发展到后期,多数患者因为甲状腺组织的破坏而表现为甲减。

(二)自身抗体测定

反映甲状腺自身免疫紊乱的指标,包括:①抗甲状腺抗体:主要为抗甲状腺过氧化物酶抗体(TPO-Ab)和抗甲状腺球蛋白抗体(TG-Ab),对于 CLT,大多数患者 2 种抗体滴度都明显升高,而 TPO-Ab 特异性明显高于 TG-Ab。②TSH 结合抑制性免疫球蛋白(TBII)或甲状腺刺激抑制性抗体(TSB-Ab),这 2 种抗体存在于约 10% 的 CLT 患者中。

(三)甲状腺超声

为甲状腺疾病的常用检查手段,CLT 可见甲状腺呈弥漫性或结节性肿大,回声不均匀,常见低回声。

(四)甲状腺核素扫描

甲状腺核素扫描对 CLT 病的诊断并非重要检查项目,核素扫描常显示甲状腺增大,摄碘减少,稀疏与浓集区不规则分布,边界不清,合并结节者可表现为温结节、冷结节或热结节,后者很少见。如见单个冷结节,其恶性可能性较大。

(五)甲状腺细针穿刺细胞学检查(FNAC)

FNAC 并非常规检查,但却是甲状腺疾病诊断率最高的检查方法。甲状腺自身抗体阴性时,FNAC 有助于诊断 CLT。对单个结节 FNAC 有助于确定病变性质,排除甲状腺恶性肿瘤。典型细胞涂片可见成堆淋巴细胞,甲状腺滤泡细胞出现嗜酸变性。

(六)其他检查

(1)甲状腺^{131}I 摄取率:CLT 者甲状腺^{131}I 摄取率正常或减低,极少见升高者。

(2)60%高氯酸盐试验:CLT 者试验为阳性,但 Grave's 病患者^{131}I 治疗后亦可呈阳性。

四、诊断与鉴别诊断

(一)诊断标准

凡具备甲状腺自身抗体(TPO-Ab、TG-Ab、TSB-Ab)阳性或甲状腺肿大(弥漫性、质地坚韧)的患者,无论甲状腺功能正常与否,均应疑诊本病,同时进一步行甲状腺超声检查,参考发病特点以明确诊断,诊断困难时可行甲状腺细胞学检查以确诊本病。

(二)鉴别诊断

本病应与消渴、瘰疬等病证相鉴别。

五、治疗

目前本病尚无根治方法。西医方面,主要有随访观察、药物保守治疗和手术 3 种治疗方式,虽疗效肯定,但适应证较为局限,不良反应颇多。中医中药在治疗 CLT 方面积累了丰富经验,在取得良好疗效同时,亦可降低不良反应发生率。因此,中西医结合治疗 CLT,局部与整体相结合,辨病与辨证互参照,可实现中西互补,扬长避短,将是本病今后的研究热点和发展趋势。

(一)基础治疗

基础治疗包括一般的健康教育,保持健康的生活方式,戒烟限酒,清淡饮食,适量运动,维持情绪稳定。本病疗程较长,且需要定期随访,应树立患者对本病的正确认识及治疗信心,特别对于有生育要求的女性患者,应交代其甲状腺功能正常后方能妊娠。

(二)辨证论治

1.痰气交阻

主症:颈前肿胀,触诊甲状腺弥漫性肿大,质软或韧,伴胸闷不适,烦躁易怒,纳呆腹胀,舌红,苔薄白,脉细弦。

治法:疏肝理气,化痰消肿。

方药:柴胡疏肝散加减。组方:柴胡、白芍12g,郁金、青皮、陈皮、当归、法半夏10g,茯苓20g,甘草6g。方中柴胡、郁金、青皮可疏肝理气解郁,法半夏、茯苓、陈皮健脾祛痰,当归、白芍柔肝养血,甘草调和诸药。肝郁火旺者,可加黄芩、夏枯草;阴虚血热者,加生地、丹皮;脾虚湿盛者,加白术、泽泻。

2.痰瘀互结

主症:颈前肿块,经久未消,触诊甲状腺肿大,质硬,伴胸闷,纳差,眩晕,舌质紫黯或有瘀斑,苔薄白或白腻,脉弦或涩。

治法:化痰逐瘀。

方药:桃红四物汤合二陈汤加减。组方:桃仁、红花、片姜黄、郁金、青皮、陈皮、法半夏、山慈姑、皂角刺10g,茯苓20g,丹皮、赤芍15g。方中桃仁、红花活血祛瘀,郁金、片姜黄活血行气,丹皮、赤芍凉血活血散瘀,青皮、陈皮、法半夏、茯苓理气解郁、燥湿化痰,山慈姑、皂角刺活血消痈散结。瘀滞胸中者,加薤白、全瓜蒌;脾虚痰凝者,加党参、白术;肿结难消者,加海藻、昆布、贝母。

3.脾肾阳虚

主症:病势缠绵,颈前肿胀质硬,伴神疲乏力,畏寒肢冷,少气懒言,面色少华,纳呆腹满或面目浮肿,腰膝酸软,小便清长,舌淡胖有齿痕,苔薄白,脉沉细。

治法:温补脾肾,兼化痰瘀。

方药:阳和汤加减。组方:制附片10g(先煎),麻黄5g,白芥子、制南星6g,桂枝、鹿角片、当归、丹皮、赤芍、陈皮、甘草10g,炙黄芪30g,党参、熟地黄、丹参15g,茯苓20g。方中麻黄、桂枝温阳散寒,鹿角片、附片补肾助阳,白芥子、制南星化痰散结消肿,党参、黄芪补气益气升阳,熟地、当归滋补营血,丹皮、丹参、赤芍活血祛瘀,茯苓、陈皮理气燥湿化痰,甘草调和诸药。阳虚寒盛者,加干姜、肉桂;阳虚水泛者,加白术、生姜;阳虚痰湿者,加防己、薏苡仁。

以上方药,水煎服,每日1剂。

(三)**特色专方**

1.桥本消瘿汤

方药组成:黄芪、太子参、柴胡、香附、夏枯草、浙贝母、白芥子、丹参、甘草。水煎服,每日1剂,分两次服。加减:气阴两虚者加生脉散;血虚者加当归、鸡血藤;烦躁失眠者加炒酸枣仁、合欢皮;纳差者加砂仁、鸡内金、焦山楂、焦神曲、焦麦芽。本方系现代名医程益春教授治疗CLT的经验方,功可疏肝健脾、化痰消瘿,用以治疗肝郁脾虚型CLT。

2.扶正清瘿方

方药组成:黄芪、板蓝根各30g,党参15g,白术、八月札、婆婆针、茯苓、桃仁各

12g,柴胡、广郁金、制香附、黄芩各 9g,红枣 20g,生甘草 6g。每日 1 剂,水煎 2 次取汁,兑匀早晚分服。1 个月为一疗程,一般治疗 5 个疗程。此方系治疗 CLT 之效方,基于"外因风温之邪,内因正气虚弱"的发病认识,所拟扶正清瘿方重在培护正气以清疏颈前风温痰火之邪。临证加减:若舌红苔少,脉细数,症见气阴两虚之证者,可酌加生地黄、石斛等;若火热之邪盛,证见舌红苔薄黄脉数者,可酌加银花、菊花、蒲公英、冰球子、山栀、连翘、苦参等。

3.二仙消瘿汤

方药组成:仙茅、淫羊藿、熟地黄、山萸肉、淮山、巴戟天、鹿角胶、当归、浙贝母、川芎等。水煎服,每日 1 剂,早晚 2 次温服。临证加减:纳差者加用白术、炒麦芽、炒谷芽;面目浮肿明显者加用泽泻、泽兰、茯苓等;颈前粗大者加用夏枯草、煅牡蛎、法半夏。

4.屏风消瘿汤

方药组成:生黄芪 30g,白术、当归、白芍、夏枯草、浙贝、淫羊藿、巴戟天各 15g,防风、柴胡、云苓各 12g,蛇舌草 21g,炒莪术 9g,炙甘草 6g。日 1 剂,水煎服,分早晚 2 次饭后服。有学者运用屏风消瘿汤联合左旋甲状腺素片治疗 CLT,4 周为一个疗程,连续治疗 3 个疗程后,患者主观症状和实验室指标均得到明显改善,表明本方可通过扶正固表、疏肝解郁、理气化痰、活血散结而取效。

5.软坚消瘿汤

方药组成:柴胡、郁金、香附、青皮、白芥子、三棱、浙贝母各 9g,山慈姑 12g,瓜蒌皮、自然铜各 15g,蜣螂 6g。此方具有理气、化痰、活血之功效,临证运用时,瘿肿坚硬难消者加蜈蚣、全蝎、土鳖虫,瘿肿明显但质地较软者加荔枝核、橘核、瓦楞子,气阴不足者加生脉饮;有明显阳虚表现者加右归饮。

6.温阳消瘿汤

方药组成:党参、黄芪、当归、郁金、制附片、丹参、香附、仙茅、淫羊藿、甘草。日 1 剂,早晚分两次服。全方以益气温阳、活血消瘿为法,治标兼以固本。有学者以此方治疗 CLT 60 例,对照组口服左旋甲状腺素片,治疗组在此基础上加用温阳消瘿汤,3 个月为一疗程,治疗 2 个疗程后,治疗组患者症状、甲状腺激素水平及甲状腺自身抗体均较对照组有显著改善,表明此方疗效较好。

7.消瘿化结汤

方药组成:金银花、菊花、桔梗、夏枯草、玄参等。上方每日 1 剂,分两次服。有学者用此方治疗 CLT 230 例,经 6 个月治疗后,显效 171 例,有效 54 例,无效 5 例,总有效率 97.8%,效果良好。

8.益气化痰消瘿方

方药组成:生黄芪 30g,太子参、茯苓、淫羊藿各 15g,浙贝母、当归、穿山甲、三棱、桃仁各 10g。日 1 剂,水煎 200mL,早晚 2 次分服。有学者用此方治疗 CLT

60例,观察治疗3个月后表明,此方可有效降低甲状腺自身抗体,并对甲状腺肿大有效。

9.复圆消瘿汤

方药组成:干姜、茯苓、山萸肉、生姜、大枣各20g,红参、桂枝、炙甘草各10g,白术、白芍、淫羊藿各15g,麻黄5g,细辛6g,吴茱萸7g,泽泻30g,肉桂3g(后下)。以上方为基础方,对于阳气闭塞、痰瘀滞行者,重用麻黄、细辛、桂枝,佐以小柴胡汤等运阳逐邪;若阳气不敛、寒湿凝重者,则重用山萸肉,加制附子、砂仁、沉香等以收纳阳气、培元固本。此方系学者基于多年临证、结合阳气圆运动理论而总结的治验方,有学者认为CLT发病为阳气运行道路受阻从而酿生痰瘀的结果,通过以上基础方恢复阳气运行常序,可达"扶正祛邪"目的,因而每以此方治疗CLT,多能获满意疗效。

(四)中成药

1.夏枯草颗粒

成分:夏枯草。每次15g,水冲服,每日2次。

功效:散结消肿。主治CLT并甲状腺肿大。

2.香远合剂

成分:由黄精、景天三七、制香附、远志、鳖甲、蜘蛛香、头顶一颗珠、玄参、夏枯草、郁金、五味子、黄芪、生牡蛎、山慈姑、白芍、何首乌、海藻组成。每次10～15mL,每日2～3次。

功效:疏肝解郁、养阴益气、软坚化痰,主治CLT并甲亢。

3.扶正愈瘿合剂

成分:黄芪、仙茅、人参、淫羊藿、柴胡、浙贝母、穿山甲、熟地黄、白芍、金银花、夏枯草组成。每次100mL,每日2次。

功效:温肾健脾、化痰散结,主治CLT并甲状腺功能减退。

4.百令胶囊

成分:发酵虫草菌粉组成。每次5粒,每日3次。

功效:扶正固本。主治肺肾两虚型CLT。

5.火把花根片

成分:昆明山海棠。每次3～5片,每日3次,饭后服用,1～2月为一疗程。

功效:舒筋活络,清热解毒。主治CLT。

6.金水宝胶囊

成分:发酵虫草菌粉。每次6片,每日3次。

功效:补益肺肾、秘精益气,主治肺肾两虚型CLT。

7.通心络胶囊

成分:人参、全蝎、水蛭、蜈蚣、土鳖虫、蝉蜕、冰片、赤芍组成。每次2粒,每日

3次。

功效:益气活血、解痉通络。主治血瘀型CLT。

8.芪夏消瘿合剂

成分:黄芪、夏枯草、炒白芍、玄参、桔梗、生甘草等组成,每日1袋,每袋250mL,开水冲服。

功效:益气健脾、养阴柔肝、化痰消瘿,主治脾虚痰凝型CLT。

9.瘿气灵片

成分:太子参、麦冬、五味子、黄芪、玄参、牡蛎、酸枣仁、浙贝母、夏枯草、赤芍、猫爪草等组成。每次5粒,每日3次。

功效:益气养阴、清热散结,主治CLT伴甲状腺功能亢进。

10.逍遥丸

成分:柴胡、当归、白芍、炒白术、茯苓、炙甘草、薄荷、生姜组成。每次8粒,每日3次。

功效:疏肝解郁、养血健脾。主治肝气郁结型CLT。

(五)按摩疗法

耳穴埋豆法:选取内分泌、皮质下、脾、胃、肝、肾6个穴位。对称性取双耳内侧穴。消毒耳郭,镊子夹王不留行籽贴敷在选用的耳穴上。每日自行按压3～5次,每次每穴按压30～60秒,3天更换1次,双耳交替。

(六)针灸疗法

1.体、耳针配合疗法

主穴为局部穴位:甲状腺邻近区域(双侧:人迎水土)。针法:浅刺。配穴:①阳虚型:合谷,曲池,阳陵泉,足三里,关元。手法:捻转补法。耳针:内分泌,甲状腺,交感神经,神门,垂体,大脑皮层。②气郁化火型:合谷,曲池,阳陵泉,足三里,太冲。手法:捻转泻法。耳针:内分泌,甲状腺,交感神经,神门,垂体,大脑皮层,肝,脾。1个疗程20次,隔天1次。每次留针30分钟。

2.艾灸治疗

取穴:①大椎、肾俞、命门;②膻中、中脘、关元。每次取1组穴位,两组穴位隔次交替使用。每次每穴灸5壮,每壮含纯艾绒2克。病情轻者隔日治疗1次,病情重者每日治疗1次。

3.隔药饼灸治疗

取穴大椎、命门、膻中、中脘、关元、肾俞、足三里。药饼制法:把附子、肉桂、五灵脂、乳香4味中药按照5∶2∶1∶1的比例,共研细末,用黄酒调制,制成直径3cm、厚0.8cm的圆饼,中间用针刺以数孔,由塑料薄膜保湿以备用。艾炷:由特制器械按压加工的大艾灸炷,每个重2g。灸法:采用间隔灸法,在相应的腧穴上放置准备好的药饼,行大艾炷灸5壮,以局部潮红为度。每日1次。

第五节　甲状腺结节

本病根据其主要临床表现,如颈部肿块、颈部胀闷、咽有阻塞感或伴有声音嘶哑等,归属于中医学"瘿瘤"的范畴。

一、病因病机

(一)发病因素

1. 水土失宜

因居位高山地区,易感受山岚瘴气或久饮沙水,瘴气及沙水入脉中,搏结颈下而成瘿瘤。

2. 情志内伤

由于长期郁忿恼怒或情志不遂,使气机郁滞,肝气失于条达,则津液敷布失常易于凝聚成痰,气滞痰凝,凝结为痰浊,壅结颈前,形成瘿瘤。痰气凝滞日久,使血液的运行亦受到障碍而产生血行瘀滞,痰浊瘀血久而蕴结成毒,可致瘿肿乃至结节。正如《济生方·瘿瘤论治》说:"夫瘿瘤者,多由喜怒不节,忧思过度,而成斯疾焉。大抵人之气血,循环一身,常欲无滞留之患,调摄失宜,气滞血滞,为瘿为瘤。"

3. 饮食失调

一则影响脾胃功能,使脾失健运,不能运化水湿,聚而生痰;二则影响气血的正常运行,痰气瘀结颈前而发为瘿瘤。

(二)病机及演变规律

本病的主要病机是肝郁气滞,脾失健运,痰湿内生,气血瘀滞,痰湿凝结颈前,日久引起血脉瘀阻,以气、痰、瘀三者合而为患。瘿瘤之症,虽有气滞、痰凝、血瘀之别,但其发病之内在因素,即是人体正气虚弱。疾病的发生与人体正气有着密切关系,由于正气不足,以至病邪乘虚而入,结聚于经络、脏腑,导致气滞、痰凝、血瘀等病理变化,酿成瘿瘤之病。《内经》云:"邪之所凑,其气必虚",总之,历代医学对甲状腺结节的形成,归结为肝郁气滞、痰凝血瘀。本病初起多实,病久则由实致虚,尤以阴虚、气虚为主,故本病为虚实夹杂之证,以肝肾气(阴)虚为本,气滞、痰凝、血瘀为标。

(三)病位、病性

本病病位在肝脾,涉及心、肾,病性为虚,本虚标实。

(四)分证病机

1. 肝郁气滞

患者心情抑郁,肝气不舒,气机郁滞,痰浊壅阻,凝结颈前形成颈部结节。

2.痰结血瘀

患者饮食不节,损伤脾胃,脾失健运,痰湿内生,痰气交阻,血脉瘀滞,壅结于颈前成瘿。

3.心肝阴虚

患者操劳过累,心肝阴精内耗,阴精不足于下,无法滋养于颈部,而发为本病。

4.气虚痰瘀

患者体质本虚,脾胃不足,不能化生气血,同时痰湿内生,气虚与痰湿互结于颈前,日久发为本病。

二、辨病

(一)症状

绝大多数甲状腺结节患者没有临床症状,常常是通过体检或自身触摸或影像学检查发现。当结节压迫周围组织时,可出现相应的临床表现,如声音嘶哑、憋气、吞咽困难等。

(二)体征

详细的病史采集和全面的体格检查对于评估甲状腺结节性质很重要。病史采集要点是患者的年龄、性别、有无头颈部放射线检查治疗史,结节的大小及变化和增长的速度、有无局部症状、有无甲亢及甲状腺功能减退的症状,有无甲状腺肿瘤、甲状腺髓样癌或多发性内分泌腺瘤病2型、家族性多发性息肉病、Cowden病和Gardner综合征等家族性疾病史等。体格检查的重点是结节的数目、大小、质地、活动度、有无压痛、有无颈部淋巴结肿大等。提示甲状腺恶性结节临床证据包括:①有颈部放射线检查治疗史;②有甲状腺髓样癌或MEN2型家族史;③年龄小于20岁或大于70岁;④男性;⑤结节增长迅速,且直径超过2cm;⑥伴持续性声音嘶哑、发音困难、吞咽困难和呼吸困难;⑦结节质地硬、形状不规则、固定;⑧伴颈部淋巴结肿大。

(三)辅助检查

1.实验室检查

(1)血清促甲状腺素(TSH)和甲状腺激素:所有甲状腺结节患者均应进行血清TSH和甲状腺激素水平测定。甲状腺恶性肿瘤患者绝大多数甲状腺功能正常。如果血清TSH减低,甲状腺激素增高,提示高功能结节,此类结节绝大多数为良性。

(2)甲状腺自身抗体:血清甲状腺过氧化物酶抗体(TPOAb)和甲状腺球蛋白抗体(TgAb)水平是检测桥本甲状腺炎的金指标之一,特别是血清TSH水平增高者。85%以上桥本甲状腺炎患者血清抗甲状腺抗体水平升高。但是少数桥本甲状腺炎可合并甲状腺乳头状癌或甲状腺淋巴瘤。

(3)甲状腺球蛋白(Tg)水平测定:血清 Tg 对鉴别结节性质没有帮助。

(4)血清降钙素水平测定:血清降钙素水平明显升高提示甲状腺结节为髓样癌。有甲状腺髓样癌家族史或多发性内分泌腺瘤病家族史者,应检测基础或刺激状态下血清降钙素水平。

2.甲状腺超声检查

高清晰甲状腺超声检查是评价甲状腺结节最敏感的方法。B 超检查是甲状腺结节首选的诊断方法。B 超检查不仅能测量甲状腺大小,还可显示出直径 2~3mm 的小结节。可以判断出甲状腺结节的数目和大小;是囊性、实性还是混合性;有无包膜及包膜是否完整;有无血流及血流状况。对于在 B 超中发现外周有浸润、界限模糊不清的结节,其内部常伴有钙化强光团,彩超显示血流信号增强的结节,以及囊性结节中囊壁厚度不均,囊壁上有结节状隆起者,都要怀疑恶性肿瘤的可能。它不仅可用于结节性质的判别,也可用于超声引导下甲状腺细针穿刺和细胞学(FNAC)检查。

3.甲状腺核素显像

甲状腺核素显像的特点是能够评价结节的功能,判断结节有无分泌功能,而对于判断其结节的性质,即良性、恶性临床意义不大。

4.磁共振成像(MRI)和计算机断层扫描(CT)检查

MRI 或 CT 对帮助发现甲状腺结节、判断结节性质不如甲状腺超声敏感,且价格昂贵。但对评估甲状腺结节和周围组织的关系,特别是发现胸骨后甲状腺肿有诊断价值。

5.FNAC 检查

FANC 检查是评估甲状腺结节性质最准确最有效的方法。要获得足够的标本,须抽吸活检 3~6 次。囊性甲状腺结节宜在超声指导下,细针抽吸结节的边缘实质部位,而不是抽吸囊液或碎渣,仅此目的需超声指导,对临床上可扪到结节则仅需手扪指导抽吸。FNAC 的敏感性、特异性、准确性受穿刺技术、取材部位、染色方法、细胞病理学诊断经验等多种因素的影响,目前国内甲状腺 FNAC 主要用于排除桥本甲状腺炎。

三、类病鉴别

(一)甲状腺腺瘤

单个或多个,呈圆形或椭圆形,质地较韧,表面光滑,边缘清楚,无压痛,随吞咽上下活动,腺瘤生长缓慢,临床上大多无症状。甲状腺显像一般为"温结节",囊腺瘤可为"凉、冷结节"。Plummer 病常有甲亢症状,甲状腺显像为"热结节"。

(二)甲状腺囊肿

一般无临床症状,囊肿表面光滑,边界清楚,质地较硬,随吞咽上下活动,无压痛。偶可因囊内出血，迅速增大，局部出现疼痛，甲状腺显像为"凉、冷结节"。B超示结节内含有液体，边界清楚，即可确诊。

(三) 结节性甲状腺肿

以中年女性多见，结节内可有出血、囊变和钙化，结节的大小可由数毫米至数厘米，临床主要表现为甲状腺肿大，触诊时可扪及大小不等的多个结节，结节的质地多为中等硬度，少数患者仅能扪及单个结节，但在做甲状腺显像或手术时，常发现有多个结节。患者的临床症状不多，一般仅有颈前不适感觉，甲状腺功能检查大多正常。

(四) 亚急性甲状腺炎

起病急，发热、咽痛、甲状腺明显疼痛及触痛。急性期血沉加快，血 T_3、T_4 升高，吸碘率降低，糖皮质激素治疗效果好。甲状腺显像常示放射性分布减低。亚急性甲状腺炎应与甲状腺腺瘤内急性出血相鉴别，后者一般无全身症状，血沉不快，血 T_3、T_4 与吸碘率无分离现象。

(五) 慢性淋巴细胞性甲状腺炎

甲状腺弥漫性肿大，质地硬如橡皮，无压痛。甲状腺显像示放射性分布不均匀，血 Tm-Ab、Tg-Ab 明显升高。应注意本病与甲状腺癌可同时并发，难以鉴别。

(六) 慢性纤维性甲状腺炎

结节与周围甲状腺组织粘连固定，质地坚硬。起病及发展过程缓慢，局部压迫症状明显，与甲状腺癌难以鉴别，但局部淋巴结不肿大，摄碘率正常或偏低。

(七) 甲状腺癌

其病理分型为乳头状、滤泡状、未分化和髓样癌。早期一般无自觉症状，偶然由本人或他人发现颈前部有一肿物，无疼痛，发展快，质地硬，表面不规则，与周围组织粘连或伴有颈部淋巴结肿大及声音嘶哑、吞咽困难、呼吸困难等压迫症状。甲状腺显像多为"凉、冷结节"，^{99m}Tc-MIBI 甲状腺亲肿瘤显像常为阳性。B超、CT 示肿物边界不规则，与周围组织分界不清，有时可见钙化点等。

四、治疗

(一) 治疗原则

对于甲状腺结节，应充分利用现代医学发展技术，发扬中医治未病的思想，通过辨证论治，尽早运用中药进行干预，预防甲状腺结节的形成。本病是在正气亏虚脏腑功能失调的基础上，由气滞、痰凝、血瘀而为病。其病理特点是本虚标实，虚实夹杂。治以疏肝理气，化痰软坚，活血化瘀；同时，因所有的甲状腺疾病都可能以结节的形式存在，不同的致病因素，作用于不同体质的个体，产生的症状和证候也各有差别，很难以一方一法来治疗甲状腺结节，所以在辨证施治过程中，一定要详察病因，精辨病机，谨守因时、因地、因人制宜的治疗原则。治疗中还应注意古之医家多采用含碘丰富的方药,如海藻丸、昆布丸、海藻玉壶丹等治疗瘿瘤,这与当时碘缺乏有关。中国医科大学"碘致甲状腺疾病"课题组的调查结果显示,碘超足量和碘过量对于甲状腺的健康都是不安全的,特别是对甲状腺疾病易感人群的危害,所以现在治疗甲状腺结节不可完全遵循古方。

(二)分证论治

1. 肝郁气滞

证候:情志抑郁,胸闷不舒,口干喜饮,甲状腺旁肿核突起,随吞咽上下移动,遇郁怒肿核增大,舌红苔薄微腻,脉细弦。

治法:疏肝理气,解郁消肿。

处方:四海舒郁丸加减。

组成:木香、昆布、海藻、海带、海螵蛸、海蛤壳。

加减:酌加柴胡、香附、枳壳、陈皮、黄药子疏肝理气散结。

2. 痰结血瘀

证候:颈部结节,按之较硬,胸闷,纳差,舌质暗紫,苔薄白或白腻,脉弦或涩。

治法:理气活血,化瘿消痰。

处方:海藻玉壶汤加减。

组成:海藻、浙贝母、昆布、陈皮、青皮、川芎、当归、半夏、连翘、黄药子、蝉蜕、茯苓、夏枯草、薏苡仁。

加减:口干咽燥者,去半夏、香附,加麦冬、玄参、生地、丹皮。

3. 心肝阴虚

证候:颈前结节,质软,心悸烦躁,少寐,面部烘热,咽干口苦,手颤失眠,颈部肿块、质韧,盗汗神疲,舌红少苔、脉弦细数。

治法:滋阴疏肝消瘿。

处方:一贯煎和天王补心丹加减。

组成:生地、玄参、麦冬、沙参、枸杞子、茯苓、五味子、当归、丹参、酸枣仁、柏子仁、远志、川楝子。

加减:兼有气虚加黄芪、党参。

4. 气虚痰瘀

证候:颈部结节,乏力、头晕、纳食减少,大便秘结,舌淡暗,苔薄,脉弱。

治法:益气化痰,消瘿散结。

处方:经验方。

组成:生黄芪、太子参、茯苓、淫羊藿、浙贝母、当归、穿山甲、三棱、桃仁。

加减:兼有阴虚火旺者加生地、北沙参,阳虚明显者加桂枝、附子,结节质地硬者加山慈菇。

(三)中医特色治疗

1.专方专药

(1)软坚汤:由夏枯草、莪术、白芍、生牡蛎、黄药子、土鳖、茯苓、首乌、浙贝、生蛤壳、甘草等组成。具有化痰散结、软坚消肿、活血化瘀之功效,气虚加党参;有瘀者加三七粉冲服。

(2)消瘿汤:由夏枯草、海藻、玄参、牡蛎、三棱、莪术、黄药子、炮山甲、浙贝母、僵蚕、白芥子、当归、香附等组成,具有软坚化痰、活血化瘀消肿之功效。

(3)活血化瘀汤:由当归、海藻、川贝、半夏、炒山甲、黄药子、牡蛎、桃仁、赤芍等组成。具有活血化瘀、软坚消肿之功效。

(4)海藻玉壶汤:由海藻、昆布、海浮石、夏枯草、黄药子、当归、香附、半夏、陈皮、郁金、象贝、牡蛎等组成。具有理气化痰消瘿、养血活血之功效,质地坚硬,无明显虚弱证者,酌加炮山甲、赤芍、山慈姑、三棱、莪术;胸闷心悸失眠者加合欢皮、远志、枣仁;口干咽燥者,去半夏、香附,加麦冬、玄参、生地、丹皮;病久体弱者,酌加党参、黄芪、何首乌、黄精。

(5)四海舒郁汤:由海带、海藻、昆布、海螵蛸、海蛤粉、青木香、陈皮、夏枯草、香附、煅牡蛎、山慈姑、郁金等组成。具有理气解郁、化痰软坚、消瘿散结之功效,若甲状腺肿大,皮质坚硬,病程长加三棱、莪术、桃仁、穿山甲,心悸胸闷者加薤白、全瓜蒌、失眠者加枣仁、柏子仁、夜交藤、珍珠母,兼有气虚证加黄芪、党参,伴血虚、阴虚症状加全当归、玄参、生黄、黄精。

(6)海贝柴香汤:由海藻、昆布、香附、郁金、柴胡、连翘、浙贝、鳖甲、牡蛎、夏枯草、半枝莲、玄参、瓦楞子等组成。痰多苔厚腻加天竺黄、白芥子、法半夏、陈皮、胆南星、海浮石;包块质硬或治疗后期消散缓慢去夏枯草、连翘、海藻、昆布,加当归、川芎、桃仁、赤芍、丹参;腹瘤囊肿型去牡蛎、瓦楞子,加牵牛子、泽泻;阴虚潮热、心烦,去夏枯草、连翘、半枝莲,酌加栀子、丹皮、青蒿、沙参、生地、天花粉;表卫不固加黄芪、防风、白术。

(7)消瘿1号方:由柴胡、赤芍、香附、青陈皮、夏枯草、玄参、海藻、昆布、黄药子、龙葵、山慈姑、全瓜蒌、王不留行、生牡蛎等组成。内热症加银柴胡、丹皮、生地、沙参、白芍,有痰加红花、莪术、三棱、炮甲珠,心慌寐不宁加远志、丹参、当归。

(8)瘿瘤散结汤:由香附、郁金、青皮、三棱、莪术、山慈姑、全瓜蒌、白芥子、海蛤壳、生牡蛎、八月札、白花蛇舌草等组成。肿块质地较硬,病程较长者加桃仁、鬼羽箭、石见穿、皂角刺、山甲片、乳香、没药;大便燥结难行者,重用全瓜蒌或加生大黄;妊娠、经期去三棱、莪术,加丹参、赤芍;神倦乏力,面色少华加炙黄芪、党参、当归、黄精。

(9)化痰汤:由黄药子、海藻、昆布、当归、夏枯草、陈皮、蛤壳、桃仁等组成。心悸甚者加酸枣仁、远志、灵磁石，多梦少寐加合欢皮、天王补心丹，痰多加制半夏、白芥子、土贝母，体虚加党参、地黄；震颤加锻牡蛎、石决明，肿块坚硬加三棱、莪术、炙甲片。

（10）化痰散结汤：由酒炒黄药子、海藻、昆布、海浮石、生牡蛎、当归、川芎、红花、土贝、半夏、乌药、八月札、夏枯草、玄参、柴胡等组成。体弱去红花或减量，加党参；瘿块明显肿大加三棱、莪术，重用牡蛎；阴虚加鳖甲，重用贝母；脾虚加白术、青皮；失眠加酸枣仁或柏子仁；青春期、哺乳期，传染病和感染性疾病时加凤尾草，重用夏枯草、海藻、昆布、牡蛎、贝母。

（11）中成药：甲亢丸：适用于因内伤七情，忧思恼怒，日久酿成痰气郁结的良性甲状腺结节。

2.针刺治疗

性甲状腺肿瘤可以配以针灸治疗。

（1）针刺水突、间使、内关、神门、太溪、复溜、照海、合谷、丰隆。将其分两组，任选一组穴位，交替使用。采用平补平泻手法，每次留针15～30分钟，10日为1个疗程，间隔3～4日后可再行针刺。

（2）针刺风池、水突、天突、合谷、足三里诸穴，皆用泻法，采用强刺激，间歇留针30分钟。注意勿刺伤颈总动脉及喉返神经。

3.按摩

可以选择相应脏腑经络的穴位进行保健按摩，如肝火旺盛可选择太冲穴，心悸可按摩手部的内关穴。

4.药物外治

（1）阳和解凝膏外敷。瘿肿处疼痛灼热者，可用鲜品商陆根或牛蒡子捣烂外敷患处。

（2）华南胡椒（全株）2份，野菊花1份，生盐适量。上药一起捣烂，隔水蒸熟，待温度适宜时外敷患处，1剂可多次使用。

5.食疗

（1）紫菜粥：干紫菜15g，猪肉末50g，精盐5g，味精1g，葱花5g，胡椒粉2g，麻油15g，粳米100g。本方具有清热解毒、润肺化痰、软坚散结的功效。

（2）海带排骨汤：海带50g，排骨200g，黄酒、精盐、味精、白糖、葱段、姜片适量。本方具有软坚化痰、清热利尿的功效。

五、转归与预后

临床上早期明确甲状腺结节的性质，区分其为良性或是恶性病变，对治疗方案的选择、预后等具有重要的意义。

六、预防与调护

减少精神、心理压力,减少颈部 X 线照射,高碘地区防止碘摄入过量,合理膳食,定期体检。

第六节 甲状腺肿瘤

甲状腺癌是指发生在甲状腺腺体的恶性肿瘤。本病占全身恶性肿瘤的1%～2%,女性发病较高,为男性发病率的2～3倍。甲状腺癌从儿童到老年人均可发生,但与一般癌肿好发于老年人的特点不同,甲状腺癌较多发生于青壮年,其平均发病年龄为40岁左右。

中医根据其主要临床表现归于中医"瘿病""瘿瘤""石瘿"等范畴。

一、病因病机

甲状腺癌的发生主要由于情志内伤,肝失条达,气滞血瘀以及饮食水土失宜,脾失健运,水湿内停,聚而成痰,痰浊内阻,导致气滞血瘀痰凝于颈部而成本病。其病位在颈,气、痰、瘀三者壅结于颈前是本病的基本病理。初期以气滞为主,中晚期以痰凝血瘀为主,疾病过程中由于痰气郁结化火,火热耗伤阴精,而导致阴虚火旺,其中尤以肝、心两脏阴虚火旺的病理变化更为突出。本病初起多为实证,日久多为本虚标实或虚实夹杂之证。其病位与肝、心、脾、肾关系最为密切。分证病机如下。

(一)肝郁痰湿证

情志失调,肝郁气滞,导致津液输布运化失常,则气滞痰凝,壅阻于颈前,形成瘿瘤。

(二)气滞血瘀证

肝郁气滞痰凝日久,导致血液运行障碍而产生血行瘀滞,气、痰、瘀壅结于颈前,形成较硬、有结节的瘿瘤。

(三)毒热蕴结证

情志失调或饮食不节,导致气滞湿阻,日久化热,痰结热毒壅结于颈前,形成瘿瘤。

(四)心肾阴虚证

痰气郁结颈前,日久化火伤阴,导致肝肾阴亏,肾阴不能上济于心,导致心肝火旺、心肾阴亏之候。

二、辨病

(一)症状

1.甲状腺癌的主症

(1)颈部胀满疼痛：甲状腺癌初期，可出现颈部胀满或无症状；中晚期随着肿块的增大，局部压迫，侵犯邻近组织，可出现颈部疼痛。

(2)颈部肿块：乳头状癌，初起肿瘤生长缓慢，多为单发，少数为多发或双侧，质硬不规则，边界不清，活动性差；滤泡状癌，病程长，肿块生长缓慢，直径一般为数厘米或更长，多为单发，少数为多发或双侧，实性硬韧，边界不清；髓样癌，发病缓慢，病程较长，肿块多局限于一侧腺叶，偶见多发，有家族倾向性；未分化癌，发展迅速，肿块可于短期内突然增大，形成双侧弥散性甲状腺巨大肿块，固定，广泛侵犯邻近组织。

(3)全身消瘦：中晚期患者，常常因饮食减少，营养摄入不足，出现形体消瘦、倦怠乏力等症状。

2.兼证或危重证候

(1)颈部淋巴结肿大：晚期甲状腺癌可出现颈部淋巴结肿大，伴有耳、枕及肩部放射性疼痛。部分患者以甲状腺肿大为第一就诊症状。

(2)压迫症状：压迫气管可引起呼吸困难、咳嗽；压迫或侵犯食管可导致吞咽困难；压迫声带或侵犯喉返神经可引起嘶哑。这些都是比较危重的症状，须引起重视。

(二)体征

甲状腺检查时要求患者充分暴露整个颈部，观察有无手术瘢痕和颈前静脉怒张等。正常的甲状腺轮廓视诊不易发现，若看到甲状腺的外形提示甲状腺肿大，要进一步扪诊，检查甲状腺的大小、质地，有无肿块及肿块数目、边界、活动度以及有无压痛、颈淋巴结肿大等。

1.性质判断

质地硬，缺乏包膜感则恶性的可能性较大；如果质地如骨，可能是钙化，则为良恶性都有可能；肿块质地中等，边界清楚，一般为良性肿瘤，但有时不易与早期滤泡性腺癌区别；囊性肿块，大多为良性肿瘤，但需要与乳头状腺癌囊性变区别。

2.与周围组织的关系

甲状腺恶性肿瘤可侵及邻近组织和器官，所以还应评估肿块与颈静脉、颈动脉、迷走神经、颈部肌肉和气管的关系，有无粘连、压迫和固定。另外还应检查胸骨切迹上、喉前区及颈侧有无淋巴结肿大，特别是检查胸锁乳突肌深部的淋巴结，了解它的大小、活动度。

(三)辅助检查

1. X线检查

巨大的甲状腺肿块或较晚期的甲状腺癌及临床怀疑有纵隔甲状腺需做颈部气管正侧位X线检查,以便了解肿瘤的范围,不同的钙化影像以及与气管、食管的关系。

2. 超声波检查

可以探测甲状腺肿块的形态、大小、数目,更为重要的是能确定其为囊性还是实质性以及囊液的稀稠度,并可做动态观察;对于甲状腺癌并颈部广泛浸润和转移者,B超检查可显示血管受压或被癌肿包围的情况,还可以进一步测定血流的畅通度,此外对甲状腺小结节的细针穿刺可以用超声波导向。

3. 细针吸取细胞学检查

细针穿刺可疑甲状腺肿块,将抽得的微量细胞涂片进行细胞学检查以明确诊断。大多数甲状腺癌可凭细针穿刺细胞学检查确诊,但诊断滤泡型甲状腺癌有困难。

4. CT、MRI

均可显示甲状腺癌肿的形态、大小及其与周围器官的关系,还可看到癌肿浸润的范围,特别是MRI可清楚区别淋巴结、血管和肿瘤,为确定手术指征提供确切依据。

5. 放射性核素检查

可以知道甲状腺的形态、位置,并能了解甲状腺和肿块的功能,所以成为甲状腺疾病的常规检查。

6. 实验室检查

血浆降钙素测定,如果大于300pg/L髓样癌的诊断基本可以肯定。

三、类病辨别

(一)毒性甲状腺肿

患者常以心悸、多汗、消瘦和性情急躁为主要症状。体检可发现甲状腺弥漫性肿大或具有轻度结节肿,并有手指震颤或突眼表现。[131]I扫描和吸碘率试验有助于确诊。

(二)亚急性甲状腺炎

发病前,患者常有上呼吸道感染病史,在甲状腺区出现有压痛的结节。红细胞沉降率、蛋白电泳、[131]I检查有助于确诊。

(三)淋巴滤泡性甲状腺炎

多见于中年女性,可见甲状腺结节样肿大,伴有轻度甲状腺功能亢进或减退的症状,部分患者伴有神经官能症;体检甲状腺明显增大,两叶可以不对称,腺体表面呈多个半球形突起,有时椎状叶也肿大,整个甲状腺的外形酷似旧式的笔架,边界清楚,轮廓分明;质地实而富有弹性,颈部淋巴结不肿大,TGA、MCA、T_3、T_4、TSH等检查及细针穿刺活检有助于确诊。

四、治疗

(一)辨证论治

1. 良性肿瘤的辨证论治

(1)肝郁脾虚

主症:颈部肿块质地柔软,光滑,按之活动,肿块局部时有胀闷不适,易焦虑抑郁,胸闷不舒或腹胀纳呆或便溏浮肿,舌淡红,苔薄白或厚腻,脉弦。

治法:疏肝健脾,化痰散结。

方药:逍遥散加减。柴胡6g,白芍、茯苓、白术、法半夏各10g,陈皮5g,生牡蛎30g(先煎),夏枯草12g,海藻、昆布各9g。诸药合用,共奏疏肝解郁、健脾化痰、行气散结之功。若面色少华,气短乏力者,加党参、黄芪各15g;腹胀纳呆者,加山楂、木香各10g;浮肿明显者,加猪苓、泽泻各10~15g。

(2)气滞痰凝

主症:颈部肿块呈圆形或卵圆形,表面光滑,按之不痛,可随吞咽动作移动或伴胸闷纳差或恶心痞闷,口中痰多黏腻,舌淡红,苔白腻,脉弦滑。

治法:理气化痰,软坚散结。

方药:海藻玉壶汤加减。海藻、昆布、柴胡、半夏、香附、郁金各10g,青皮、陈皮各5g,山慈姑、黄药子各15g,薏苡仁30g。诸药同用,以行气化痰为主,并加强软坚散结之功。若脾气虚弱,便溏者加茯苓、白术各15g,山药30g;舌质紫或有瘀斑瘀点者,加川芎、丹参各10~15g;伴梅核气症状者,加绿萼梅6g,苏梗10g。

(3)气郁痰热

主症:肿块质韧,光滑可活动,局部或有胀痛,伴痰黏难咳,心烦易怒,失眠多梦,口干口苦,舌偏红,苔黄或腻,脉滑。

治法:疏肝泻火,化痰散结。

方药:龙胆泻肝汤合二陈汤加减。法半夏、茯苓、赤芍各15g,龙胆草、山栀子、生地黄各10g,陈皮、甘草各6g,夏枯草30g。全方共奏泻肝火、理肝气、养阴化痰散结之功效。若心悸者,茯苓改茯神15g,加柏子仁、酸枣仁各15g;汗多者,加煅龙骨、煅牡蛎各15g;消谷善饥者,加石膏、知母各10g,手抖明显者,加钩藤、白芍各10g。

(4)痰气瘀结

主症:肿块日久,中等硬度,表面欠光滑或触之有结节,可活动,局部有压迫感或咽中梗塞不舒,痰液黏稠而多,胸胁或乳房胀痛,舌黯红或有瘀斑,苔白腻,脉弦涩或弦滑。

治法:化痰软坚,活血行瘀。

方药:活血散瘿汤加减。当归、陈皮、红花、牡丹皮、赤芍各6g,海藻、昆布、山慈姑、法半夏各10g,乳香、没药各5g,三棱、莪术各15g。上方以行气活血破瘀为主、并收软坚化痰散结之功。若结节疼痛者,加延胡索10g,徐长卿30g;若肿块触之有波动感或B超提示囊样硬化者,可加入穿山甲6g,皂角刺10g;若胸闷者,加苏梗、砂仁各10g。

当甲状腺肿瘤呈现自主分泌甲状腺激素过多,引起明显甲亢症状时,应忌用含碘量丰富的中药如海藻、昆布等。为达到软坚散结的目的,可以选用含碘量较少的中药,如夏枯草、玄参、香附、浙贝等,既可消瘿散结,又有清热养阴、理气化痰之效。但仍需注意根据病症的演变随时调整用药。

以上方药,水煎服,每日一剂。

2.恶性肿瘤的辨证论治

(1)血瘀毒聚

主症:肿块迅速增大,质地坚硬如石,表面凹凸不平,推之不移,局部有压迫感或疼痛感,舌黯红,或有瘀斑,苔薄黄,脉弦涩。

治法:活血化瘀,解毒消坚。

方药:通气散坚汤加减。川芎、当归、莪术、丹参、海藻、胆南星各12g,穿山甲5g,白英、夏枯草各15g,干蟾皮、龙葵各10g。全方行气活血散瘀而不伤正,兼有通络化痰、消瘿解毒之功。若神疲乏力,大便溏薄者,加党参、白术各30g;若纳呆脘痞者,加鸡内金30g,厚朴10g。

(2)痰毒蕴结

主症:颈前肿块发展较快,质硬,高低不平,灼热疼痛或伴淋巴结肿大或伴头痛颈痛,呼吸吞咽困难,时而恶心,大便干结,小便偏黄,舌绛或灰黯,苔黄腻,脉弦滑。

治法:化痰软坚,消瘿解毒。

方药:清肝芦荟丸合海藻玉壶汤加减。决明子20g,芦荟、青皮、陈皮、连翘、丹参、川芎、茯苓各10g,当归、全瓜蒌、野菊花、土茯苓、白花蛇舌草各15g,旋覆花(包煎)、昆布、海藻各9g。全方共奏清热化痰解毒、活血化瘀、消瘿散结之功。灼痛甚伴口渴咽痛者,加山豆根10g,天花粉15g,黛蛤散(包煎)30g;咳嗽痰黄者,加鱼腥草10g。

以上方药,水煎服,每日一剂。

3.甲状腺肿瘤术后康复辨证论治

本病术后因手术创伤、麻醉影响、手术体位等多种原因,可导致脉络受损,气滞血瘀或风热外侵或耗伤气血阴液等情况,形成虚实夹杂之病证。

(1)风热客肺

主症:术后早期出现颈前疼痛,咳嗽,咽痛咽干,口渴欲饮,或伴发热恶寒,头痛,颈项强痛,舌红,苔薄黄或黄腻,脉浮数或滑数。

治法:疏风清热。

方药:银翘散加味。银花、连翘、牛蒡子、荆芥穗各10g,桔梗、薄荷、竹叶、生甘草各6g,法夏、胆南星各15g,芦根30g。全方共奏疏风清热、宣肺化痰之功。如咽痛咽干甚者加板蓝根、岗梅根各10g;烦热口渴甚者加知母10g,天花粉15g;头痛甚加蔓荆子15g;颈项强痛加葛根30g,羌活15g。

(2)气郁痰凝

主症:术后早期,表证不显,喉中异物感、梗塞感,痰多,舌淡红,苔白腻或黄腻,脉弦滑。

治法:疏肝理气、化痰散结。

方药:柴胡疏肝汤合半夏厚朴汤加减。柴胡、陈皮、法夏、苏叶各15g,川芎、香附、枳壳、白芍、厚朴各10g,炙甘草6g,茯苓20g。全方以疏肝理气、化痰散结为主。如兼表证寒热不明显,重用苏叶30g,加荆芥穗10g。

(3)气滞血瘀

主症:颈前胀满疼痛甚或跳痛,术口渗血,舌黯红,苔薄黄,脉弦。

治法:行气活血。

方药:通窍活血汤加减。赤芍、川芎、延胡索各15g,桃仁、红花各10g,红枣7枚,葱白3段(后下),生姜9g,麝香0.2g(绢包)。全方合奏行气通络、活血化瘀之功。如瘀而化热,加丹皮、丹参各10g,蒲公英15g。

(4)气阴两虚

主症:术后远期出现颈前隐痛或无明显不适,伴有疲倦乏力,口干口渴,潮热,盗汗或自汗,心悸,失眠多梦,舌黯红,苔薄,脉细数。

治法:益气养阴。

方药:天王补心丹合生脉散加减。党参30g,麦冬、南北沙参、丹参各15g,柏子仁、酸枣仁、茯苓、山萸肉各12g,丹皮、泽泻、旱莲草、女贞子各10g,竹茹、陈皮各6g。诸药同用,益气养阴为主,兼理气化痰,宁心安神。若心中烦热、自汗者加龙骨、牡蛎各30g;咽中痰多者加法夏、前胡各10g。

(5)气血亏虚

主症:术后远期出现疲倦乏力,心悸气短,头晕目眩,纳差,自汗盗汗,舌淡红,苔白而少,脉细弱。

治法:益气养血。

方药:八珍汤加减。党参、白术、茯苓、熟地、当归、白芍、淫羊藿各15g,黄芪20g,炙甘草、川芎各5g,黄精30g。全方气血双补。四肢厥冷者加附子9g,肉桂(后下)3g;脘痞纳呆者加鸡内金、焦三仙各10g。

(二)特色专方

1.加味消瘿丸

由太子参30g、麦冬10g、五味子6g、浙贝母10g、玄参15g、生牡蛎30g、白芍15g、甘草5g组成。功效:益气养阴,化痰散结。适用于高自主功能性腺瘤,症见颈部肿块伴畏热多汗、手颤、失眠烦躁,舌红少苔,脉细数等症。每剂药煎二次,日二服。禁忌:辛辣、浓茶、咖啡、烟酒。

2.化结消囊散

由白头翁、射干、荔枝核、制香附、胆南星、制早半夏、制首乌共碾为散,日服量15g,分3次用生黄芪30g、大红枣6枚煎送散药,功效:疏肝解郁,化痰散结,活血止痛,适用于甲状腺结节、囊肿久治未消者。

3.川芎天葵汤

由当归6g,川芎6g,乌药6g,玄参12g,海浮石12g,海藻10g,昆布10g,土贝母10g,天葵子10g,八月札9g,水煎服。功能化痰理气,活血祛瘀,软坚散结,主治甲状腺腺瘤。治疗甲状腺腺瘤80例,痊愈(肿瘤完全消失)42例,显效(肿瘤缩小一半以上)12例,有效(肿瘤缩小不足一半)20例,无效6例。

4.消瘿汤

由海藻、昆布、夏枯草、丹参、牡蛎、玄参各15g,青皮、浙贝母、蛤粉、香附、柴胡、穿山甲各10g,三棱、莪术、桃仁、木香、红花各6g。全方以活血化瘀、理气化痰、活血散结、清热解毒为法,肝郁胁胀者加用白芍、枳壳,气虚者加用黄芪,血虚者加用当归,脾虚者加用厚朴、苍术,痰多者加用牛蒡子。水煎,日1剂,早晚各服200mL。治疗3个月。治疗组30例,痊愈(颈部肿块消失,随访半年无复发)18例,有效(颈部肿块明显缩小,随访半年无增大)10例,无效2例,总有效率明显高于对照组(口服甲状腺素片)。

5.瘿瘤散结方

由香附、郁金、青皮、三棱、莪术、白芥子各10g,山慈姑、全瓜蒌各15g,海蛤壳、生牡蛎各30克、八月札、白花蛇舌草各20g组成,水煎服。功能疏肝理气,行瘀化痰,软坚散结,主治甲状腺肿块。本方由南京中医药大学附属医院许芝银教授创制。临床治疗甲状腺肿块116例,治愈(临床检查肿块消失,并影像学检查证实,症状基本消失者)50例,有效(临床检查肿块缩小一半以上,症状明显改善者)42例,无效(肿块缩小不明显或者无变化,症状无明显改善或中转手术者)24例。

6.甲瘤方

由黄芪30g,党参30g,北沙参10g,玄参10g,穿山甲10g,夏枯草10g,当归10g,川芎10g,赤芍10g,贝母10g,半夏10g,白芥子10g,泽漆10g,香附10g,白芍10g组成。水煎,日1剂,分两次服。该方以益气养阴为主,治疗甲状腺腺瘤患者3个月后,甲瘤方组60例,总有效率为91.7%,对照组(甲状腺片)30例,总有效率为56.7%。

7.海藻消瘿汤

由海藻20g,昆布20g,生牡蛎15g,海浮石15g,黄药子15g,夏枯草15g,当归10g,炒山甲10g,三棱10g,莪术10g,木香6g,随证加减。肿瘤疼痛者加制乳没,心悸失眠加酸枣仁、柏子仁、珍珠母,气虚者加党参、炙黄芪,血虚者加熟地、首乌,气滞者加青皮、枳壳,食欲减退者加鸡内金、焦山楂,合并甲亢、白细胞减少者加生黄芪、鸡血藤、丹参、枸杞子等。报告60例甲状腺腺瘤,治愈55例,好转3例,无效2例,治愈率高达91.6%,总有效率为96.6%。

(三)中药成药

1.柴胡疏肝丸

由茯苓、麸炒枳壳、酒白芍、甘草、豆蔻、醋香附、陈皮、桔梗、姜厚朴、炒山楂、防风、炒六神曲、柴胡、黄芩、薄荷、紫苏梗、木香等25味药材组成。用法用量:一次1丸,一日2次。功效主治:疏肝理气、消胀止痛,可用于瘿瘤肝郁气滞证。

2.逍遥丸

由柴胡、当归、白芍、白术(炒)、茯苓、炙甘草、薄荷、生姜组成。用法用量:一次8丸,每日3次。功效主治:疏肝健脾,可用于瘿瘤见肝郁脾虚证型者。

3.小金丸

由麝香、木鳖子、制草乌、枫香脂、乳香(制)、没药(制)、五灵脂(醋炒)、当归(酒炒)、地龙、香墨诸药组成。用法用量:打碎后口服一次1.2~3g,一日2次。功效主治:散结消肿、化瘀止痛,因药性峻猛,适合于体实,痰瘀互结明显者,孕妇及体虚者禁用。

4.消瘿气瘰丸

由夏枯草、海藻、昆布、海螵蛸、蛤壳(煅)、海胆、陈皮、枳壳(去瓤麸炒)、黄芩、玄参组成。用法用量:一次6g,一日2次。功效主治:消瘿化痰,用于肝郁痰结引起的瘿瘤肿胀,瘰疬结核。

5.五海瘿瘤丸

由海带、海藻、海螵蛸、蛤壳、昆布、夏枯草、白芷、川芎、木香、海螺(煅)组成。用法用量:一次1丸,一日2次。功效主治:软坚散结,化核破瘀,化痰消肿,用于瘿瘤、瘰疬、乳中结核等症。

6.消瘿五海丸

由夏枯草、海藻、海带、海螺(煅)、昆布、蛤壳(煅)、木香、川芎组成。用法用量:一次1丸,一日2次。功效主治:消瘿软坚,破瘀散结,用于各类瘿瘤。

7.内消瘰疬丸

由夏枯草、玄参、海藻、浙贝、天花粉、连翘、熟大黄、白蔹、枳壳、玄明粉等17味药材组成。用法用量:一次8丸,每日3次。功效主治:软坚散结,消肿化痰,适用于由痰凝气滞引起的瘰疬痰核,颈项瘿瘤,皮色不变或肿或痛者。

8.夏枯草膏

由单味夏枯草浓煎蜜炼而来。用法用量:一次10g,一日2~3次,亦可外敷。功效主治:清火,散结,消肿,用于瘿瘤痰火郁结者。

(四)外治敷贴法

1.阳和解凝膏

由牛蒡草、凤仙透骨草、生川乌、桂枝、大黄、当归、生草乌、生附子、地龙、僵蚕、赤芍、白芷、白蔹、白及、川芎、续断、防风等组成,掺黑退消(由川乌、草乌、生南星、生半夏、生磁石、公丁香等组成或桂麝散(由肉桂、麝香、麻黄、细辛、牙皂、冰片等组成)适量,贴敷于局部。

2.消瘿膏

夏枯草、三棱、莪术各30g,牡蛎、半夏各20g,海藻、昆布各40g,白芷、黄芩各15g,穿山甲10g,把以上药物加入植物油中煎至药物为炭后过滤,去掉药渣,重新加热药油,然后再加入樟丹匀成膏。每4天敷1次,30天为1个疗程,一般1~2疗程即可有效。

3.生商陆根或牛蒡子根

适量捣烂外敷,适用于肿块疼痛灼热者。

4.五倍子

在砂锅内炒黄,研细末以米醋调成膏状,每晚睡前敷于患部,次晨洗去,7次为1疗程。本方共治疗23例甲状腺肿,治愈20例,无效3例。

5.活血消瘿膏

方用木鳖子12g,冰片3g,炮甲珠6g,甘遂、芫花、蝎尾各5g,生半夏、莪术、透骨草各10g共研极细末,用时与二甲基亚砜调成软膏状,将药膏敷于病灶上用胶布固定,贴后有凉气透入者为得效。2天敷1次,15天为1疗程,一般使用3个疗程。敷药30分钟后可将生甘草30g煎取汁饮下,以增强疗效。敷药期间,忌烟酒、鱼虾、雄鸡、南瓜等发物,如敷药处发生皮肤潮红瘙痒,可用凤凰衣或木蝴蝶沾白及煎汁贴于患部,然后将药敷其上,疗效不受影响。

6.椒菊糊剂

华南胡椒(全株)60g,野菊花30g,生盐2g。上药共捣烂,隔水蒸热,待温度适中时敷患处,每日一次,若敷药后患处灼热可暂停,待不适缓解后再敷。

(五)针灸疗法

针灸治疗适用于甲状腺良性肿瘤。一般治疗原则为特定穴、辨证选穴、局部围刺、耳穴压豆等不同手段配合运用。

1.常用穴位

具有软坚散结功效的特定穴位有人迎穴、水突穴、天突穴、气瘿穴、定喘穴等。根据瘿瘤之气滞、痰凝、血瘀可选用疏肝理气(肩井穴、肝俞穴、阳陵泉等)、健脾化痰(丰隆、足三里等)、活血通络(颈夹脊穴、合谷穴、曲池穴、手三里、内外关等)之穴位。若以虚证为主,可灸气海、关元、中脘、脾俞、肾俞等。

2.局部围刺

局部围刺可增强肿块局部的血液循环,改善代谢并激发免疫。①以28号1.5～2寸毫针,在肿块中心及周围直刺5～10针,针尖穿过瘤体,得气后提插捻转10次,反复操作约20分钟后起针,远端选曲骨、内关、天柱、大杼得气后出针,36次为1疗程。②针尖斜向肿块中心,从肿块周边缓慢捻转进针,视其大小围刺4～8针,肿块正中直刺1针,以穿透肿块为度,然后轮流将每两根邻近的针柄捏在一起提插捻转各3次,反复操作20分钟后起针。③肿块中央直刺一针,另于肿块的范围内上下左右各刺一针,均稍斜向中央。进针深度视肿块大小而定,但以得气为宜,然后接通电针仪,留针20～25分钟,电针后温针,待艾绒燃尽,即可出针。每天1次,3个月为一疗程。④26号1寸毫针放于酒精上烧红,左手固定肿块,对准患处皮肤,迅速敕入,深至肿块中部,每次10～15刺,刺毕涂以2%红汞液,隔日1次,15次为1疗程。

3.耳针

主要选取神门、交感、甲状腺、内分泌等穴。常规消毒后针刺,中等或轻刺激,留针20～30分钟,取针后耳穴贴压王不留行籽,隔日1次。

(六)足反射疗法

足反射疗法也主要用于良性肿瘤或甲状腺肿与甲状腺结节的治疗。一般原则为:医患合作,树立信心,全足按摩,重点突出。以加强足底各腺体反射区(如甲状腺区、副甲状腺区)与淋巴反射区的按摩为主,对颈及其他敏感区亦有侧重。手法要求:力度以患者承受力为限,柔和持久,有渗透力,时间以每次30~40分钟为宜。可配合足部熏蒸。

第三章　甲状旁腺疾病

第一节　甲状旁腺功能亢进症

甲状旁腺功能亢进症是由甲状旁腺本身病变（肿瘤或增生）引起的甲状旁腺素（PTH）合成与分泌过多。通过其对骨与肾的作用，导致高钙血症和低磷血症，其主要临床表现为反复发作的肾结石、消化性溃疡、精神改变与广泛的骨吸收。本病多见于20～50岁成年人，但也可见于儿童与老年，女性多于男性。

中医无甲状旁腺功能亢进（以下简称甲旁亢）这一名称，似属"郁证"范畴，本病首见《内经》。《素问·六元正纪大论》指出："木郁达之，火郁发之，土郁夺之，金郁泄之，水郁折之。"元代王安道在《医经溯洄集·五郁论》中说："凡病之起也，多由于郁，郁者，滞而不通之义。"《丹溪心法·六郁》中提出："气血冲和，万病不生，一有怫郁，诸病生焉，故人身诸病，多生于郁。"情志波动，失其常度，则气机郁滞，气郁日久不愈，由气及血，变化多端，可以引起多种症状，故有"六郁"之说，即气郁、血郁、痰郁、湿郁、热郁、食郁六种，其中以气郁为主，而后湿、痰、热、血、食等诸郁才能形成，其发病过程符合"初伤气分，久延血分"这一郁证的发病规律。

甲状旁腺腺瘤或增生病变经手术切除后，甲旁亢的临床症状可望缓解或消失，预后良好。甲状旁腺癌切除后，局部复发常见，但由于癌肿倾向于相对缓慢地生长及转移至局部淋巴结，而远处转移多发生在晚期，故死亡很少由于原发癌或转移癌本身，而是由于PTH分泌功能亢进所致。

一、病因病机

中医认为本病大多由于谋虑不遂，忧思气结，郁怒不解，或悲愁恐惧等七情所伤，情志失调，使肝气郁结，心气不舒，从而肝主疏泄和心主神明的正常功能受到影响，进而导致气血阴阳失调而致病，其中肝气郁结为最基本的病因病机。

肝主疏泄，又司全身筋骨关节之屈伸，其性刚强，喜条达而恶抑郁。若肝失疏泄，气滞于里而壅结不通，于是发为诸病。肝郁日久，可发生诸多病理变化，肝气蕴结化火则为肝火，可出现神经精神症状；肝气犯胃则胃失和降而呕；肝气乘脾则脾失健运而胀；久之则脾胃皆虚，食少便溏，胁肋胀痛；气滞则津液不得正常疏通，聚湿成痰；气滞血亦滞，进一步演变为气滞血瘀，从而出现腰背髋痛如针刺，四肢骨痛，痛有定处；气血不能濡养而发生自发性骨折，或身材变矮，行走困难，甚或卧床不起；或瘀结成块，阻塞膀胱、尿道之间，初则障碍气机，久则瘀阻血络，或结石移动损伤血络，亦可阻塞尿路导致腰腹刺痛，尿血，小便点滴而下，甚则小便闭塞，小腹胀满疼痛。

二、辨病诊断

（一）诊断依据

1. 反复发作的肾绞痛（肾或输尿管结石）或肾钙盐沉着者。
2. 不明原因的腰腿疼痛、自发性骨折、骨质疏松者（尤其是年轻人）。
3. 长骨骨干、肋骨、颌骨、锁骨巨细胞瘤，特别是多发者。
4. 原因不明的恶心、呕吐、久治不愈的消化性溃疡、顽固性便秘和反复发作的胰腺炎。
5. 无法解释的精神症状，尤其是伴有口渴、多尿和骨痛者。对于高危人群，应多次检测血清钙进行初步筛选，因为PHPT血钙升高，有时是间歇性的。
6. 多见于女性，以离海较远的山区发病较多。

（二）类证鉴别

1. 瘰疬

瘰疬鉴别的要点，一是患病的具体部位，二是肿块的性质。瘿病的肿块在颈部正前方，肿块一般较大，正如《外台秘要·瘿病》所说"瘿病喜当颈下，当中央不偏两旁也"；而瘰疬的患病部位是在颈项的两侧，肿块一般较小，每个约胡豆大，个数多少不等，如《外科正宗·瘰疬论》描述说："瘰疬者，累累如贯珠，连结三五枚。"

2. 消渴

瘿病中阴虚火旺的证型，常表现为多食易饥的症状，应注意和消渴病相鉴别。消渴病以多饮、多食、多尿为主要临床表现，三消的症状常同时出现，尿中常有甜味，但颈部无肿块。瘿病的多食易饥虽类似中消，但不合并多饮、多尿而颈部有瘿肿为主要特征，且伴有比较明显的烦热、心悸、急躁易怒、眼突、脉数等症状。

三、明确辨证要点

（一）辨证候之虚实

瘿病以气、痰、瘀壅结颈前为主要病机，所以一般属于实证，其中应着重辨明有无血瘀。病程久后，由实致虚，常出现阴虚、气虚的病变及相应的症状，其中以心、肝阴虚尤为多见，从而成为虚实夹杂的证候。

(二)辨火热

无瘿病日久易郁而化火,应综合症状和舌脉辨别其有无火热,若有,则应辨别火热的程度。

四、治疗

(一)确立治疗方略

目前中医药在改善患者的症状和体征,减缓本病的发展过程、缩短疗程等方面确实有良好的效果。中医将辨病辨证相结合,对本病的病因分析包括情志内伤、饮食及水土失宜、体质因素3方面,三者相互作用、相互影响而成本病,故病机上包括脏腑功能活动障碍,以气、痰、瘀壅结颈前为主要病机,中医辨证呈虚实夹杂状态,因此在治疗上对方案选择呈现多样性或疏肝健脾或活血化瘀或利水通淋,清热泻火等。充分体现了中医药的个体化治疗的优势,也最大限度地弥补了西医在药物治疗本病方面上的缺陷。

(二)辨证论治

1.肝郁气滞证

(1)抓主症:胸膈痞闷,脘腹胀痛,吞酸嘈杂。

(2)察次症:嗳气呕恶,抑郁嗜睡。

(3)审舌脉:舌苔白腻,脉弦。

(4)择治法:疏肝和胃,行气解郁。

(5)选方用药思路:若情志不遂,木失条达,则致肝气郁结,经气不利,故见胁肋疼痛,胸闷,脘腹胀满;肝失疏泄,则情志抑郁易怒,善太息;脉弦为肝郁不舒之征。遵《内经》"木郁达之"之旨,治宜疏肝理气之法。用柴胡疏肝散加减治疗。柴胡10g,陈皮(醋炒)10g,川芎15g,芍药15g,枳壳(麸炒)15g,甘草(炙)5g,香附15g。方中以柴胡功善疏肝解郁,用以为君。香附理气疏肝而止痛,川芎活血行气以止痛,二药相合,助柴胡以解肝经之郁滞,并增行气活血止痛之效,共为臣药。陈皮、枳壳理气行滞;芍药、甘草养血柔肝,缓急止痛,均为佐药。甘草调和诸药,为使药。诸药相合,共奏疏肝行气、活血止痛之功。

(6)据兼症化裁:若胁肋痛甚者,酌加郁金、青皮、当归、乌药等以增强其行气活血之力;肝郁化火者,可酌加山栀、黄芩、川楝子以清热泻火。

2.瘀血内阻证

(1)抓主症:腰背痛如针刺,疼痛有定处,压之痛甚,或行走困难,甚或卧床不起。

(2)察次症:身材矮小,或发生自发性骨折。

(3)审舌脉:舌紫或有瘀斑,脉涩。

(4)择治法:活血化瘀,理气止痛。

(5)选方用药思路:瘀血内阻,不通则痛,故腰背痛如针刺,故用失笑散加减治疗。方中当归、丹参、延胡索养血活血,祛瘀止痛;乳香、没药活血化瘀,行气止痛;续断补肝肾,强筋骨,利关节,疼痛剧时加九香虫、川楝子。

(6)据兼症化裁:若瘀血甚者,可酌加赤芍、川芎、桃仁、红花等以加强活血祛瘀之力;若兼见血虚者,可合四物汤同用,以增强养血调经之功;兼气滞者,可加香附、川楝子或配合金铃子散以行气止痛;兼寒者,加炮姜、艾叶、小茴香等以温经散寒。

3.瘀滞石郁证

(1)抓主症:小便艰涩,或小便癃闭,甚则阻塞不通。

(2)察次症:小腹胀满疼痛,痛向大腿内侧放射。

(3)审舌脉:舌暗,脉弦、涩。

(4)择治法:利水通淋,清热泻火,化瘀止痛。

(5)选方用药思路:湿热下注,煎熬尿液,结为砂石,瘀血停滞,故小便艰涩,甚则阻塞不通,故用清热利湿通淋的八正散加减治疗。现代用法:散剂,每服6~10g,灯心草煎汤送服;汤剂,加灯心草,水煎服,用量根据病情酌定。方中瞿麦、萹蓄、木通等利水通淋,大黄清泻下焦湿热,金钱草、海金砂排石通淋,生地黄滋补肾阴,桃仁活血化瘀。久病气血两虚,加黄芪、当归、丹参补养气血,兼有血尿可吞服参三七、琥珀末以化瘀止血。

(6)据兼症化裁:本方苦寒清利,凡淋证属湿热下注者均可用之。若属血淋者,宜加小蓟、白茅根以凉血止血;石淋,可加石韦等以化石通淋;膏淋,宜加萆薢、石菖蒲以分清化浊。

4.气虚痰结证

(1)抓主症:颈前出现结节性肿块,生长缓慢,疲乏无力,嗜睡健忘。

(2)察次症:不欲饮食,大便秘结或见恶心呕吐,尿频尿多。

(3)审舌脉:舌淡,苔薄白,脉细无力。

(4)择治法:补气祛痰。

(5)选方用药思路:气能生津,气能行津,气能摄津,气虚则推动无力,津液凝聚为痰,颈前出现结节性肿块,疲乏无力,故用益气生津的人参养营汤加减治疗。白芍9g,当归、肉桂、炙甘草、陈皮、人参、炒白术、黄芪各30g,五味子、茯苓各22.5g,炒远志15g。研成粗末,每次12g,加生姜3片,大枣1枚,水煎服。近代各适量,作汤水煎服。炼蜜为丸即"人参养营丸",每服10g,每日2次,开水送下。

(6)据兼症化裁:心悸,恶心加牡蛎、法半夏等。

5.气虚血瘀证

(1)抓主症:颈前结节性肿块,生长缓慢,疲乏无力。

(2)察次症:腰部酸痛,或血尿,骨骼疼痛,或畸形甚至骨折。
(3)审舌脉:舌淡暗或有紫斑,脉沉涩。
(4)择治法:益气活血。
(5)选方用药思路:气为血之帅,血为气之母,气虚无力鼓动血液运行,则瘀血阻滞,颈前肿块滋生,疲乏无力,舌质暗淡,脉细涩无力,故用气血双补的八珍汤加减治疗。人参、白术、白茯苓、当归、川芎、白芍、熟地黄、甘草(炙)各30g。上咬咀,每服9g,水一盏半,加生姜五片,大枣一枚,煎至七分,去滓,不拘时候,通口服。现代用法:或作汤剂,加生姜3片,大枣5枚,水煎服,用量根据病情酌定。本方所治气血两虚证多由久病失治、或病后失调、或失血过多而致,病在心、脾、肝三脏。心主血,肝藏血,心肝血虚,故见面色苍白、头晕目眩、心悸怔忡、舌淡脉细。脾主运化而化生气血,脾气虚,故面黄肢倦、气短懒言、饮食减少、脉虚无力。治宜益气与养血并重。方中人参与熟地黄相配,益气养血,共为君药。白术、茯苓健脾渗湿,助人参益气补脾。当归、白芍养血和营,助熟地黄滋养心肝,均为臣药。川芎为佐,活血行气,使地、归、芍补而不滞。炙甘草为使,益气和中,调和诸药。
(6)据兼症化裁:若以血虚为主,眩晕心悸明显者,可加大生地黄、芍药用量。以气虚为主,气短乏力明显者,可加太子参、白术,兼见不寐者,可加酸枣仁、五味子。

6.湿热瘀阻证
(1)抓主症:疲乏嗜睡,恶心呕吐,口渴多饮。
(2)察次症:腰痛,尿赤涩痛,或为血尿,骨骼疼痛并有压痛。
(3)审舌脉:舌红或有斑点,苔黄腻,脉弦涩。
(4)择治法:清热祛湿、活血化瘀。
(5)选方用药思路:脾失健运,湿热蕴结,则疲乏嗜睡,湿热下注则尿赤涩痛甚则为血尿,故用清热利湿之萆薢渗湿汤加减治疗,萆薢、薏苡仁各30g,赤茯苓、黄柏、牡丹皮、泽泻各15g,滑石30g,通草6g。方中萆薢利水,分清化浊,为主药。薏苡仁利水渗湿,泽泻渗湿泄热,赤茯苓分利湿热,滑石利水通淋,通草清热利水,共为辅佐药,使下焦湿热自小便排出;再配以清热凉血、活血化瘀的牡丹皮,清膀胱湿热、泻肾经相火,解毒疗疮的黄柏,以加强清利湿热的效力。全方共奏导湿下行、清热利水的功效。
(6)据兼症化裁:血尿,加三七。便秘者,加大黄12~15g(后下),湿热较盛者,加龙胆草、栀子各12g。

7.气郁痰阻证
(1)抓主症:颈前正中肿大,质软不痛,颈部觉胀,胸闷。
(2)察次症:喜太息或兼胸胁窜痛。

(3)审舌脉:苔薄白,脉弦。

(4)择治法:理气舒郁,化痰消瘿。

(5)选方用药思路:气机郁滞,痰浊壅阻颈部,故致颈前正中肿大,质软不痛,颈部觉胀。因情志不舒,肝气郁滞,故胸闷、太息,胸胁窜痛,且病情常随情志波动。故用理气舒郁,化痰消瘿的四海舒郁丸加减治疗。方中陈皮理气化痰,海蛤粉、海带、海藻、昆布清热化痰,软坚散结,海螵蛸破血消瘿。合用共奏行气化痰、软坚消瘿之效。黄药子凉血降火,消瘿解毒,煮酒内服,能治瘿瘤结气,在愈后继服,可以根除气瘿。

(6)据兼症化裁:胸闷、胁痛者,加柴胡、郁金、香附理气解郁,咽颈不适加桔梗、牛蒡子、木蝴蝶、射干利咽消肿。

8.痰结血瘀证

(1)抓主症:颈前出现肿块,按之较硬或有结节,肿块经久未消。

(2)察次症:胸闷,纳差。

(3)审舌脉:苔薄白或白腻,脉弦或涩。

(4)择治法:理气活血,化痰消瘿。

(5)选方用药思路:气机郁滞,津液成痰,痰气交阻,日久则血循不畅,血脉瘀滞。气、痰、瘀壅结颈前,故颈前肿块较硬或有结节,经久不消。故用理气活血、化痰消瘿的海藻玉壶汤加减治疗。每日1剂,水煎温服。方中以海藻、昆布、海带化痰软坚,消瘿散结;青皮、陈皮、半夏、贝母、连翘、甘草理气化痰散结;当归、川芎养血活血,共同起到理气活血、化痰消瘿的作用。

(6)据兼症化裁:结块较硬及有结节者,可酌加黄药子、三棱、莪术、露蜂房、山甲片、丹参等,以增强活血软坚、消瘿散结的作用。胸闷不舒加郁金、香附理气开郁。郁久化火而见烦热、舌红、苔黄、脉数者:加夏枯草、牡丹皮、玄参以清热泻火。纳差便溏者,加白术、茯苓、淮山药健脾益气。

9.肝火炽盛证

(1)抓主症:颈前轻度或中度肿大,一般柔软、光滑,烦热,性情急躁易怒,眼球突出,手指颤抖,面部烘热。

(2)察次症:口苦,咽干,易出汗。

(3)审舌脉:舌质红,苔薄黄,脉弦数。

(4)择治法:清肝泻火。

(5)选方用药思路:痰气壅结颈前,故出现肿块。郁久化火,肝火旺盛,故见烦热、急躁易怒、面部烘热等症。火热迫津外出,故易出汗,用清肝泻火的栀子清肝汤合藻药散加减治疗。栀子清肝汤中,以柴胡、芍药疏肝解郁清热,茯苓、甘草、当归、川芎益脾养血活血,栀子、牡丹皮清泻肝火,配合牛蒡子散热利咽消肿。藻药散以海藻、黄药子消瘿散结,黄药子且有凉血降火的作用。

(6)据兼症化裁:肝火亢盛,烦躁易怒,脉弦数者,可加龙胆草、夏枯草清肝泻火。风阳内盛,手指颤抖者,加石决明、钩藤、牡蛎平肝息风。兼见胃热内盛而见多食易饥者,加生石膏、知母清泄胃热。

10.心肝阴虚证

(1)抓主症:瘿肿或大或小,质软,病起缓慢,心悸不宁,心烦少寐,易出汗。

(2)察次症:手指颤动,眼干,目眩,倦怠乏力。

(3)审舌脉:舌质红,舌体颤动。脉弦细数。

(4)择治法:滋养阴精,宁心柔肝。

(5)选方用药思路:火热伤阴,心阴亏虚,心失所养,故心悸不宁,心烦少寐。肝阴亏虚,筋脉失养,则倦怠乏力。故用滋养阴精,宁心柔肝的天王补心丹加减治疗。人参(去芦)、茯苓、玄参、丹参、桔梗、远志各15g,当归(酒浸)、五味子、麦冬(去心)、天冬、柏子仁、酸枣仁(炒)各30g,生地黄120g。上为末,炼蜜为丸,如梧桐子大,用朱砂为衣,每服二三十丸(6~9g),临卧,竹叶煎汤送下。现代用法:上药共为细末,炼蜜为小丸,用朱砂(水飞)9~15g为衣,每服6~9g,温开水送下或用桂圆肉煎汤送服;亦可改为汤剂,用量按原方比例酌减。方中以生地黄、玄参、麦冬、天冬养阴清热;人参、茯苓、五味子、当归益气生血;丹参、酸枣仁、柏子仁、远志养心安神。肝阴亏虚、肝经不和而见胁痛隐隐者,可仿一贯煎加枸杞子、川楝子养肝疏肝。虚风内动,手指及舌体颤动者,加钩藤、白蒺藜、白芍药平肝息风。

(6)据兼症化裁:脾胃运化失调致大便稀溏,便次增加者,加白术、薏苡仁、怀山药、麦芽健运脾胃。肾阴亏虚而见耳鸣、腰酸膝软者,酌加龟板、桑寄生、牛膝、菟丝子滋补肾阴。病久正气伤耗、精血不足而见消瘦乏力,妇女月经少或经闭,男子阳痿者,可酌加黄芪、山茱萸、熟地黄、枸杞子、制首乌等补益正气、滋养精血。失眠重者,可酌加龙骨、磁石以重镇安神;心悸怔忡甚者,可酌加龙眼肉、夜交藤以增强养心安神之功;遗精者,可酌加金樱子、煅牡蛎以固肾涩精。

(三)中成药选用

1.排石冲剂

治疗:瘿病之湿热郁结证。

组成:连钱草、车前子、忍冬藤、石韦、徐长卿、瞿麦、滑石、冬葵子、木通。

用法:每次1包,每日3次,用于甲状旁腺功能亢进症伴泌尿系结石。

2.五苓散

治疗:瘿病之水气泛溢证。

组成:茯苓、泽泻、猪苓、桂枝、白术。

用法:水煎服,用于尿少、小腹胀。

(四)单方验方
膏药疗法:阳和解凝膏,敷贴患处。

(五)中医特色技术
中西医结合综合治疗方案应根据病变性质、患者的全身情况,做全面综合性考虑,选择最佳治疗方案。本病以手术治疗为主,术前、术后可辅以西药或中药治疗,为进行手术创造条件和巩固手术疗效。对轻微高血钙症或年老体弱患者、或出现肾衰竭等不能进行手术者,可采用内科或中医治疗。在西药治疗的同时,可根据中医辨证辅以中药治疗,可提高疗效。对于晚期病例,或术后有复发,或患者不愿做手术或西药治疗者,则以中药治疗为主。

五、预防和调护

(一)预防
原发性甲旁亢时出现以下情况是危重的征象,应迅速纠正高血钙,争取尽早手术:①有长期高血钙的病变,如肾结石,肾衰竭,纤维性囊性骨炎,驼背,身高缩短,假性杵状指(提示末端指骨有严重骨炎);有严重的肌病,转移性钙化(包括肺、肾、血管、关节的钙化及带状角膜病,结膜磷酸钙沉积引起的"红眼睛"),贫血(因过多的PTH可诱发骨髓纤维化及造血功能降低)。②有严重高血钙的征象,如血钙>3.5mmol/L(14mg/dL),以及有神经精神症状。

原发性甲旁亢由于是甲状旁腺增生或腺瘤、腺癌所致,其病因未明,或与遗传有关,目前尚缺乏有效的预防措施。对出现高钙血症者,伴有骨质变化和肾脏病变,尤其是有肾结石反复发作的病例,应高度怀疑本病并及早明确诊断,及时进行治疗,以防止病情进一步发展。继发性甲旁亢者需及时处理原发疾病。

(二)调护
1.注意适当休息,勿过劳掌握动静结合,休息好,有利于疲劳的恢复;运动可以增强体力,增强抗病能力,两者相结合,可更好的恢复。

2.继续服用药物,做好护理。

3.保持良好的心态非常重要,保持心情舒畅,有乐观、豁达的精神,坚强战胜疾病的信心。不要恐惧,只有这样,才能调动人的主观能动性,提高机体的免疫功能。

4.适当的营养供给,在如今的生活条件下,不宜过多强调高糖、高蛋白、高维生素及低脂肪饮食。但营养的搭配要平衡,荤素搭配,多吃蔬菜、水果、肉类、蛋奶类等,其摄入量依人的胖瘦来决定,严禁烟酒。

5.日常保健:手术后并非整个治疗的结束,如果术前甲旁亢十分严重或合并严重的骨损害,术后很容易导致阶段性低钙血症,出现肢体麻木、抽搐、呼吸道痉挛,同样有生命危险,应在医生的指导下逐步恢复。

6.对于合并严重肾功能障碍等其他病症者仍须相应治疗,要适当补钙,根据情况安排适量运动等。

7.宜食热量高的食物,宜食蛋白质含量丰富的食物,宜食维生素含量丰富的食物;适当补充钙和磷。

8.忌辛辣、油腻、温燥、油炸食物,慎食碘含量高的食物,禁烟酒及刺激性饮料。

第二节　甲状旁腺功能减退症

甲状旁腺功能减退症(以下简称甲旁减)是由于甲状旁腺素(PTH)分泌过少和(或)效应不足而引起的一组临床症候群,表现为神经肌肉兴奋性增高,低钙血症,高磷血症与血清PTH减少或不能测得。临床常见类型有特发性甲旁减,继发性甲旁减,低血镁性甲旁减等。

甲旁减属中医的"痉病"范畴。本病源于《素问·至真要大论》:"诸痉项强,皆属于湿""诸暴强直,皆属于风"。提出项强、强直为痉病的主要特征,并指出风与湿邪为致病之因,奠定了外邪致痉的理论基础。《金匮要略》在继承《内经》的理论基础上,以表虚有汗和表虚无汗分为柔痉、刚痉,并提出了误治致痉的理论,为后世医家提出内伤致痉理论奠定了基础。《景岳全书·痉证》说:"凡属阴虚血少之辈,不能养营筋脉,以致搐挛僵仆者,皆是此证。"而温病学说的发展与成熟,更进一步丰富了痉病的病因病机论。如《温热经纬·薛生白湿热病》说:"木旺由于水亏,故引火生风,反焚其木,以致痉厥。"

本病预后视甲状旁腺功能情况,低血钙程度,血钙下降速度和持续时间,症状轻重和是否及时治疗又有所不同。轻症患者单纯服用钙剂,进高钙低磷饮食即可,维持血钙接近正常水平,预后良好。

重症患者反复发作手足搐搦,甚或惊厥或癫痫样全身搐搦,发作持续时间长,若不及时抢救,可危及生命,发生喉头和支气管痉挛者,病情比较险恶。甲状旁腺功能减退症临床多因手术切除损伤所致,本病的治疗主要应用西药制止搐搦,防止各脏器的痉挛。在其抽搐发作期可应用中医辨证施治,中医主要认为肢体抽搐乃肝血不足,血虚生风,筋脉拘挛,可以滋补肝肾、补气养血、活血通络、潜阳息风之品治疗,以期达到减少复发率,缓解症状的目的。

一、病因病机

中医认为凡目之视,足之步,掌之握,指之摄及皮肤的感觉,五脏六腑功能之协调皆赖血之营养。故凡气血亏虚,津液无以荣养筋脉;或因真元本虚,六淫之乘袭,至津血有亏,无以滋养经脉,以致抽挛僵仆。血虚之由,可因血去过多,新血不生;或因脾胃素弱,水谷之精微不能化生营血,以及久病不愈,肠中虫积,营血消耗,皆可酿成血亏之候。

甲旁减的突出症状是手足搐搦,此为风气内动之象,但其实质都是本虚标实。其虚,主要是气血两虚;其实,除风之外,还夹痰、瘀、火等。气虚则神疲乏力,精神抑郁;血虚则经脉亏虚,体失滋养,故见手足麻木,皮肤干燥,毛发脱落;血不养经脉则见刺痛;久病阴虚,阴损及阳,或亡血竭气,损及阴阳,筋脉失濡致肌肉挛急、强直。

肝为藏血之脏,其性刚强赖以血脉以濡养,血虚则肝阴不足,肝阳偏亢风自内生,故出现眩晕、痉厥之证。痰湿内阻纳气不畅,或痰瘀相夹、风痰阻络、筋脉失养而僵硬强直。气滞血瘀或气血两亏,气虚失运血少而涩,血行缓慢则易瘀阻脉道,经脉失濡则手足蠕动、屈伸不利,此即"血瘀生风"。总之,此病病机早期多是肝失疏泄,经络不利或阴血不足,筋脉失养,晚期多由脾肾之虚而致筋脉失养,风气内动或阳虚无以温煦与通达四肢而致。

二、中医辨病诊断

(一)诊断依据

1. 可因气候突变、情志失调、饮食不当等诱发。
2. 首先出现口周和指端麻木、刺痛,手足与面部肌肉痉挛,继之出现手足搐搦;典型表现为双侧拇指内收,掌指关节屈曲,指间关节伸屈,腕、肘关节屈曲,形成助产士手。同时,双足也呈强直性伸展,膝关节与髋关节屈曲。
3. 发病突然,反复发作,发作时有肢体抽搐。

(二)类证鉴别

1. 痫症

痫症是一种发作性的神志异常的疾病,其大发作的特点为突然仆倒,昏不知人,口吐涎沫,两目上视,四肢抽搐,或口中如作猪羊叫,大多发作片刻即可自行缓解,醒后一如常人。鉴别要点是痫症多为突然发病,其抽搐、痉挛症状发作片刻可自行缓解,既往有类似病史。

2. 痉证

痉证的抽搐、痉挛发作多呈持续性,不经治疗难以自行恢复,痉证多有发热、头痛等伴发症状。

3.厥证

厥证是以突然昏倒、不省人事、四肢逆冷为主要表现的一种病证。厥证以四肢逆冷，无项背强急、四肢抽搐等为特征。

4.中风

中风以突然昏仆，不省人事，或不经昏仆而表现为以半身不遂，口舌㖞斜为主要特点，痉证无偏瘫症状临床特点。

5.破伤风

破伤风发痉多始于头面部，肌肉痉挛，逐渐延及四肢或全身，伴有苦笑面容，病前有外伤不洁病史。

三、明确辨证要点

（一）辨外感与内伤

临床辨证中，首先要根据痉证的特征，确定患者是属于外感致痉，还是内伤致痉。外感致痉多有恶寒、发热、脉浮等表证，即使热邪直中，可无恶寒，但必有发热；内伤致痉者多无恶寒、发热等表证。

（二）辨虚与实

颈项强直，牙关紧闭，角弓反张，四肢抽搐频繁有力而幅度较大者，多属实证；手足蠕动，抽搐无力，或抽搐时休时止，神疲倦怠，多属虚证，或虚实夹杂。

（三）辨脏腑

本病主要病位在"脾""肝""心"。其证候主要为脾气虚、心肾脾阳虚、肝肾阴虚、心血虚等。导致这几个病位的出现主要是本病的病因，即五脏之间相互统一、相生相克、相互依存，各脏腑之间紧密联系，其成因主要是由虚而致。先天禀赋不足，过食醇酒肥甘损伤脾胃，脾虚不能运化水液而生；脾虚则气血生化乏源，肝肾阴血不足，也因肝之气易于受损，使肝气逆乱，神不守舍皆可导致本病的发生。

四、治疗

（一）确立治疗方略

本病以温中健脾，柔肝熄风，涤痰息风，滋阴益肾为总的治则。在本病发展过程中，各种原因导致的邪热炽盛，均能深入厥阴，袭足厥阴而动风生痉，侵手厥阴而心神内闭而厥，风热交炽，相互肆虐，痉厥成焉。故治疗时，缓肝之急以息风，滋肾之液以驱热，以芳香走窜药物辟秽化浊，宣畅气机而通关开窍。

（二）辨证论治

1. 肝肾阴虚证

（1）抓主症：肢麻震颤，手足蠕动，甚而四肢抽搐，两手如鹰爪状。

（2）察次症：心烦失眠，心悸，腰膝酸软，头晕耳鸣目眩。

（3）审舌脉：舌质红，脉弦细。

（4）择治法：滋补肝肾，育阴息风。

（5）选方用药思路：本证为阴虚风动，阳浮于外，应选用大定风珠，方用白芍、阿胶、熟地补血养血，柔肝滋阴；鳖甲、麦冬滋阴潜阳，生津润燥；煅牡蛎镇惊安神，平肝潜阳；炙甘草、茯神调和诸药，宁心安神。

（6）据兼症化裁：若阴虚火旺，兼见五心烦热、口干舌燥、便秘、溲赤者，加黄柏、知母、天花粉、玄参以清热泻火，凉血解毒，酌加肉桂温经通脉，引火归原；若外风引动内风见全身抽搐、牙关紧闭、烦躁不安者，可配服止痉散；若虚烦少寐者，加酸枣仁、柏子仁养心安神。

2. 血虚生风证

（1）抓主症：搐搦不安，发作不定时，面色苍白，神疲倦怠。

（2）察次症：纳差，汗多乏力，心悸气短，皮肤粗糙，指甲脆软。

（3）审舌脉：舌质淡，苔薄白，脉迟弱。

（4）择治法：健脾益气，养血熄风。

（5）选方用药思路：本证为血虚生风，肝阳偏亢，应选用四物汤合天麻钩藤饮。方用熟地、当归、白芍滋肾补血，补精益髓；川芎、天麻祛风止痛，疏经活络；钩藤息风镇痉；怀牛膝补肝肾，强筋骨，散瘀血；代赭石、生龙骨、生龟甲、生牡蛎凉血止血，滋阴降火，益肾健骨，宁心安神。

（6）据兼症化裁：若项背强急者，加葛根以解肌；惊厥加蜈蚣、全蝎、白僵蚕以息风止痉；视力下降，加枸杞子、青葙子补肝明目。

3. 肝风痰浊证

（1）抓主症：眩晕，视物模糊，心慌胸闷，全身乏力。

（2）察次症：发作时全身抽搐，牙关紧闭，口吐涎沫，或喉中痰鸣，或有尖叫，二便失禁，昏不识人。

（3）审舌脉：舌苔白腻，脉弦滑。

（4）择治法：涤痰熄风，开窍定痫。

（5）选方用药思路：本证为痰涎内结，肝风夹痰上逆，应选用定痫丸。方用竹沥、川贝母、半夏、胆南星燥湿化痰，祛风利窍；天麻、石菖蒲息风止痉，开窍醒神；琥珀、茯苓、茯神镇惊健脾，宁心安神。

（6）据兼症化裁：若平素肝胆火盛，兼见口苦、易怒、舌红苔腻、脉弦滑者，可用钩藤饮或温胆汤加石菖蒲。一般发作后不宜过早投补腻之剂,以免助邪;待病情稳定后,则应扶正固本,兼顾其标。

(三)中医特色技术

临床多取肩、曲池、合谷、环跳、阳陵泉、足三里,毫针刺用泻法,不留针,寒湿阻滞经脉者加灸;如热甚致痉发作后,针对患者采取护理措施,可用泻法针刺大椎、曲池、合谷及十宣穴(放血)降温,以防再发;痉后四肢活动不利,可采用按摩或针灸疗法,以通经活络。

五、预防调护

(一)饮食调护

暂时性甲状旁腺功能减退症用内科保守治疗预后一般良好,但要防范治疗造成的高血钙、高尿钙、心律失常及肾结石的形成。在发生抽搐时,应暂禁食。如发数日不止,应及早鼻饲,以保证营养供给。一般发作初止者,食欲不佳,应给半流食或软食。待痉止后再根据病情分别给予相宜饮食。对于低钙血症间歇期应长期补充以碳酸钙为主的钙剂,饮食中注意摄入高钙、低磷食物。症状较重患者则必须加用维生素 D 制剂及其衍生物作为甲状旁腺功能减退症低钙血症的二级用药,对伴有低镁血症者,应立即补充镁。低镁血症纠正后,低钙血症也可能随之好转。

(二)环境调护

邪壅经络者,病室宜向阳、温暖、安静,避免一切噪音,尤其是突然发生的强噪音,注意预防外感,定时监测体温、脉搏、呼吸、血压以及观察舌象、脉象;热甚发痉者,病室宜设在阴面,室内应凉爽湿润,使患者感到清爽、心静。若病情较重者应住单间,室内光线需暗,避免强光刺激,以利于患者休息和治疗,从而减少发痉次数。痉证发作时,尽量避免打扰患者,应立即将其平卧,头偏向一侧,解开衣领纽扣,使呕吐物顺利排出,确保呼吸通畅。抽搐较重者,可用裹以纱布的压舌板塞入上下臼齿间,以防患者咬破舌头。尽量避免不必要的操作,并遵医嘱给患者使用镇静药或针刺止痉。患者抽搐较重时,可加设床栏,以防患者坠床跌伤,切忌强压约束,以免造成骨折。热甚发痉后,可用冰袋冷敷、乙醇溶液或中药煎汤擦浴;对便秘的患者,遵医嘱灌肠,可通腑泄热。阴血亏虚者,病室应温暖舒适,光线柔和,空气新鲜,保证患者充分休息,在痉证刚发作后应绝对卧床休息,以减少气血的耗损。平时患者常有紧张、恐惧心理,应耐心劝慰开导,保持心情舒畅。注意劳逸结合,加强锻炼,提高机体抗病能力。

第四章 肾上腺疾病

第一节 库欣综合征

库欣综合征(Cushing 综合征),由多种病因引起肾上腺分泌过多糖皮质激素(主要为皮质醇)所致。主要临床表现为满月脸、多血质外貌、向心性肥胖、痤疮、紫纹、高血压、继发性糖尿病和骨质疏松等。

本病可归属于中医学"痰湿""眩晕""心悸"等范畴。

一、病因病机

本病的病因是情志不遂、饮食不节、劳倦体虚、久病阴阳两虚等。

(一)湿热内盛

情志失调,恼怒伤肝,肝失条达,郁而化火,加之肝木侮土,脾虚湿停,湿与火热之邪相夹;或劳倦伤脾,脾虚湿停,湿郁化热,湿热内盛;或饮食肥甘厚味、辛辣炙煿,酿生湿热;或外感六淫,湿热合邪,皆可发为本病。

(二)阴虚火热

素体阴虚,虚火内生,或久病湿热,耗气伤阴,阴虚阳亢,发为本病。

(三)久病肾虚

久病湿热,进而化火伤阴,最终阴损及阳,阴阳两虚,发为本病,亦有素体阴血不足者。

本病病位在肝、肾、脾,主要病机是情志失调,肝郁化火;或肝肾阴虚,虚火内生;或阴损及阳,阴阳两虚。病初热邪内蕴,以实为主,病久则肝肾阴虚或阴阳两虚,以虚为主。

二、临床表现

库欣综合征的临床表现主要是由于皮质醇过多分泌引起代谢紊乱及多脏器功能障碍所致。

(一)向心性肥胖、满月脸、多血质外貌

向心性肥胖为本病特征之一。满月脸、水牛背、悬垂腹和锁骨上窝脂肪垫是库

欣综合征的特征性临床表现,多血质与皮肤菲薄、微血管易透见有时与红细胞数、血红蛋白增多有关。

(二)全身肌肉与神经系统

患者肌无力,下蹲后起立困难。常有不同程度的精神、情绪变化,轻者表现为欣快感、失眠、情绪不稳、记忆力减退等,重者可发生类偏狂、精神分裂症或抑郁症等。

(三)皮肤表现

皮肤变薄,毛细血管脆性增加,轻微损伤即可引起毛细血管破裂,出现瘀点或瘀斑;在下腹部、大腿等处出现典型的紫纹。手、脚、指(趾)甲、肛周常出现真菌感染。异位 ACTH 综合征及较重库欣病患者的皮肤色素明显加深,具有鉴别意义。

(四)心血管表现

高血压常见,同时常伴有动脉硬化和肾小球动脉硬化。长期高血压可并发左心室肥大、心力衰竭和脑血管意外。

(五)对感染抵抗力减弱

长期皮质醇增高可抑制体液免疫和细胞免疫,抑制抗体形成与炎症反应,患者对感染的抵抗力明显减弱,肺部感染多见;化脓性细菌感染可发生蜂窝织炎、菌血症、感染中毒症。患者在感染后炎症反应往往不显著,发热不高,易漏诊而造成严重后果。

(六)性功能障碍

女性患者出现月经减少、不规则或闭经,多伴不孕;痤疮、多毛常见,明显男性化(乳房萎缩、长须、喉结增大、阴蒂肥大)者少见,如出现,要警惕肾上腺癌。男性患者表现为阴茎缩小,睾丸变软,性欲减退或阳痿。

(七)代谢障碍

过量皮质醇拮抗胰岛素的作用,抑制外周组织对葡萄糖的利用,同时加强肝脏糖原异生,血糖升高,糖耐量减低。皮质醇有潴钠排钾作用,患者有轻度低钾血症,明显者有低血钾性碱中毒。病程久者出现骨质疏松,可致腰背疼痛,脊椎压缩畸形,身材变矮,甚至出现佝偻、病理性骨折,儿童患者生长发育受抑制。

三、实验室及其他检查

以下主要介绍各型库欣综合征所共有的检查异常,其余相关检查见表4-1-1。

(一)血浆皮质醇浓度测定

正常人血浆皮质醇水平有明显昼夜节律,早晨8时均值为(276±66)nmol/L(范围 165~441nmol/L),下午 4 时均值为(129.6±52.4)nmol/L(范围 55~248nmol/L),夜间 12 时均值为(96.5±33.1)nmol/L(范围 55~138nmol/L)。患

者血浆皮质醇水平增高且昼夜节律消失。

(二)尿游离皮质醇

在 304μmol/24h 以上[正常人尿排泄量为 130～304μmol/24h,均值为(207±44)μmol/24h]因其能反映血中游离皮质醇水平,且少受其他色素干扰,诊断价值优。

(三)小剂量地塞米松抑制试验

每 6 小时口服地塞米松 0.5mg 或每 8 小时口服 0.75mg,连续 2 天,第 2 天 24 小时尿 17-羟皮质类固醇不能抑制在基值的 50% 以下或 UFC 不能被抑制在 55nmol/24 小时以下。

四、诊断与鉴别诊断

(一)诊断

1.诊断要点

有典型临床表现者,从外观即可作出诊断,但早期以及不典型病例,可无特征性表现,而以某一系统症状就医时易被漏诊。如实验室检查皮质醇分泌增多,失去昼夜分泌节律,且不能被小剂量地塞米松抑制,诊断即可成立。

2.病因诊断

库欣综合征的病因诊断很重要,它是决定治疗方法的主要依据。应根据各型的临床特点,结合实验室检查、影像学检查做出正确的病因诊断。不同病因引起的库欣综合征的鉴别见表 4-1-1。

表 4-1-1　不同病因致库欣综合征的实验室及影像学检查鉴别诊断

检查项目	垂体性库欣病	肾上腺皮质腺瘤	肾上腺皮质癌	异位 ACTH 综合
尿 17-羟皮质类固醇	一般中度增多,55～83μmol/24h	同库欣病	明显增高,110～138μmol/24h	较肾上腺癌更高
尿 17-酮皮质类固醇	中度增多,69μmol/24h 左右	正常或增高	明显增高,可达 173μmol/24h 以上	明显增高,可达 173μmol/24h 以上
大剂量地塞米松抑制试验[①]	多数能被抑制,少数不能被抑制	不能被抑制	不能被抑制	不能被抑制,少数可被抑制
血浆 ACTH 测定[②]	清晨略高于正常,晚上不像正常那样下降	降低	降低	明显增高,低度恶性者可轻度增高

续表

检查项目	垂体性库欣病	肾上腺皮质腺瘤	肾上腺皮质癌	异位ACTH综合
ACTH兴奋试验	有反应,高于正常	约半数无反应,半数有反应	绝大多数无反应	有反应,少数异位ACTH分泌量特别大者无反应
蝶鞍X片	小部分患者蝶鞍扩大	不扩大	不扩大	不扩大
蝶鞍区断层摄片、CT扫描、MRI	大多数显示微腺瘤,少数显示大腺瘤	无垂体瘤表现	无垂体瘤表现	无垂体瘤表现
放射性碘化胆固醇肾上腺扫描	两侧肾上腺显像,增大	瘤侧显像,增大	瘤侧显像或不显影	两侧显像,增大
肾上腺超声检查、CT扫描、MRI	两侧肾上腺增大	显示肿瘤	显示肿瘤	两侧肾上腺增大
血尿皮质醇	轻中度升高	轻中度升高	重度升高	较肾上腺癌更高
低血钾性碱中毒	严重者可有	无	常有	常有

注:①每次2mg,每6小时口服1次,连续2天,第2天尿17-羟皮质类固醇或尿皮质醇降至对照值的50%以下,表示被抑制。

②ACTH 25U,溶于5%葡萄糖注射液500mL中,静脉滴注8小时,共2天,正常人滴注日的尿17-羟皮质类固醇或尿皮质醇较基础值增加2倍以上。

(二)鉴别诊断

1.部分肥胖症病人可有高血压、糖耐量减低、月经少或闭经、腹部有白色或淡红色的细小条纹等类似于库欣综合征的表现,另一方面,早期、较轻的库欣综合征病人,可呈不典型表现。本病易与单纯性肥胖症相混淆,但肥胖症患者尿游离皮质醇不高,血皮质醇昼夜节律保持正常。

2.酗酒兼有肝损害者可出现假性库欣综合征,但在戒酒1周后,其临床症状、生化异常即消失。

3 抑郁症患者尿游离皮质醇、17-羟皮质类固醇、17-酮皮质类固醇可增高,也不能被地塞米松所抑制,但无库欣综合征的临床表现。

五、治疗

(一)辨证论治

1.肝火上炎证

症状:面红目赤,眩晕耳鸣,心烦易怒,口干口苦,女性月经失调,白带量多色黄,外阴瘙痒,舌质红,苔黄,脉弦滑有力。

治法:清肝泻火。

方药:龙胆泻肝汤加减。

2.中焦湿热证

症状:恶心呕吐,胸闷腹胀,口淡或口甜,脘腹嘈杂,倦怠嗜卧,头重如裹,舌质红,苔黄腻或厚腻,脉濡数。

治法:化湿清热,燥湿健脾。

方药:藿朴夏苓汤加减。若中焦湿热从阳化燥,身热不扬,汗出而热不减,大便干结者,可改用大承气汤加味。

3.肝肾阴虚

症状:满月脸,颜面潮红,口苦咽干,夜间尤甚,五心烦热,眩晕耳鸣,腰膝酸软,月经量少色红或闭经,舌质红,苔少而干,脉细数或弦细。

治法:补肝益肾,滋阴清热。

方药:滋水清肝饮加减。

4.脾肾阳虚证

症状:神疲乏力,动则气促,口干不欲饮,耳鸣耳聋,腰膝酸软,畏寒肢冷,女子经闭不孕,男子阳痿遗精,舌胖嫩,苔薄,脉沉细弱。

治法:温补脾肾。

方药:右归丸加减。

(二)常用中药制剂

1.杞菊地黄丸

功效:滋肾养肝。用于眩晕耳鸣,视物昏花等症。用法:口服,每日2次,每次6~9g。

2.金匮肾气丸

功效:温补肾阳。用于肾虚水肿,腰膝酸软,小便不利,畏寒肢冷等症。用法:口服,每日2次,每次4~5g。

六、预后

本病的预后取决于病变类型以及治疗是否及时、治疗方法是否得当等。病程较短者经有效治疗病情有望在数月后逐渐好转;如病程已久,肾的血管已有不可逆性损害者,则血压不易下降到正常范围。恶性肿瘤的疗效取决于是否早期发现及能否完全切除。腺瘤如早期切除,预后良好。

七、预防与调护

在日常生活和工作中注意生活规律,起居有度,劳逸结合,保持心情舒畅。本病部分患者有复发倾向,中断治疗后,应密切观察;部分患者需长期或终生皮质激素替代治疗,需严格掌握剂量,避免替代不足或出现严重的不良反应。加强锻炼,增强体质,预防感冒。

第二节 慢性肾上腺皮质功能减退症

慢性肾上腺皮质功能减退症是由各种原因使肾上腺皮质激素分泌不足所致,在大多数情况下糖皮质激素及盐皮质激素皆分泌不足,在少数情况下,可只有皮质醇或醛固酮分泌不足。临床上表现为色素沉着、疲劳乏力、食欲减退、血压下降等综合征。按病因可分为原发性与继发性。原发性者又称阿狄森病(Addison病),由多种原因破坏双侧肾上腺的绝大部分所致;继发性者指下丘脑或垂体病变引起 CRH 或 ACTH 分泌减少所致。

本病可归属于中医的"黑疸""女劳疸""虚劳"等范畴。

一、病因病机

本病属内伤范畴,"黑者羸肾""肾气过损,女劳黑疸",中医认为本病的病因是先天肾气羸弱或后天肾气过损。

(一)禀赋不足

先天禀赋虚弱,体质不健,如父母体虚,先天缺陷,胎中失养,孕育不足等,均可导致五脏阴阳气血俱伤,发为本病。

(二)体虚劳倦

体虚劳倦包括烦劳过度,饮食不节,饥饱不调,损伤脾胃,使后天化源匮乏,先天之精失后天气血所养,则肾精不足,脏腑气血阴阳日渐衰退;房事不节,纵情恣欲,使肾气耗散,肾精亏损,导致阴阳气血虚弱而致病。

(三)久病失治

大病久病治疗调护不当,迁延不愈,脏气损伤或热病日久耗血伤阴或瘀血内结,新血不生或瘵虫久留耗伤正气,久则五脏受损,累及于肾,而成本病。

本病病位在肾,与肝、脾关系密切,涉及心、肺。脏腑虚损是本病的基本病机,早期以元气不足为主,气虚推动无力,引起血脉瘀滞,故气虚血瘀始终贯穿于各种证型之中,相兼为病,使病情趋于复杂严重。若病变进一步发展,总趋势是气血阴阳虚损日益加重,终至阴阳离决而危及生命。

二、临床表现

慢性肾上腺皮质功能减退症发病缓慢,早期表现为易于疲乏、衰弱无力、精神萎靡、食欲缺乏、体重明显减轻,酷似神经官能症。病情发展后可有以下典型临床表现:

(一)色素沉着

系本病的特征性表现,全身皮肤色素加深,暴露处、摩擦处、乳晕、瘢痕等处尤为明显,黏膜色素沉着见于齿龈、舌部、颊黏膜等处,系垂体 ACTH、黑素细胞刺激素分泌增多所致。

(二)神经、精神系统症状

乏力,淡漠,疲劳,重者嗜睡,意识模糊,可出现精神失常。

(三)消化系统症状

食欲缺乏为早期症状之一,重者可有恶心、呕吐、腹胀、腹泻、腹痛等。少数患者有时呈嗜盐症状,可能与失钠有关。

(四)心血管系统症状

血压低,有时低于 80/50mmHg,可呈体位性低血压而昏倒。心音低钝,心浊音界缩小。心电图呈低电压、T 波低平或倒置等。

(五)其他症状

糖代谢障碍,可出现低血糖症状;肾脏排泄水负荷的能力减弱,可出现稀释性低钠血症;生殖系统异常,如女性阴毛、腋毛减少或脱落、稀疏,月经失调或闭经,男性常有性功能减退;对感染等应激的抵抗力减弱,如病因为结核且病灶活跃或伴有其他脏器活动性结核者,常有低热、盗汗等症状,体质虚弱,消瘦严重。

(六)肾上腺危象

常发生于感染、创伤、手术等应激情况或激素治疗中断时,表现为高热、恶心、呕吐、腹泻、烦躁不安、血压下降、脉搏细数,严重者可昏迷,甚至死亡。

三、辅助检查

(一)激素检查

1.基础血、尿皮质醇,尿 17-羟皮质类固醇(17-OHCS)测定
常降低,但也可接近正常。

2.促肾上腺皮质激素试验(简称 ACTH 试验)

ACTH 刺激肾上腺皮质分泌激素,可反映肾上腺皮质的贮备功能,具有诊断及鉴别诊断的价值,临床普遍采用。静脉滴注 ACTH 25U,维持 8 小时,观察尿 17-OHCS 和血皮质醇变化。皮质功能正常者在兴奋第一天较对照日增加 1~2 倍,第二天增加 1.5~2.5 倍,原发性肾上腺皮质功能不全者多无反应。

3.血浆基础 ACTH 测定

原发性明显增高,超过 55pmol/L,常介于 88~440pmol/L(正常人低于 18pmol/L),继发性明显降低,甚至检测不出。

(二)影像学检查

肾上腺 X 线、CT、MRI 检查可发现病灶。

四、诊断与鉴别诊断

本病需与一些慢性消耗性疾病相鉴别。最具有诊断价值者为 ACTH 兴奋试验,本病患者储备功能低下,而非本病患者经 ACTH 兴奋后,血、尿皮质类固醇明显上升(有时需连续兴奋 2~3 日)。对于急症患者有下列情况应考虑肾上腺危象:所患疾病不太重而出现严重循环虚脱、脱水、休克、衰竭,不明原因的低血糖,难以解释的呕吐,体检时发现色素沉着,白斑病,体毛稀少,生殖器发育差。

五、治疗

(一)脾肾阳虚

症见:畏冷肢冷,腹胀便溏,久泄不止或五更泄泻,完谷不化,腰部或少腹冷痛,小便清长,夜尿多,性欲减退,腰膝酸软。舌淡苔白,脉沉迟无力。

治则:温补肾阳。

代表方:右归丸合理中汤。

常用药:熟地、肉桂、山茱萸、当归、附子、山药、枸杞、菟丝子、鹿角胶、杜仲、人参、干姜、白术、甘草。

(二)肝肾阴虚

症见:头晕目眩,耳鸣健忘,口燥咽干,肢体麻木或痿软,腰膝酸软,五心烦热,或有低热,颧红,盗汗,大便干结。舌红少津,脉弦细数。

治法:滋补肝肾。

代表方:杞菊地黄丸。

常用药:熟地黄、山药、山茱萸、茯苓、泽泻、牡丹皮、枸杞、菊花。

(三)阴阳两虚

症见:头晕目眩,耳鸣,神疲,畏冷肢冷,腰膝酸软,五心烦热,心悸。舌淡少津,脉弱而数。

治则:温阳滋阴。

代表方:金匮肾气丸。

常用药:附子,肉桂,熟地,山药,山茱萸,茯苓,泽泻,丹皮。

(四)心脾两虚

症见:头晕健忘,神疲乏力,心悸,食少,便溏,面色淡白或萎黄。舌淡嫩,脉弱。

治则:补益心脾气血。

代表方:归脾汤。

常用药:人参,黄芪,白术,当归,炙甘草,茯神,远志,酸枣仁,木香,桂圆肉,生姜,大枣。

(五)阳脱症

症见:面色苍白,四肢厥冷,冷汗淋漓,气息微弱,精神恍惚。舌淡,脉微或浮数无根。

治则:回阳固脱。

代表方:参附龙牡汤。

常用药:人参,附子,龙骨,牡蛎。

六、调护和预后

在严格使用内分泌、抗结核等治疗后,患者寿命大大延长,劳动力亦显著恢复,并较争取接近正常人。经随访观察继续治疗7年以上者,部分患者可完全停用激素或减至很小维持剂量。个别患者能正常妊娠及生育,但在分娩期应注意防治危象发作。小儿产前产后生长发育可完全正常。治疗中患者抵抗力较低,易患呼吸道感染、胃肠功能紊乱,甚而导致危象发作,应予注意。

为了预防本病发生必须强调及早治疗各种结核病,尤其是肾结核、附睾结核、肠及腹腔盆腔结核等。对于长期糖皮质激素治疗者应尽量避免对垂体-肾上腺轴的抑制。肾上腺受伤切除时也应避免本症发生。

由于本病属慢性,必须使患者了解防治本病的基本知识,自觉地尽量避免过度劳累、精神刺激、受冷、暴热、感染、受伤等应激,也须避免呕吐、腹泻或大汗所引起的失钠、失水等情况。饮食需富含糖类、蛋白质及维生素,多钠盐、少钾盐。如食物中氯化钠不足,可进食盐水溶液,每天摄入量在 10~15g,视各人需要而定,以维持电解质平衡。

第三节 嗜铬细胞瘤

嗜铬细胞瘤是起源于肾上腺髓质、交感神经节或其他部位的嗜铬组织的肿瘤。由于肿瘤可间断性或持续性地释放大量儿茶酚胺,故临床上出现阵发性或持续性高血压和多个器官功能及代谢紊乱症候群。本病以20~50岁最多见,男女发病率无明显差异。

根据嗜铬细胞瘤的临床表现,可将其归属于中医"头痛""眩晕"的范畴。

一、病因病机

本病发生多由于先天禀赋不足、饮食劳倦、七情内伤所致。

(一)禀赋不足,肾精亏虚

先天禀赋不足,肾精亏虚,脑髓失养,发为本病。

(二)情志失调,肝阳上亢或肝肾亏虚

忧郁恼怒,情志不遂,肝失条达,气郁阳亢,发为本病,或肝郁化火,耗伤阴血,肝肾亏虚,精血不承,发为本病。

(三)饮食不节,痰湿中阻

饮食不节,嗜酒太过,或过食辛辣肥甘,脾失健运,痰湿内生,阻遏清阳,发为本病。

(四)劳倦久病,气血亏虚或瘀血阻络

劳倦久病,脾胃虚弱,气血乏源,发为本病,或久病入络,气血滞涩,瘀阻脑络,发为本病。

本病病位在肝肾,与脾胃关系密切,病性属本虚标实之证。

二、临床表现

(一)心血管系统

1.高血压

为最常见的症状。

(1)阵发性高血压型:发作时血压骤升,收缩压往往达200~300mmHg,舒张压亦明显升高,可达130~180mmHg(以释放去甲肾上腺素为主者更明显),伴剧烈头痛,面色苍白,大汗淋漓,心动过速(以释放肾上腺素为主者更明显),可有心前区不适、焦虑、恶心、呕吐、复视等。发作终止后,可出现面颊部及皮肤潮红,发热,流涎,瞳孔缩小等迷走神经兴奋症状。

(2)持续性高血压型:对常用降压药效果不佳,但对α受体拮抗药、钙通道阻滞

剂有效；伴交感神经过度兴奋（多汗、心动过速），高代谢（低热、体重降低），头痛，焦虑，烦躁，伴直立性低血压或血压波动大。

2.低血压及休克

可发生低血压甚至休克，或高血压和低血压交替出现。

3.心脏表现

大量儿茶酚胺可引起儿茶酚胺性心肌病，伴心律失常。患者可因心肌损害发生心力衰竭或高血压引发的心肌肥厚，心脏扩大等心脏改变。

（二）代谢紊乱

基础代谢增高，糖代谢紊乱，脂代谢紊乱，电解质代谢紊乱。

（三）其他

1.消化系统

消化系统可见便秘、肠坏死、穿孔、胆石症等。

2.泌尿系统

泌尿系统可发生肾功能减退，膀胱内嗜铬细胞瘤可引起排尿时高血压发作。

3.腹部肿块

腹部肿块见于瘤体较大者，患者上腹部可触及肿块。

4.血液系统

大量肾上腺素作用下，血容量减少，血细胞重新分布，周围血中白细胞增多，有时红细胞也可增多。

三、辅助检查

（一）一般生化检查

患者血糖多正常或高于正常，糖耐量试验呈糖耐量减低或糖尿病曲线，血钾、钠、氯基本正常。部分患者因长期高血压致肾功能损害，可有血肌酐及尿素氮升高。

（二）血、尿儿茶酚胺及其代谢产物测定

持续性高血压型患者尿儿茶酚胺及其代谢产物香草基苦杏仁酸（VMA）及甲氧基肾上腺素（MN）和甲氧基去甲肾上腺素（NMN）皆升高，常在正常高限的两倍以上，其中MN、NMN敏感性和特异性最高。阵发性者平时儿茶酚胺可无明显升高，而在发作后才高于正常，故需测定发作后血或尿儿茶酚胺，后者可以每毫克肌酐量或以时间单位计排泄量。

（三）药理试验

常用的有胰高血糖素、组胺及酪胺试验等，因胰高血糖素试验不良反应小，较

另两种常用。试验时给患者静脉注射胰高血糖素1mg,注后1~3分钟内,如为本病患者,血浆儿茶酚胺将增加3倍以上,或升至2000pg/mL。对阵发性高血压者,若一直等不到发作,可考虑此试验。

(四)影像学检查

肾上腺CT扫描为首选,90%以上可发现病变部位。磁共振显像(MRI)可显示肿瘤与周围组织的解剖关系及结构特征,有较高的诊断价值。B超、^{131}I-间碘苄胍(MIBG)、肾上腺静脉插管采血测定血浆儿茶酚胺等均可进行定位诊断。以上所有方法,均应在用α受体拮抗药控制高血压后进行。

四、诊断与鉴别诊断

(一)诊断

根据中、青年发生阵发性及持续性高血压,并伴有相关临床表现,实验室检查异常,即可诊断。

(二)鉴别诊断

与其他继发性高血压及高血压病进行鉴别。如肾性高血压、肾动脉狭窄、皮质醇增多症及原发性醛固酮增多症均可引起继发性高血压,但均缺乏阵发性血压波动,B超及皮质醇、儿茶酚胺、醛固酮等检查有助于鉴别诊断。原发性高血压常有血压升高及其相应症状,但血、尿儿茶酚胺及其代谢产物无明显升高,药理试验阴性,无定位诊断依据,降压药治疗效果尚可,有助于鉴别。

五、治疗

(一)肝阳上亢证

症状:头胀痛,头晕,耳鸣,烦躁易怒,失眠多梦,面红目赤,口苦,便秘尿赤,舌红,苔薄黄,脉弦数或弦滑。

治法:平肝潜阳,清热降火。

方药:天麻钩藤饮加减。若阳化风动,表现为眩晕欲仆,头摇而痛,手足麻木,步履不正,方用镇肝息风汤。

(二)肝肾阴虚证

症状:头晕眼花,目涩而干,耳鸣乏力,腰酸腿软,足跟疼痛,舌质红或红绛,无苔或少苔,脉弦细,双尺脉弱。

治法:滋补肝肾。

方药:知柏地黄丸加减。

(三)痰浊中阻证

症状:头晕,头痛,头重如裹,心烦胸闷,纳差,多眠,恶心,呕吐,腹胀痞满,舌质淡,苔白腻,或舌质偏红,苔黄腻,脉弦滑。

治法:化痰降逆。

方药:半夏白术天麻汤加减。

(四)肾精亏虚

症状:头痛空痛,眩晕耳鸣,腰膝酸软,神疲乏力,遗精或带下,舌红少苔,脉细无力。

治法:补肾填精。

方药:大补元煎加减。若头痛而晕,头面烘热,颧红面赤,偏于阴虚,改用知柏地黄丸加减。若头痛畏寒,面色㿠白,四肢不温,腰膝酸冷,舌淡,脉细无力,偏于阳虚,改用右归丸加减。

(五)气血亏虚

症状:头痛隐隐,时时昏晕,心悸失眠,面色少华,遇劳加重,舌质淡,苔薄白,脉细弱。

治法:益气养血。

方药:归脾汤加减。

(六)瘀血阻络

症状:头痛经久不愈,痛处固定,痛如针刺,舌紫暗或有瘀斑,苔薄白,脉细或细涩。

治法:活血化瘀,通窍止痛。

方药:通窍活血汤加减。

六、预后

良性嗜铬细胞瘤,术后大多数可治愈,复发率低于10%,恶性嗜铬细胞瘤预后不良,5年存活率小于50%。

七、预防与调护

应增强对该病的认识,对于青年男性伴有阵发性高血压者应充分考虑是否有该病可能,明确诊断后,应注意减少引起该病发作的内、外诱因。做好患者心理护理,避免因情绪波动导致病情急性发作;密切观察血压变化及服用降压药后反应;避免感染、受伤及外界环境对患者刺激而引起高血压危象。

第四节 原发性醛固酮增多症

一、病因病机

（一）病因

从原醛症的临床表现上看，属中医的"痿证""痉证""痹证""眩晕""头痛""肝风""消渴"等范畴，《素问·至真要大论》云："诸风掉眩，皆属于肝……诸痉项强，皆属于湿。"《素问·生气通天论》："因于湿，首如裹，湿热不攘，大筋软短，小筋弛长，软短为拘，弛长为痿。"张子和认为"痿病无寒"。《灵枢·海论》曰："髓海不足，则脑转耳鸣，胫酸眩冒。"《证治汇补·眩晕》云："以肝上连目系而应于风，故眩为肝风，然亦有因火、因痰、因虚、因暑、因湿者。"中医认为本病病因为肝肾亏损，精血不足，不能荣养筋脉，夹有湿热内蕴。

1. 湿热内蕴

感受外来湿邪，郁久化热；或平素嗜食膏粱厚味，生湿化热形成湿热之体，湿热内盛，湿热浸淫经脉，营卫运行受阻，郁遏生热，痰热内停，蕴湿积热，肝经湿热瘀阻。

2. 禀赋不足

先天不足，素体多病，导致肾精受损，筋脉失于濡养；脑为髓海，精血不足，发为眩晕。

3. 久病房劳

先天不足，素体多病，导致肾精受损。脑为髓海，发为眩晕，久病体虚，房劳太过，伤及肝肾，精损难复；或劳役太过而伤肾，耗损阴精，肾水亏虚，筋脉失于灌溉濡养。

（二）病机

中医认为肝肾不足，水不涵木，易致上实下虚、肝阳上亢之症，出现头痛、眩晕；肾藏精而开窍于耳，肾精损伤，髓海空虚，出现头晕、耳鸣；肝肾久亏，精血耗损，筋骨肌脉失去濡养而致四肢乃至全身肌肉乏力；肝阳虚弱，血不养筋，有时还可出现风动抽搐；湿热内蕴引起者，因湿为阴邪，其性重浊滞腻，与热相合，胶着不去，故病情缠绵难愈；湿蒙清阳，故头晕、头胀；湿热拥塞清窍，则耳鸣作响；湿热浸淫经脉，气血阻滞，筋脉弛缓而成痿。本病为本虚标实之证，本虚为肝肾阴虚，标实为湿热中阻。有证候回顾性研究显示本病主要证素为血瘀、痰、脾虚、气虚、肾虚，以虚实夹杂为主。

二、中医辨病诊断

(一)诊断依据

1.部分患者发病前多有毒性药物接触史或家族遗传史。

2.临床表现:患者常表现为头痛,头晕,耳鸣,肌肉痿软,烦渴,多饮,多尿,舌质偏红,脉沉细或伴有脘腹痞胀,甚至腹胀如鼓,恶心,纳差,口渴,肢体痿软麻木,小腿困重,头重,视物模糊,苔白腻,脉迟缓。

(二)类证鉴别

1.与痹病相鉴别

久病痹病,也有肌肉消瘦者,与本病相似,但均有关节、肢体疼痛,与本病力弱不痛有根本的区别。

2.与风痱相鉴别

风痱以步履不正,手足笨拙,动作不准,废而不用为主症,常伴有舌体病变,言语不利;而痿病则以力弱,肌肉萎缩为主症,两者有所区别。两者均可隐袭起病,病久也可痿痱并病。

三、明确辨证要点

(一)辨虚实

凡起病急,发展较快,肢体力弱或拘急麻木,肌肉萎缩尚不明显,属实证;而起病缓慢,渐进加重,病程长,肢体弛缓,肌肉萎缩明显者,多属虚证。

(二)辨脏腑

发生于热病过程中或热病之后,伴咽干咳嗽者,病变在肺;若面色萎黄不华,食少便溏者,病变在脾胃;起病缓慢,腰脊酸软,遗精耳鸣,月经不调,病变在肝肾。

四、治疗

(一)确立治疗方略

1.治痿取中应悉两土之虚实

两土之治有脾胃之别,痿之由虚者诚多,然而实者亦复不少,故取之法随证而异。临床总结为清肺润燥、清利湿热、益气健脾、滋阴补肾、温阳散寒、理气活血、通腑泄热、消食导滞八法,它们作为治痿常用方法,灵活运用。

2.独取阳明

独取阳明即指治痿病应重视调理脾胃,因脾胃为后天之本,肺之津液来源于脾胃,肝肾的精血来源于脾胃的生化,只有脾胃健运,津液精血之源生化,才能充养肢体筋脉,有助于痿病的康复。所谓调理不尽属于补益,脾胃虚弱者固当健脾益胃;而脾胃为湿热所困者,又当清胃火去湿热,皆属治阳明调理之法。

3.祛邪不可伤正,补益防止助邪

本病多属五脏内伤,精血受损。临床一般虚证居多,或虚实错杂。因此,补虚要分清气虚还是阴虚,气虚治阳明,阴虚补肝肾。临证又有夹湿、夹热、夹痰、夹瘀者,治疗时还当配合利湿清热化痰、祛瘀等法。此外,本病常有湿热、痰湿为患,用苦寒、燥湿、辛温等药物时要注意祛邪勿伤正,补虚扶正时亦当防止恋邪助邪。

4.泻南补北

治痿病应重视滋阴清热,因肝肾精血不足,不独不能濡养筋脉,且阴虚则火旺,火旺则阴更亏,故滋阴可充养精血以润养筋骨,且滋阴有助降火;外感热毒,当清热解毒,火清热去则不再灼阴耗精,有存阴保津之效。若属虚火当滋阴以降火,若湿热当清热化湿而不伤阴。

(二)辨证论治

1.肺热津伤证

(1)抓主症:病起发热之时,或热退后突然肢体软弱无力,皮肤枯燥,心烦口渴。

(2)察次症:口咽干咳呛少痰,小便短少,大便秘结。

(3)审舌脉:舌红苔黄,脉细数。

(4)择治法:清热润肺,濡养筋脉。

(5)选方用药思路:本证为温热之邪犯肺,肺脏气阴受伤,津液不足,肢体筋脉失于濡养而致,方用清燥救肺汤。方中以人参、麦冬、生甘草甘润生津,益气养阴;生石膏、霜桑叶、苦杏仁、火麻仁宣肺清热、润燥降逆;蜜炙枇杷叶、阿胶、炒胡麻仁润肺滋阴清燥。若壮热,口渴,汗多,则重用生石膏,还可加金银花、连翘以清热解毒、养阴生津。

(6)据兼症化裁:若咳呛少痰,加炙瓜蒌、桑白皮、川贝、知母润肺止咳化痰。咽干不利者,加天花粉、玉竹、百合养阴生津。若身热退净,食欲减退,口燥咽干较甚者,证属肺胃阴伤,可合用益胃汤加薏苡仁、山药、生谷芽之类,益胃生津。

2.湿热浸淫证

(1)抓主症:四肢痿软,肢体困重,或微肿麻木,尤多见于下肢。

(2)察次症:足胫热蒸,或发热,胸脘痞闷,小便赤涩。

(3)审舌脉:舌红苔黄腻,脉细数而濡。

(4)择治法:清热燥湿,通利筋脉。

(5)选方用药思路:本证为湿热浸淫肌肤经脉,气血运行不畅而致,方用加味二妙散。方中黄柏苦寒清热燥湿,苍术健脾燥湿,萆薢导湿热从小便而出,当归、牛膝活血通络,龟甲滋阴潜阳,养肾壮骨。全方合用,有清化下焦湿热而又不伤阴之效。

(6)据兼症化裁:若湿盛伴胸脘痞闷,肢重且肿者,可加厚朴、薏苡仁、茯苓、泽泻理气化湿。若长夏雨季,酌加藿香、佩兰芳香化浊。若形体消瘦,自觉足胫热气上腾,心烦,舌红或苔中剥,脉细数为热甚伤阴,上方去苍术加生地黄、麦冬以养阴清热。如肢体麻木,关节运动不利,舌质紫,脉细涩,为夹瘀之证,加赤芍、丹参、红花活血通络。

3.脾胃亏虚证

(1)抓主症:肢体痿软无力日重,食少纳呆,腹胀便溏。

(2)察次症:面浮不华,神疲乏力。

(3)审舌脉:舌淡,舌体胖大,苔薄白,脉沉细或沉弱。

(4)择治法:健脾益气。

(5)选方用药思路:本证为脾胃虚弱,气血生化不足,筋脉失养而致,方用参苓白术散。方中人参、白术、山药、扁豆、莲子肉甘温健脾益气,茯苓、薏苡仁健脾渗湿,陈皮、砂仁和胃醒脾。

(6)据兼症化裁:心悸气短者,加黄芪、当归益气生血。如肌肉麻木不仁,苔白腻者,加橘络、白芥子化痰通络;若肥人多痰,可合用六君子汤补脾化痰。中气不足,可合用补中益气汤。

4.肝肾亏损证

(1)抓主症:起病缓慢,四肢痿弱无力,腰脊酸软,不能久立。

(2)察次症:伴眩晕、耳鸣、遗精早泄或月经不调,甚至步履全废,腿胫大肉渐脱。

(3)审舌脉:舌红少苔,脉沉细数。

(4)择治法:补益肝肾,滋阴清热。

(5)选方用药思路:本证为肝肾亏虚,不能濡养筋脉而致,方用虎潜丸。方中虎骨(可用狗骨代)、牛膝壮筋骨利关节,锁阳温肾益精,当归、白芍养血柔肝荣筋,黄柏、知母、熟地黄、龟甲滋阴补肾清热,少佐陈皮以利气,干姜以通阳。

(6)据兼症化裁:热甚者去锁阳、干姜,或用六味地黄丸加牛骨髓、猪骨髓、鹿角胶、枸杞子、砂仁治之。若兼见面色萎黄不华,心悸,舌淡红,脉细弱者,加黄芪、党参、当归、鸡血藤以补养气血。若久病阴损及阳,症见怕冷,阳痿,小便清长,舌淡,脉沉细无力者,不可用凉药以伐生气,虎潜丸去黄柏、知母,酌加鹿角片、补骨脂、肉桂、附子等补肾壮阳。此外,也可加紫河车粉或用牛骨髓、猪骨髓煮熟,捣烂和薏苡仁粉,再用白糖或红糖调服。

（三）中成药选用

1.健步虎潜丸

主证：肝肾亏损证。

组成：知母20g,黄柏40g,熟地黄20g,龟甲(制)40g,当归10g,白芍20g,虎骨(制)10g,牛膝35g,锁阳10g,陈皮7.5g,干姜5g,羊肉320g。

用法：口服，每日2次，每次1丸(每丸重9g)，淡盐汤或温开水送服。

2.四妙丸

主证：湿热浸淫证。

组成：苍术、黄柏、牛膝、薏苡仁。

用法：口服，成人每次6g，每日3次，小儿用量酌减。

（四）单方验方

1.杜仲炖猪肚

杜仲30g，猪肚250g，共煮去药，饮汤食肉。有补肝肾、强筋骨、降血压功效。主治原醛症属肝肾亏虚证。

2.青鱼煮韭黄

用青鱼50g，去鳞及内脏，加韭黄250g，煮食之。能补气化湿，主治原醛症脚弱无力，下肢重痛的气虚夹湿型。

3.朱进忠方

组方：牛膝12g,地龙9g,秦艽6g,香附9g,甘草6g,当归6g,白芍9g,黄柏9g,五灵脂9g,桃仁9g,红花9g,羌活3g,黄芪15g。用法：水煎服，每日1剂。功效：益气养血，理气活血，燥湿清热。

4.杜仲秦艽汤

组成：杜仲9g,秦艽12g,天麻12g,防己10g,乳香10g,没药10g,红花9g,三七10g(粉冲),威灵仙10g,松节10g,桂枝12g。用法：水煎服，每日1剂。功效：益肝肾，除风湿，止痹痛。主治原醛症以神经肌肉功能障碍为主者。

5.建瓴汤加葛根

组成：生山药、怀牛膝、生赭石、生龙骨、生牡蛎、生地黄、生白芍、柏子仁、磁石。用法：煎汤口服，每日1剂。功效：滋阴潜阳，健脾利湿。主治：肝肾阴虚，肝阳上亢证。

（五）中医特色治疗

《素问·痿论》"各补其荥而通其俞，调其虚实，和其逆顺"是针刺治疗痿证的一个重要原则，为历代医家所重视。对痿证的治疗除内服药物外，还应配合针灸、推拿、气功等综合疗法，并应加强肢体活动，有助于提高疗效。

常取腰部夹脊以强腰疗下肢之痿；伏兔、足三里、解溪是足阳明经穴，阳明经乃多气多血之经，主润宗筋，阳明经气通畅，筋脉得以濡润；阳陵泉为筋之所会，绝骨为髓之所会，筋强骨坚，痿症乃愈。

五、预防调护

（一）预防

针对病因预防，如锻炼身体，增强体质，防潮湿，适寒温，避免感受外邪；饮食有节起居有时，不妄作劳及根据体质服用一些药物，如易感冒者服用玉屏风散，脾胃虚弱者服六君子丸，老年人常服六味地黄丸等，可起到一定的预防作用。

（二）调护

突然发病或发热的患者，应卧床休息。对高热患者应注意病室通风和降温处理。对神志昏迷、呼吸困难、吞咽困难者，应特别护理，密切观察病情，及时做出应急处理。对痿废的肢体要进行按摩、理疗、锻炼以免肌肉进一步萎缩；长期卧床者，要按时帮助翻身，避免压疮发生，同时做好防寒保暖，避免冻伤和烫伤。饮食上宜清淡而富于营养，少食辛辣肥甘、酗酒，以免助热生痰。

第五章　糖尿病

第一节　糖尿病

糖尿病，中医属"消渴病"范畴。消渴病病名及病因病机的理论始见于《黄帝内经》，消渴病的准确定义出自《古今录验方》，辨证论治形成于《金匮要略》，证候分类首见于《诸病源候论》，体育运动疗法源于巢元方；三消分治始于唐宋时期，饮食操作起于孙思邈；金、元、明、清医家均从不同侧面对消渴病及其并发症的病因病机、治则操作等予以完善和发展。这些几千年来积累的宝贵遗产，为我们深入研究糖尿病的防治提供了一定的借鉴。

一、病因病机

古人把消渴病分为上、中、下三消，上消多饮属肺，中消善饥属脾胃，下消多尿属肾，但临床上很难截然区分开，往往是肺、脾、肾兼而有之。该病病位在肺、胃、肾，其病理因素有虚、火、痰、瘀、热，主要为阴津亏损，燥热偏盛，是以阴虚为本，燥热为标的本虚标实证。

（一）发病因素

中医认为消渴病病因是先天禀赋不足或后天失调、劳累过度、房事失节、七情过激、肥甘厚味、饮食所伤或感受外邪，化热伤阴，使阴津亏耗、燥热偏盛，久之脏腑失养所致。

（二）病机及演变规律

中医认为消渴病的发生，是体质因素加以多种环境因素所引起的，其发生主要是与先天禀赋不足、肾精亏虚；后天劳逸失度（劳累过度、房事失节、七情过激、肥甘厚味、饮食失调、情志内伤、长期饮酒、外感六淫）、瘀血阻滞、服药不当等诱发因素有关，最终导致阴津亏耗、燥热偏盛，而致消渴病的发生。从因果关系来看，阴津亏耗是因，燥热偏盛是果，可促使阴津更为亏耗。从标本关系来看，阴津亏耗是发病之本，燥热偏盛是发病之际，故在治疗消渴病时，必须审度因果，权衡轻重缓急，制订治疗方案，阻止病情发展。阴虚燥热日久，必然产生气阴两虚，有不同程度的多饮、多尿、多食易饥。时日既久,阴损及阳而出现气虚阳微现象,如全身困乏,精神倦怠,甚至形寒怯冷、食少难化、大便偏溏、口干不欲多饮、夜尿多,舌质淡、苔薄白、脉细无力,这是由于肺、胃、肾三经阴气既虚,阳气被遏而出现的阴阳两虚病证。消渴病早期阴虚火旺,中期出现气阴两虚,晚期阴损及阳导致阴阳两虚。由于气虚不能帅血而行,阳虚寒凝血滞,阴虚火旺煎灼津液,均可导致瘀血痰浊的形成。气阴两虚、痰浊瘀血痹阻脉络是消渴病发生并发症的病理基础。消渴日久,肝肾阴虚,精血不能上承于目,目无所养,可导致雀盲、内障,甚至失明。营阴被灼,内结郁热,壅毒成脓,故发为疮疖痈疽。阴虚燥热,炼液成痰,痰阻经络或蒙蔽心窍而为中风偏枯。痰瘀阻滞,心脉失养,出现胸痹、心痛、心阳暴脱等证。瘀血痹阻四肢,经络不通,则见肢体不温,麻木不仁;血瘀日久,郁而化热,热毒内壅而成脱疽。肾阴不足,阴损及阳,脾肾阳衰,水湿泛滥,成为水肿,温煦不足,大肠功能失司,导致肠功能紊乱而出现腹泻或便秘。阴阳俱虚,则是阴阳互根,阴损及阳的结果。以正气不足,易感外邪,导致风热外受或湿热留恋或内生热毒,则可成喘嗽、肺痨、淋浊、癣疾、疮疖、痈疽等。以上是历代医家对糖尿病及其并发症病因病机的分析。

(三)病位、病性

消渴病病位的主要脏腑在肺、脾、肾,尤以肾为关键。病性为本虚标实,虚实夹杂,以阴虚、燥热及瘀血互为因果。其病以肾虚为本,肺燥、胃热、痰浊、瘀血为标。

(四)分证病机

1.肺热津伤

本证多系上焦肺脏脆弱,复外感燥火或内伤七情;或心热移于肺等导致燥火伤肺。《辨证录·消渴门》曰:"肺为心火所刑,则肺金干燥。"以热盛证候为主兼有阴虚。表现为肺燥伤阴。肺燥治节失司,不能输布津液而口渴喜冷饮,肺主一身之气,肺燥伤气,表气不固则汗多乏力,肺燥热盛,不能通调水道而溲赤频数;肺与大肠相表里,肺燥阴虚,阳明燥热而便秘等。

2.气阴两虚

本症以气虚证候为主兼阴虚。表现为肺气、脾气、心气不足,肾阴、肝阴亏虚。因阴津不足,阴不制阳;阴虚燥热,耗伤正气,而引起脏腑功能不足。肺燥耗气,肺气不足而气短乏力、汗出;表虚不固,腠理空虚,则易感外邪,易感冒;脾胃功能失调,升降失司,气机不畅则食少腹胀;心气不足,心不藏神,神无所舍而心悸失眠;肺主治节而朝百脉,肺津虚亏,无以布津而咽干舌燥,口渴喜饮等。

3.气阴两虚兼瘀

由于消渴日久,耗阴伤气,气阴两虚,阴虚必耗血,阴血同源,阴血不足,血脉不充,血行不畅则血脉瘀滞;气为血之帅,气虚血行不畅,血脉瘀阻,血不养筋,筋脉失养则肢体麻木;阴虚之极,致阳虚,阳虚生内寒,寒凝血瘀,血脉瘀阻不通则痛,而见胸痹心痛等。

4.肝肾阴虚

本症多因五志过极,郁怒伤肝,肝火亢盛,耗伤肝阴;肝阴不足,肝阳上扰,则头晕目眩;阴津被灼,水不上承,而咽干舌燥;肝与心为母子相关,肝阴不足而致心阴虚亏,心失所养则心烦失眠;肝肾同源,肝阴不足而致肾阴虚亏,腰为肾之府,膝为肾之络,肾开窍于耳,肾阴虚则腰膝酸软、头晕耳鸣、双目干涩、视物模糊;肾虚精关失固而遗精等。

5.阴阳两虚

本症以阳虚证候为主兼阴虚证。多为消渴日久,由浅入深,由上焦肺胃下传于脾肾,由阴病及阳而致脾肾阳虚。阳气不足,脏腑功能衰退,可出现一系列温煦失职的临床表现。肾阳亏虚,命门火衰,火不生土,而致脾肾阳虚。肾阳不足,开阖失司,水湿泛滥,则见水肿;阳虚机体失于温煦而腰膝酸冷;脾肾阳虚,阳气不能外达四末,四肢失于气化温煦,则畏寒肢冷;脾虚水谷精微不能濡养周身,则神疲倦怠,面色㿠白无华;肾气虚,肾阳亏损,无以气化而疲乏无力;阳虚气化不利则小便清长;命门火衰,阳事不举等。

二、辨病

(一)糖尿病的诊断

1.症状

糖尿病典型症状为多饮、多食、多尿的"三多"症,同时伴有消瘦乏力的"一少"症,统称为"三多一少"症。糖尿病临床表现不一,差异较大。相当一部分2型糖尿病患者缺乏典型的糖尿病症状或因体检发现血糖升高或因病检查时发现血糖异常,尤其是以餐后2小时血糖升高者;或因出现糖尿病酮症酸中毒;或昏迷在急诊科救治时发现糖尿病;或因出现糖尿病慢性并发症就诊时发现糖尿病。

2.体征

糖尿病早期病情较轻,大多无明显体征。病情严重时出现急性并发症时有失水等表现,病久则出现与大血管、微血管、周围或内脏神经、肌肉、骨关节等各种并发症相应的体征。

3.辅助检查

(1)常规检查

①血液细胞分析、尿液分析。尿糖阳性、尿酮体强阳性是诊断糖尿病的重要线索,酮体在肝脏生成,糖尿病酮症酸中毒时常显著增加,尿酮体常用于糖尿病酮症酸中毒诊断。

②静脉血浆血糖:具体如表5-1-1所示。

表 5-1-1　糖尿病的诊断标准

诊断标准	静脉血浆葡萄糖水平(mmol/L)
(1)典型糖尿病症状(多饮、多尿、多食、体重下降)加上随机血糖检测或加上	≥11.1
(2)空腹血糖检测或加上	≥7.0
(3)葡萄糖负荷后 2 小时血糖检测无糖尿病症状者,需改日重复检查	≥11.1

注:空腹状态指至少 8 小时没有进食热量;随机血糖指不考虑上次用餐时间,一天中任意时间的血糖,不能用来诊断空腹血糖受损或糖耐量异常

③血生化:糖化血红蛋白、血脂、肝功能、肾功能、电解质等。空腹血糖≥7.0mmol/L,餐后血糖或随机血糖≥11.1mmol/L,糖化血红蛋白≥6.5%,血脂异常。

④十二通道心电图:心电图示部分患者可有 S-T 段的改变。

⑤血液黏稠度:部分患者可见血黏度异常。

⑥尿微量白蛋白:该检查是糖尿病影响肾脏的早期征象,可用于诊断早期糖尿病肾病。

(2)特殊检查

①葡萄糖耐量试验+胰岛素+C 肽释放检查:B 细胞分泌的胰岛素原可被相应的酶水解生成胰岛素和 C 肽,C 肽可作为评价 B 细胞分泌胰岛素能力的指标,C 肽测定的特异性高,能反映糖尿病患者的 B 细胞合成和分泌能力,同时对 DM 的分型、治疗和预后判断也有意义。1 型糖尿病患者空腹及餐后 C 肽曲线低下;2 型糖尿病患者 C 肽峰值下降,高峰延迟出现;1 型糖尿病患者的胰岛素分泌低下,曲线低平;2 型糖尿病患者的胰岛素分泌高峰延迟,峰值下降。

②糖尿病自身抗体:1 型糖尿病发病与自身免疫有关,患者血清中可检出多种针对胰岛细胞及其细胞成分的自身抗体,可协助分型,指导治疗。

③血管彩色多普勒(颈部、四肢血管):评价糖尿病患者血管病变的诊断和程度。

④眼底检查:早期发现眼部各组织的病变,眼部微血管病变的程度可以反映全身微血管病变的发展程度。

⑤神经传导速度:提高对糖尿病周围神经病变的早期确诊率。

⑥动态血压测定:是了解糖尿病患者血压波动的特点及昼夜规律性的变化,对发现血压升高有帮助。

⑦动态心电图:了解患者在静息及运动状态时心率的变化,了解是否有心律失常及 S-T 段的改变。

(二)糖尿病分型

1.型糖尿病(T1DM)

该病为胰岛 B 细胞破坏导致胰岛素绝对缺乏。主要特点:起病急,有中度至重度的临床症状,体形消瘦,易发生酮症酸中毒;典型病例见于小儿及青少年,但任何年龄均可发病;血浆胰岛素水平低;空腹及餐后 C 肽曲线低下;必须依赖胰岛素治疗;自身抗体多为阳性。根据现有的研究结果,可认为 T1DM 是一种免疫调节性疾病。

2.型糖尿病(T2DM)

该病主要表现以胰岛素抵抗为主伴胰岛素相对不足,大约95%的糖尿病为2型糖尿病。主要特点:60%为肥胖型,多见于成年人,尤其是 40 岁以上发病率急剧上升,多数起病缓慢,隐匿,病情较轻;血浆胰岛素相对性降低;胰岛素的效应相对不好;C 肽峰值下降,高峰延迟出现;多数无需依赖胰岛素,但在诱因下可发生酮症;常有家族史,但遗传因素复杂;2 型糖尿病半数以上发病时无明显症状,以健康普查发现。由发现时慢性并发症的检出情况看,可能已有 5~10 年糖尿病病史。总之,目前认为 2 型糖尿病是一种多基因异质性加环境因素引发多种疾病。

3.其他特殊类型糖尿病

(1)胰岛 B 细胞功能遗传性缺陷:第 12 号染色体,肝细胞核因子-1α(HNF-1α)基因突变(MODY3),第 7 号染色体,葡萄糖激酶(GCK)基因突变(MODY2),第 20 号染色体,肝细胞核因子-4α(HNF-4α)基因突变(MODY1),线粒体 DNA 及其他。

(2)胰腺外分泌疾病:胰腺炎、创伤/胰腺切除术后、胰腺肿瘤、胰腺囊性纤维化、血色病、纤维钙化性胰腺病及其他。

(3)内分泌疾病:肢端肥大症、库欣综合征、胰高糖素瘤、嗜铬细胞瘤、甲状腺功能亢进症、生长抑素瘤、醛固酮瘤及其他。

(4)药物或化学所致的糖尿病:Vacor(N-3 吡啶甲基 N-P 硝基苯尿素)、喷他脒、烟酸、糖皮质激素、甲状腺激素、二氮嗪、β-肾上腺素能激动剂、噻嗪类利尿剂、苯妥英钠、α-干扰素及其他。

(5)感染:先天性风疹、巨细胞病毒感染及其他。

(6)不常见的免疫介导型糖尿病:僵人综合征,胰岛素自身免疫综合征,胰岛素受体抗体及其他。

(7)其他与糖尿病相关的遗传综合征:Down 综合征,Klinefelter 综合征,Turner 综合征,Wolfmann 综合征,Friedrich 共济失调,Huntington 舞蹈病,Lawrence-Moon-Beidel 综合征,强直性肌萎缩,卟啉病,Prader-Willi 综合征及其他。

4.妊娠期糖尿病

妊娠期糖尿病指正常妇女在妊娠过程中初次出现糖耐量异常或糖尿病者,不包括妊娠前已知的糖尿病患者(糖尿病合并妊娠)。妊娠期糖尿病患者中可能存在其他类型糖尿病,只是在妊娠中显现而已,所以要求产后 6 周以后,重新按常规诊断标准确认。妊娠期糖尿病的筛查和诊断标准:24～28 周孕妇需进行 75g 葡萄糖筛查试验,空腹血糖≥5.1mmol/L;餐后 1 小时≥10.0mmol/L;餐后 2 小时≥8.5mmol/L。3 次血糖测定值只要有任意 1 个符合,即可诊断。

三、类病辨别

糖尿病诊断一旦成立,需行分型检查,再者排除继发糖尿病,常见的继发性糖尿病有以下几种。

(一)生长激素瘤

由于生长激素分泌过多引起的一种综合征,在儿童发病可以表现为巨人症,在成人发病则表现为肢端肥大症。

(二)皮质醇增多症

由于肾上腺增生或肿瘤分泌过多的皮质醇所引起的综合征,表现为向心性肥胖、高血压、骨质疏松、糖尿病等。

(三)嗜铬细胞瘤

由于肾上腺髓质或交感神经嗜铬细胞发生的肿瘤,分泌过多的肾上腺素和去甲肾上腺素导致高血压、高血糖。

(四)甲状腺功能亢进症

甲状腺激素可促进肠道单糖的吸收,促使肝糖原分解增加并有一定的促进糖异生作用,甲亢时加速全身代谢和消耗热量,葡萄糖利用和氧化增加,加重胰岛素负担而诱发糖尿病,甚至诱发糖尿病急性并发症的发生。典型甲状腺功能亢进如多食易饥,怕热汗出,消瘦明显,心悸手抖等症状,甲状腺功能检查有助于诊断。

(五)胰升糖素瘤

胰升糖素瘤(GG)是一种非分泌胰岛素的胰岛瘤,肝细胞为胰升糖素瘤的主要靶细胞,主要促进肝糖原分解及糖异生,并抑制肝糖原生成,促进肝细胞对氨基酸的摄取,促进酮体生成并抑制胆固醇和甘油三酯的合成。出现由胰岛 A 细胞瘤分泌过多胰升糖素瘤所引起的临床综合征,临床特点表现为坏死溶解性游走性红斑,疼痛性舌炎、唇炎和口腔黏膜炎症,体重下降,低蛋白血症,正细胞正色素性贫血,实验室检查血浆 GG 显著增高,临床较为罕见。

(六)醛固酮增多症

肿瘤分泌过量的醛固酮,增加尿钾排出,引起低血钾症,推测低血钾症可抑制胰岛素释放而造成糖耐量低减或血糖升高。醛固酮增多症可因缺钾性肾病出现多尿、夜尿增多、口干多饮,加之缺钾引起的糖代谢紊乱,容易误诊为糖尿病,故需审慎加以鉴别。

(七)自身免疫性多腺体性内分泌病

自身免疫性多腺体性内分泌病又称多腺性自身免疫综合征,是由于两种以上内分泌腺发生自身免疫性损害而致功能异常,临床上大致分为1型和2型两大类,2型患者中大约50%有1型糖尿病,常伴有自身免疫性埃迪森病、Grave病、EP状腺功能低下或甲状旁腺功能减退组合,从而产生相应的临床综合征。据临床表现及实验室检查,不难鉴别,给予相应靶激素替代治疗可使症状明显改善。

(八)性激素异常

多数研究者认为女性雄激素增高容易引起胰岛素抵抗,其作用途径是抑制胰岛素的糖原合成,典型的女性胰岛素抵抗可见多囊卵巢综合征,反之男性雄激素降低容易引起腹型肥胖及胰岛素抵抗。临床上女性可见肥胖、月经紊乱、不孕、多毛、长胡须等,实验室检查及妇科彩超可有助诊断。

(九)POEMS综合征

POEMS综合征是指多发性周围神经病变(P)、脏器肿大(O)、内分泌改变(包括糖耐量异常、性功能低下、甲状腺功能低下、高泌乳素血症和肾上腺皮质功能低下)(E)、单克隆丙种球蛋白病(M)和皮肤损害(S),是一种少见的伴有骨硬化性骨髓瘤和多系统损害的浆细胞疾病。临床诊断标准:①慢性进行性多发性周围神经病变;②肝脾淋巴结肿大;③内分泌改变;④异常球蛋白血症;⑤皮肤改变;⑥视盘水肿;⑦低热、肢体水肿、杵状指。凡有上述综合征中三项临床特征即可诊断。

(十)胰源性糖尿病

胰腺全切术后,慢性酒精中毒或胰腺炎等引起的胰腺病变可伴有DM。临床表现和实验室检查类似T1DM,但血中胰高糖素和胰岛素均明显降低,在使用胰岛素或其他口服降糖药物时,由于拮抗胰岛素的胰高糖素亦同时缺乏,极易发生低血糖症,但这些患者不易发生严重的酮症酸中毒。无急性并发症时,患者多有吸收不良、营养不良和慢性腹泻和消化不良等表现。

四、治疗

(一)基础治疗

1.糖尿病健康教育

使患者对糖尿病有充分的认识,提高患者的自我保健能力和自我护理,让其树立正确的抗病态度和信心。积极检测血糖。

2.饮食治疗

严格控制饮食,控制每天摄入的总热量、合理搭配营养成分,定量定时进餐,以控制血糖、血脂和体重。

3.运动治疗

糖尿病患者应进行有规律的合适运动。

(二)辨证论治

1.燥热伤津

主症:多食易饥,口渴多饮,形体消瘦,大便干结,苔黄,脉滑实有力。

治法:清热生津。

方药:白虎加入参汤加减。石膏30g,知母、生地黄、麦冬、人参各15g,黄连、栀子、粳米各10g,甘草5g。方中石膏、知母清肺胃二经气分实热而除烦止渴,两药合用,清胃火,滋阴液,共为主药。生地黄、麦冬养阴润肺,又有清热之功。黄连苦寒,直泄胃腑之火,栀子苦寒,通泄三焦之火,两药共治其胃火炽盛;人参、粳米、甘草甘温,既护卫脾胃之气,又滋养胃阴。消谷善饥重用生熟地、黄精;大便干加白芍、玄参、芒硝等润燥通便;口渴重加芦根、天花粉。

2.气阴两虚

主症:口渴多饮,口干舌燥,少气无力,纳差腹胀,汗多,尿频量多,舌质淡红,苔白,脉弱或结代。

治法:益气养阴。

方药:生脉散合六味地黄丸加减。人参20g,麦冬、五味子各15g,熟地黄20g,山萸肉、山药各15g,丹皮、茯苓、泽泻各10g。人参甘温,大补元气,可补五脏之气,尤擅补肺气;麦冬甘寒质润,养阴以润肺,清热以生津;五味子酸温,酸能收敛,既能益气固表止汗,又能滋阴生津敛汗,性温而润,滋补肾水,且甘以益气,酸能生津,有良好的益气生津止渴功效。三药合用,以益气养阴,生津止渴。六味地黄丸滋补肾阴。阴虚火旺明显者,加知母、黄柏;脾气亏虚明显者加黄芪、白术等。

3.阴阳两虚

主症:小便频数,浑浊如凝膏,甚则饮一溲一,面容憔悴,耳轮干枯,腰膝酸软,畏寒肢冷,男子阳痿或女子月经不调,舌淡苔白而干,脉沉细无力。

治法:滋阴温阳补肾。

方药:金匮肾气丸加减。附子(炮)、覆盆子、山茱萸、山药、茯苓各15g,桑螵蛸、金樱子、泽泻、牡丹皮各10g,肉桂(后下)5g,鹿茸(研磨嚼服)1g。方中附子温补一身之阳气,尤擅于温补脾肾之阳;肉桂温补肝肾,补火助阳,且能引火归原,益阳消阴;鹿茸补肾阳,益精血,助全身阳气之气化。三药合用,补壮肾中之阳。桑螵蛸、覆盆子、金樱子,三药均既壮补元阳,又可收敛阴精,防止精微物质下泄。六味地黄丸滋补肾阴,配合以上补阳药以阴中求阳,取其"擅补阳者,必于阴中求阳,则阳得阴助而生化无穷"之意,使阴阳互生。若肾气不足,摄纳无权而出现肾不纳气之虚喘时,可酌加蛤蚧、胡桃肉等;阳痿加锁阳、阳起石;耳聋失聪加灵磁石、桑寄生等。

4.瘀血阻滞

主症:口渴多饮,消瘦,面色黧黑,肢体麻木,刺痛不移,唇舌紫黯,或有瘀斑,舌下青筋显露为主症,伴手足发紫发冷,苔薄白或薄黄,脉沉细或脉涩不利。

治法:活血化瘀。

方药:桃红四物汤加减。桃仁、红花、川芎、熟地黄、桂枝、柴胡10g,当归、白芍各15g,甘草5g。方中桃仁具活血祛瘀生新之功;红花活血祛瘀,消肿止痛;川芎辛散温通,主以活血,兼以行气,为血中之气药;三药合用,共起活血化瘀功效。柴胡芳香疏散,条达肝气,疏肝解郁;桂枝辛散温通,入心经走血分,流畅血脉而行滞。两药合用,以其辛香疏通之性,促进血液运行,使其瘀血化尽。当归甘辛温,辛温以活血化瘀,既补血又活血;熟地甘温,养血滋阴;白芍酸甘,甘以补血养肝体,酸以敛阴生津;甘草一则配合白芍以酸甘化阴,二则缓和药性。

以上方药,水煎服,每日一剂。

(三)特色专方

1.益气养阴汤

由党参50g,生熟地各25g,地骨皮、泽泻、丹参、枸杞子各20g组成,功效为益气养阴。水煎3次,分3次口服,每日早、午、晚饭前半小时服1次。有学者运用益气养阴汤加减并配合饮食控制治疗非胰岛素依赖型糖尿病50例,结果治疗2个月后,显效12例,有效29例,无效9例,总有效率82%。

2.益气养阴活血方

由生黄芪30g,生地30g,山药10g,苍术10g,玄参20g,丹参30g,葛根15g,木香10g,当归10g,赤芍10g,川芎10g,益母草30g共12味药组成。每日一剂,分两次服。结果表明,本方可以改善糖尿病患者的血液流变性;舌黯等血瘀临床见证也随之消除;改善糖尿病合并下肢血管病变患者的下肢血流量;改善糖尿病患者临床症状,降低血糖、尿糖。

3.加味桃核承气汤

有学者认为糖尿病患者多属气阴两虚,瘀血燥结症,治宜益气养阴、活血通腑,用加味桃核承气汤(大黄6~12g,桃仁9~12g,桂枝6~12g,玄明粉3~6g,甘草3~6g,玄参12~15g,生地黄12~15g,麦冬12g,黄芪30~45g。)日一剂分两次服,治疗2型糖尿病总有效率达80.6%,治疗后血糖、血脂明显下降,血液流变学指标显著改善,生活质量大为提高。实验研究进一步表明,该方法能促进β细胞胰岛素分泌,刺激肝糖原合成,增加胰岛素受体数目并提高其亲和力等作用,从而达到控制血糖、尿糖、改善症状、防止并发症的作用。

4. 活血降糖饮

由黄芪、太子参各30g,生地、丹参各20g,桃仁、红花各10g,大黄5g,田七10g等组成,日一剂水煎服,2月为一疗程,作用为益气养阴,活血通络,适用于气虚血瘀症的糖尿病患者。有学者用该方治疗2型糖尿病56例,总有效率80.4%,显效率25%。

5. 消渴五虫方

蚕蛹、僵蚕、蜈蚣、水蛭、全蝎、乌梢蛇等研粉合蚕茧壳煎汤送服,某医院治疗156例2型糖尿病,显效81例(51.9%),有效58例(37.2%),并对并发高血压、冠心病、周围神经病变及视网膜病变有明显疗效。

6. 加味增液白虎汤

由生石膏、知母、生地、玄参、麦冬、山药各10g,天花粉15g,地骨皮、太子参、黄精、丹参、赤芍、桑白皮各12g,黄连9g组成,水煎内服,日一剂,有益气养阴、清热通脉和营作用。

7. 活血化瘀方

丹参30g,水蛭10g,泽泻、川芎、赤芍、地骨皮各15g,鬼羽箭、花粉、生地、黄芪各20g。水煎服,日一剂。有学者治疗57例2型糖尿病,3个月为一疗程,显效52.6%,好转33.3%,无效14%,总有效率86%。

8. 健脾降糖饮

有学者应用验方"健脾降糖饮(黄芪、黄精、炒白术、山药、葛根、黄连、花粉、生地、麦冬、丹参、枸杞子、茯苓、人参、玄参、内金)"对35例2型糖尿病患者进行了治疗,并同单纯应用西药治疗的30例患者进行了对照,结果:对糖尿病的疗效,治疗组空腹血糖由治疗前(11.92 ± 3.26)mmol/L下降至治疗后(7.35 ± 0.97)mmol/L,显效15例,有效18例,无效2例;对照组空腹血糖由治疗前(11.78 ± 3.35)mmol/L下降至治疗后(7.36 ± 1.39)mmol/L,显效7例,有效19例,无效4例。在血脂、血液流变学方面,治疗后治疗组胆固醇、甘油三酯均明显下降($P<0.05,P<0.01$);而对照组血脂变化不明显(P 均>0.05);治疗后治疗组甘油三酯、全血低切黏度、血浆比黏度和纤维蛋白原较对照组明显为低($P<0.01,P<0.01,P<0.05,P<0.05$),说明健脾降糖饮对糖尿病时的脾气虚证具有良好的治疗作用,可有效改善临床症状,提高患者生活质量,有效降低血糖、血脂和改善血液流变学变化,对餐后高血糖状态具有良好的改善作用。

(四)中药成药

1. 消渴丸

由黄芪、生地、天花粉、格列苯脲组成。每次5~20粒,每日2~3次,饭前30

分钟服用。滋肾养阴、益气生津。主治 2 型糖尿病。

2.降糖舒

由人参、生地、熟地、黄芪、黄精、刺五加、荔枝核、丹参等 22 种中药组成。每次 6 片,每日 3~4 次。益气养阴、生津止渴,主治 2 型糖尿病无严重并发症者。

3.降糖甲片

含生黄芪、黄精、太子参、生地、花粉。每次 6 片,每日 3 次。益气养阴,生津止渴。主治 2 型糖尿病。

4.甘露消渴胶囊

由熟地、生地、党参、菟丝子、黄芪、麦冬、天冬、玄参、山萸肉、当归、茯苓、泽泻等组成。制成胶囊。每次 1.8g,每日 3 次。滋阴补肾、益气生津。主治 2 型糖尿病。

5.参芪降糖片

主要成分是人参皂苷、五味子、山药、生地、麦冬等。每次 8 片,每日 3 次。益气养阴、滋脾补肾,主治 2 型糖尿病。

6.珍芪降糖胶囊

由黄芪、黄精、珍珠等多种名贵中药精心提炼而成。日服 3 次,每次 4 粒,饭后 10 分钟服用。滋阴补肾,生津止渴。治疗成人各类型糖尿病、老年型糖尿病、幼年稳定型糖尿病,预防糖尿病并发症。

7.糖脉康颗粒

黄芪、生地黄、赤芍、丹参、牛膝、麦冬、黄精。每次 1 包,每日 3 次。益气养阴,活血化瘀,主治非胰岛素依赖型糖尿病,对防治糖尿病并发症也有一定作用。

8.消渴灵片

由地黄、五味子、麦冬、牡丹皮、黄芪、黄连、茯苓、红参、天花粉、石膏、枸杞子组成。一次 8 片,每日 3 次。滋补肾阴、生津止渴、益气降糖,用于成年非胰岛素依赖性轻型、中型糖尿病。

9.消渴平片

含五味子、沙苑子、枸杞子、五倍子、天冬、知母、丹参、黄芪、黄连、人参、天花粉、葛根。每日 3 次,每次 3 片。益气养阴,健脾补肾,生津止渴,治疗糖尿病气阴两虚型。

(五)拔罐疗法

1.方法一

(1)取穴:①膀胱经:三焦俞、肾俞;②任脉:石门;③经外奇穴:华佗夹脊;④脾经:三阴交。

(2)治疗方法:①留罐法:以上穴位于拔罐后各留罐 10~20 分钟;②排罐法:于

腰椎两旁行密排罐法并留罐;③针罐法:先用毫针针刺上穴得气后再行留罐。

2.方法二

(1)拔罐部位:选穴:肺俞、脾俞、三焦俞、肾俞、足三里、三阴交、太溪穴。

(2)方法:取上穴,采用单纯火罐法吸拔穴位,留10分钟,每日1次或采用背部腧穴走罐,先在肺俞至肾俞段涂抹润滑剂,然后走罐至皮肤潮红或皮肤出现瘀点为止,隔日1次。

(六)气功疗法

气功是通过有意识地自我调节心身活动,达到防病却疾的锻炼方法。具有调和气血,平衡阴阳,疏通经络,延年益寿的功效,对胃、十二指肠溃疡,高血压,糖尿病,神经衰弱等慢性疾病都有较好的疗效。近年国内外不少报道采用气功治疗糖尿病取得较满意的疗效,尤其老年糖尿病效果更好。临床观察与实验研究都表明气功对内分泌系统有直接或间接的影响,对改善临床症状、降低血糖和尿糖均有一定作用。初学练功时需注意以下几点:

1.松静自然

做到心情稳定、体位舒适、全身放松后再调整呼吸。

2.意气相合

指练功时用意念活动去影响呼吸,逐渐使意念的活动与气息的运行相互配合,使呼吸随着意念活动缓慢进行。在松静自然的前提下,逐步地把呼吸锻炼得柔细匀长,如"春蚕吐丝",绵绵不断。

3.动静结合

气功偏静,还应配合其他体育疗法如太极拳、健身操等。只有动静相结合,才能相得益彰,从而真正达到平衡阴阳、调和气血、疏通经络的作用。

4.循序渐进

练功要靠自己努力,只有坚持不懈,持之以恒,才能逐渐达到纯熟的地步。开始练功时间可短些,以后逐渐加长,一般可加到30~40分钟,每日1~2次。具体练功方法:①松静功:松静功又名放松功,是古代用于修身养性的一种静坐功法,对老年糖尿病患者尤为适宜;②内养功:内养功是气功中静功法的一种。它的特点是通过特定的姿势,呼吸的意念的调练,以实现形体松适、呼吸调和、意念恬静等要求,从而达到静心宁神,平衡阴阳,调和气血,疏经活络,协调脏腑,防病祛病的作用。

以上介绍了两种不同气功的练法,均适用于无严重并发症患者,尤其松静功对糖尿病伴有高血压、冠心病者也较适用,若糖尿病伴冠心病者不宜采用内养功。

有学者推荐习练气功十八段锦、内养功、强壮功、服日精月华功、消渴内养功、真气运行五步功等功法治疗糖尿病。有学者报道用鹤翔庄气功治疗糖尿病患者,具有降低血糖的作用，OGTT各时相血糖均下降，其机制可能与保护胰岛β细胞及促进靶组织对糖的利用有关。有学者认为气功治疗法宜益肺、健脾、固肾，运化功、调神功、鹤翔庄功及生转乾坤等交替练习，早晚各1次，每次0.5～1小时。

（七）按摩疗法

1.自我按摩

通过自我按摩可达到调整阴阳，调和气血，疏通经络，益肾补虚，清泄三焦燥热，滋阴健脾等功效。糖尿病患者的自我按摩以胸腹部、腰背部、上下肢等部位的经络、穴位为主。一般采用先顺时针按摩30～40次，再逆时针按摩30～40次的方法进行。左右手交换进行或同时按摩。

（1）按摩肾区：清晨起床后及临睡前，取坐位，两足下垂，宽衣松带，腰部挺直，以两手掌置于腰部肾俞穴（第二腰椎棘突下旁开1寸半），上下加压摩擦肾区各40次，再采用顺旋转、逆旋转摩擦各40次，以局部感到有温热感为佳。

（2）按摩腹部：清晨起床后及临睡前，取卧位或坐位，双手叠掌，将掌心置于下腹部，以脐为中心，手掌绕脐顺时针按摩40圈，再逆时针按摩40圈。按摩的范围由小到大，由内向外可上至肋弓，下至耻骨联合。按摩的力量，由轻到重，以患者能耐受、自我感觉舒适为宜。

（3）按摩上肢：按摩部位以大肠经、心经为主，手法以直线做上下或来回擦法为主，可在手三里（肘部横纹中点下2寸处）、外关（腕背横纹上2寸，桡骨与尺骨之间）、内关（腕横纹上2寸，掌长肌肌腱与桡侧腕屈肌腹之间）、合谷（手背，第一、第二掌骨之间，约平第二掌骨中点处）等穴位上各按压、揉动3分钟。

（4）按摩下肢：按摩部位以脾经、肾经为主，手法以直线做上下或来回擦法为主，可在足三里（外膝眼下3寸，胫骨前嵴外1横指处）、阳陵泉（腓骨小头前下方凹陷中）、阴陵泉（胫骨内侧踝下缘凹陷中）、三阴交（内踝高点上3寸，胫骨内侧面后缘）等穴位上各按压、揉动3分钟。

（5）按摩劳宫穴：该穴定位于第二、第三掌骨之间，握拳，中指尖下。按摩手法采用按压、揉擦等方法，左右手交叉进行，每穴各操作10分钟，每天2～3次，不受时间、地点限制。也可借助小木棒、笔套等钝性的物体进行按摩。

（6）按摩涌泉穴：该穴定位于足底（去趾）前1/3处，足趾跖屈时呈凹陷处。按摩手法采用按压、揉擦等方法，左右手交叉进行，每穴各操作10分钟，每天早晚各1次。

2.糖尿病分为三期辨证按摩施治

Ⅰ期：糖尿病隐匿期。无典型糖尿病症状，但血糖偏高，尿糖高或正常，以阴虚为主，有阴虚肝旺、阴虚阳亢、气阴两虚三种情况，治宜益气养阴、平肝潜阳，常用穴：脾俞、肾俞、足三里、太溪、合谷、劳宫；备用穴：中脘、中极、水泉；方法：根据部位不同,选用点法、按法、揉法、摩法,弱刺激,每日2次,每次按摩15分钟。

Ⅱ期:糖尿病(消渴病)期。"三多一少"症状明显,血糖、尿糖、糖化血红蛋白等均高,以阴虚燥热为特点,治宜滋阴润燥。常用穴:劳宫、脾热、水道、关元、三阴交、合谷、太冲、肾俞、胃俞、中脘、少商,备用穴:期门、涌泉、极泉、百会、大都,方法:可选点、按、摩等法,强刺激,用泻法,日3次,每次15~20分钟。

Ⅲ期:糖尿病(消渴病)并发症期。但严重程度可不尽相同,各并发症均按标准分为早、中、晚三期。早期(虚劳期),虽有并发症但较轻,中医属气阴两虚,经脉不畅,治宜益气养阴,疏通经络。常用穴:肾俞、胃俞、三阴交、血海,备用穴:内关、足三里,方法:补法,弱刺激,每次20分钟,每日3次,多用摩法、揉法。中期(劳损期),并发症加重,功能失代偿,病机多为血脉瘀阻、痰瘀互结、阴损及阳等,治宜活血化瘀、调和阴阳,常用穴:曲池、三阳络、足三里、肾俞,备用穴:三阳交、外关、太溪,方法:补法,弱刺激,每次30分钟,每日2次,多选揉法、摩法。晚期(劳衰期),并发症严重,脏器功能严重衰竭或致残,病机为气血阴阳俱虚、痰瘀郁瘀互结,治宜调补气血阴阳,化瘀祛痰利湿,参照中期(劳损期)的穴位方法加水沟、兑端以温肾助阳,配关冲、太白补气生津。

(八)自然因子疗法

1.矿泉疗法

矿泉水能减轻患者的自觉症状(如口渴、神经性疼痛),降低血糖值。本法与饮食疗法有协同作用,适合饮疗的矿泉有重碳酸钠泉、碳酸泉、氯化钠泉、硫酸镁泉等,每次150~200mL,每日3~4次,4~6周为一疗程。饮用矿泉水时应禁饮茶,并可与矿泉浴并用。

2.矿泉浴

目的在于调整自主神经系统功能,促进碳水化合物的代谢,从而改善全身状况。浴温因人而异,以舒适感为宜。研究表明,当患者感到最佳浴温时降糖效果好,适合浴用的矿泉有重碳酸钠泉、碳酸泉、氧化钠泉、硫化氧泉、硫酸钠泉等,每日1次,每次15~20分钟为宜,12~15次为一疗程。

(九)针灸疗法

1.针灸在治疗糖尿病的应用和一些常用穴位介绍

在传统的中医理论中,糖尿病属于"消渴"范畴,中医认为其主要病机为阴虚燥热,多为三焦同病。治疗也主要是围绕滋阴降火,活血化瘀等方面入手。依据经脉脏腑相关理论,消渴为三焦同病,而主要又在肝脾肾三脏,中医认为"胃火旺盛,则消谷善饥""肾水不足,则虚火上炎;肾气不足,则不能化水涩精,故小便甘而频数""肝木不调,克伐脾土"等理论;同时依据临床症状,选用三焦经穴位。选穴多如脾经的太白穴、三阴交穴,胃经的足三里穴、内庭穴,三焦经的阳池穴、外关、天井穴,肝经的太冲穴,肾经的太溪穴、复溜穴,另外背俞穴,如胰俞穴、脾俞穴、胃俞穴、肝俞穴、肾俞穴等。

2.具体方法

(1)中国中医药学会消渴病专业委员会制定的消渴病中医分期辨证标准将其分为3期针灸治疗:

Ⅰ期(糖尿病隐匿期)病机特点以阴虚为主,常见阴虚肝旺、阴虚阳亢、气阴两虚三种证候。治则以益阴为主。处方及手法:胰俞、膈俞、肺俞、脾俞、肾俞、足三里、三阴交、地机、尺泽。方中三阴交、地机、尺泽穴均用补法,得气后留针30分钟以上;其他各腧穴均用平补平泻法,得气为度,留针15~30分钟。

Ⅱ期(糖尿病期)阴虚化热为主。常见胃肠结热、湿热困脾、肝郁化热、燥热伤阴、气阴两虚等五种证候,治则以益阴泄热为主。处方及手法:胰俞、膈俞、肺俞、脾俞、肾俞、足三里、三阴交、地机、尺泽、外关、曲池、太溪、血海。各腧穴均用平补平泻之法,得气为度,留针15~30分钟。

Ⅲ期(糖尿病并发症期)由于个体差异,并发症的发生不完全相同,可单一出现,也可两种以上并见。常见的并发症有肢体疼痛或麻木、雀目或白内障、半身不遂、泄泻、阳痿、劳咳等。病机特点:气血阴阳俱虚,痰湿瘀郁互结。治则:益气温阳。处方:胰俞、膈俞、气海、中脘、足三里、照海、列缺、三阴交、关元、命门。诸穴均用平补平泻之法,得气后留针30分钟以上,关元、命门用灸法。

(2)以阴虚热盛、气阴两虚、阴阳两虚型辨证取穴治疗糖尿病:

阴虚热盛型:采用阳经穴方即膈俞、脾俞和足三里,均针刺双侧,得气后施泻法。

气阴两虚型:采用阴经穴方即双侧尺泽、地机和三阴交及中脘、气海,针刺施平补平泻法,留针20分钟,隔10分钟行针1次。

阴阳两虚型:采用阴经穴方针刺尺泽、地机、三阴交用补法,中脘、气海隔姜灸各3壮。各组均每日治疗1次,10次为1个疗程,间隔3天进行下一疗程,最多治疗4个疗程。治疗后显效14例,有效12例,总有效率76.48%,无效8例,血糖、尿糖降低,症状明显改善。

(3)主穴加减针刺治疗糖尿病:取穴以脾俞、膈俞、足三里为主,辨证酌加穴位。如多饮、烦渴、口干加肺俞、意舍、承浆;多食、易饥、便结加胃俞、丰隆;多尿、腰痛、耳鸣、心烦、潮热、盗汗加肾俞、关元、复溜;神倦乏力、少气懒言、腹泻头胀、肢体困重加胃俞、三阴交、阴陵泉等。手法平补平泻加指压,以针刺得气为度,待患者对针刺有较强反应时,留针15分钟,出针后重复运针一次再指压。每日针刺一次,12次为1个疗程。每疗程间隔3天,共治疗3个疗程。共治疗26例,经针刺治疗后,(血糖降至正常范围,症状、体征基本消失,尿糖持续阴性)显效15例

(57.7%);(血糖较治疗前下降 100mg/dL 以上,症状、体征明显好转,尿糖显著减少)良效者 3 例(11.5%);(血糖较治疗前下降 50～100mg/dL,症状有所改善,尿糖减少)改善者 3 例(11.5%);(症状、体征无改善,或有所改善但血糖下降在 50mg/dL 以下,或治疗后血糖又回升到治前水平)无效者 5 例(19.2%),总有效率 80.7%。有降血糖,促进胰岛素分泌,改善口服葡萄糖耐量试验和胰岛素释放试验指标等作用。

(4)按上、中、下三消辨证取穴治疗:①烦渴多饮、口干舌燥、小便频多、舌边尖红、苔薄黄,脉数属上消,治宜清热泻火,生津止渴,取手太阴、手阳明经穴及背俞穴为主,中刺激,选肺俞、少商、鱼际、合谷、膈俞为主,配胃俞、水泉、列缺、内庭穴;②消谷善饥、形体消瘦、大便秘结、舌苔黄燥、脉象滑实有力属中消,宜清胃泻火,取穴以足阳明胃经为主,中刺激,选脾俞、胃俞、足三里、内庭、合谷,配三阴交、中脘、曲池、隐白穴;③小便频数,尿如脂膏或尿甜、口干舌红,脉象沉细而数为下消,宜滋阴固肾,取足少阴经穴为主,弱刺激,以太溪、肾俞、三阴交、关元为主穴,配肝俞、足三里、气海、然谷穴。

(5)艾炷隔姜灸治疗:第一组取穴足三里、中脘。第二组取穴命门、身柱、脾俞。每三组取穴气海、命门。第四组取穴脊中、肾俞。第五组取穴华盖、梁门。第六组取穴大椎、肝俞。第七组取穴行间、中极、腹哀。第八组取穴肺俞、膈俞、肾俞。方法:以上八组穴每次用一组,轮换使用。鲜姜片 3～4 毫米,直径 2 厘米;艾炷直径 1.5 厘米,高 2 厘米,重 0.5 克。每穴灸 10～30 壮,隔日 1 次,50 天为 1 个疗程。治疗 13 例患者,经 2 个疗程治疗后血糖由 9.76±1.5mmol/L 降为 7.27±0.88mmol/L,平均下降 2.49±0.8mmol/L,症状消失或改善。

(6)温和灸:第一组取穴气海、关元、列缺、照海、水道。第二组取穴命门、肾俞、会阴、脊中、委阳。方法:两组穴交换使用,每次每穴灸 15～30 分钟。隔日 1 次,10 次为 1 个疗程。

(7)耳穴治疗:选取耳穴胰、内分泌、肺、渴点、饥点、胃、肾、膀胱等穴,每次选 3～4 个穴点,常规消毒后针刺,中等或轻刺激,留针 20～30 分钟,取针后耳穴贴压王不留行子,隔日 1 次。

第二节　糖尿病酮症酸中毒

祖国医学的文献中无糖尿病酮症酸中毒(DKA)的病名,但根据其临床表现,不同的发展阶段和病情的轻重缓可隶属于中医学中的"呃逆""神昏""厥证""脱证"等范畴。该病与东汉张仲景《金匮要略》所谓"厥阴消渴"非常类似。《金匮要略·

消渴小便不利病脉证并治》指出:"厥阴之为病,消渴,气上冲心,心中疼热,饥而不欲食,食即吐,下之不肯止。"

一、病因病机

(一)发病因素
本症的发生系素体阴虚,或消渴患者因治疗中断、饮食不节、它病加临,复因情志刺激、劳倦太过、感受外邪所致,使得消渴本病雪上加霜。

1.饮食不节

长期过食肥甘厚味,致脾胃运化失职,积热内蕴,化燥伤津,发为本病。

2.情志刺激

情志不遂,导致气机郁结,进而化火,熏灼伤肺胃阴液,加重消渴本病,发为本症。

3.劳倦太过

病后气力未复,勤于劳作,劳倦过度,耗损津液,发为本症。

4.感受外邪

外感六淫邪气,起居失调,它病加临,脏腑功能紊乱,气阴愈耗,发为本病。

(二)病机及演变规律
糖尿病酮症酸中毒的发生,在消渴病阴虚燥热的病理基础上,加之诱因使得燥热更加炽盛,热盛可化火成毒,热毒、湿浊加之瘀血蕴结于内,耗气伤阴,阻滞气机,使气阴更加虚耗,阴津阳气欲竭,最终发展成为阴虚阳脱之危象。

(三)病位、病性
糖尿病酮症酸中毒涉及肺、胃、心、肾诸脏;以阴虚为本,燥毒瘀浊为标,病机为燥热内盛蕴结于血分。属本虚标实之证。

(四)分证病机

1.燥热亢盛证

症状比较轻微,属于燥热内盛,本症见于DKA的初起或仅有酮症而未发展到酸中毒的轻症。在消渴病日久,气阴愈耗,肺胃津伤,形成燥热内盛。本证气阴不足为本,肺燥胃热为标,本虚标实。病位在肺胃,以肺燥津伤为主。

2.浊毒中阻证

本症见于中度DKA,伴有较明显的脱水症,在肺胃燥热的基础上发展而成。燥热之邪劫伤津液,肺胃津枯液涸,欲引水自救,故见大渴引饮,渴饮无度,浊毒阻于中焦而见胸闷纳呆,恶心呕吐。清阳不升则见头昏嗜睡、精神萎靡、饮一溲二。肺燥无津液敷布,四肢肌肉无津液濡养则干瘪皱褶。脏腑宰气不通,大便干燥,秽浊火毒之气熏蒸炎上,口中有秽臭似烂果样气味。

3.浊毒闭窍证

多见于糖尿病 DKA 的重症,糖尿病酮症昏迷。为浊毒阻滞中焦的进一步发展,热毒内陷心包而嗜睡不醒,神志昏迷。肾虚不纳,气不归原,元气散乱而呼吸深快,气短不续,气虚阳微,但见汗出不止,四肢厥逆。舌暗无津,脉微欲绝,全为阴虚阳脱危象。本症由于浊毒亢盛,真阴被劫,病位以心肾为中心。

二、辨病

(一)症状

早期症状主要表现有为多尿、烦渴多饮和乏力症状加重。逐渐出现食欲减退、恶心、呕吐,常伴头痛、烦躁、嗜睡等症状,呼吸深快,呼气中有烂苹果味(丙酮气味);病情进一步发展,出现严重失水现象,尿量减少、皮肤黏膜干燥、眼球下陷,脉快而弱,血压下降、四肢厥冷;到晚期,各种反射迟钝甚至消失,终至昏迷。

(二)体征

体检时可有脱水征象,如黏膜干燥,皮肤弹性丧失,眼球凹陷、眼压降低、视力模糊、口唇呈樱桃红,舌质红干少津。严重脱水时则见心率加快,心音低弱,血压下降,脉微弱而数,四肢发凉。呼吸有烂苹果味,但不是必然出现。酸中毒体征,轻度时呼吸轻度增快,重度时呼吸加深而快,呈 Kussmonl 呼吸,严重时因呼吸中枢麻痹而逐渐消失。腹部肌肉紧张,可有压痛或反跳痛。一般无意识障碍,严重时出现表情淡漠、嗜睡、神志模糊甚至昏迷,瞳孔对称性扩大,生理反射减退或消失。

(三)辅助检查

1.尿常规

可出现尿蛋白、管型、白细胞、红细胞等,尿糖定性呈强阳性,尿糖定量＞1000mg/dL。尿酮定性呈强阳性,尿酮定量＞15mg/dL。肾功能严重受损害时酮体减弱或阴性,合并严重肝功能受损害时可出现强阳性。

2.血常规

无感染可出现白细胞增多,血细胞比容增大,血红蛋白增高,血液黏稠度增加等。

3.血生化检测

血糖可达 16.67～27.78mmol/L(300～500mg/dL);老年患者血糖高达＞33.3mmol/L,并可出现高渗昏迷;血酮体(有条件)定性强阳性,定量＞5mmol/L;电解质紊乱血尿素氮可中度升高 28.0～32.13mmol/L,主要为肾前性脱水或血液循环衰竭。

4.高血浆渗透压

渗透压＞350mmol/L,渗透压的计算方法:血浆渗透压(mmol/L)＝2(血钠＋

血钾)mmol/L+血糖(mmol/L)+尿素氮(mmol/L)。

5.电解质紊乱

血钠＞150mmol/L或可正常，血钾正常或偏低。

6.血气分析

酸碱度失调 HCO_3^- ＜10mmol/L或二氧化碳结合力＜10%，pH＜7.20为重度酸中毒。

三、类病辨别

糖尿病酮症酸中毒的诊断一般并不困难，但以往无糖尿病病史的患者尤其是老年患者，发生糖尿病酮症酸中毒伴有意识障碍者，常易被误诊为脑血管病变而延误治疗时机，死亡率较高。因此，凡出现意识障碍患者，无论有无糖尿病病史，均需测定尿常规(尿酮体、尿糖)、血酮、血糖、电解质、HCO_3^- 或 CO_2^- CP、pH以及血气分析以资与脑血病变鉴别。以往有糖尿病病史而出现意识障碍者应首先考虑为酮症酸中毒所致，并应与其他糖尿病急性并发症，包括糖尿病高渗性昏迷、乳酸性酸中毒和低血糖昏迷相鉴别。

(一)低血糖症昏迷

糖尿病低血糖症多以突然昏迷的方式起病，起病前曾有注射大量胰岛素及口服降糖药史，用药后来进食或过度劳累、激动等。患者有饥饿感及心慌、出汗、手抖、反应迟钝及性格改变。体检可见双侧瞳孔散大、心跳加快、出汗、意识模糊甚至昏迷。腱反射增强，巴宾斯基征可阳性。实验室检查血糖小于3.9mmol/L，尿糖(-)。

(二)非酮症高渗性昏迷

非酮症高渗性昏迷起病较为缓慢，从发病到昏迷约数日以上。本症多见于老年患者，有呕吐腹泻，而入水量不足；或有感染存在，静脉注射过多的高渗葡萄糖；或正在使用皮质醇、噻嗪类等药物。患者多有神志及运动障碍，表现为幻觉、躁动、抽搐、瘫痪等。体格检查可见明显的脱水，皮肤干燥，弹性差，心跳快速但无力，腱反射亢进或消失。实验室检查血糖多在16.7～33.3mmol/L，尿糖(++)～(+++)，酮体弱阳性，二氧化碳结合力下降。

(三)乳酸酸中毒昏迷

乳酸酸中毒昏迷起病较急，从起病到昏迷为1～24小时。诱因多见于感染、休克、缺氧、饮酒，或服用大量苯乙双胍药片药，或原有慢性肝、肾病史。本病的临床表现常被多种原发疾病所掩盖。由缺氧及休克状态引起者，在原发病的基础上可伴有发绀、休克等症状。无缺氧及休克状态者，除原发病以外，以代谢性酸中毒为主，常伴有原因不明的深呼吸、神志模糊、嗜睡、木僵、昏迷等，有些患者常伴有恶心、呕吐、腹痛，或偶有腹泻。体温可降，体格检查可见呼吸深大而快。无酮味，皮肤潮红,心跳快速有力,腱反射迟钝。实验室检查,血乳酸>5mmol/L,pH<7.35或阴离子隙(AG)>18mEq/L,乳酸/丙酮酸(L/P)>3.0,结合病史进行诊断。

四、治疗

(一)治疗原则

本病属中医急症范畴。目前当发生 DAK 时主要以西医治疗为主,辅以中医治疗。中医予以急则治其标,标本兼治,固津防脱为先。

(二)分证论治

1. 燥热亢盛

证候:烦渴引饮,随饮随消,四肢倦怠或纳差泛恶,舌暗红,苔薄黄或白腻,脉细数或濡数。

治法:益气生津,清泄肺热。

处方:白虎汤合玉女煎加减。

组成:生石膏、知母、生地、麦冬、太子参、甘草、粳米、川牛膝。

加减:呕恶不止者重用半夏、竹茹、藿香以芳香化浊,和胃降逆;渴饮无度可加五味子、乌梅以甘酸化阴,加玄参、石斛、天花粉以加强养阴生津之效;倦怠乏力加黄芪,加强太子参补益肺气之效。尿中有烂苹果气味经久不消者,频饮淡盐水,咸味入肾,引上炎之火归元,常可取速效。

2. 浊毒中阻

证候:大渴引饮,口干唇焦,渴饮无度,饮一溲二,皮肤干瘪皱褶,精神萎靡,嗜睡。胸闷,纳呆,恶心呕吐,口有秽臭烂果之气,时有少腹疼痛如绞。大便秘结,舌红苔腻而燥,脉沉细或滑数。

治法:清热导滞,芳香化浊。

处方:增液承气汤合清胃散加减。

组成:生大黄、芒硝、枳实、生地、麦冬、玄参、藿香、半夏、生石膏。

加减:饮不解渴者加石斛、天花粉以加强养阴生津之效;头昏嗜睡者加佩兰、石菖蒲芳香化浊,除秽通窍。

3. 浊毒闭窍

证候:气息秽臭,烦躁不安,嗜睡不醒,甚则昏迷。呼吸深快,面色苍白,肌肉干瘪,自汗不止,四肢厥逆,舌暗无津,脉微欲绝。

治法:回阳固脱,益气养阴。

处方:生脉散合参附汤。

组成:人参、制附子、五味子、麦冬、黄芪、肉桂、干姜、炙甘草等。

加减:肢冷面红,气逆喘促,加黑锡丹镇浮阳,纳气平喘。

(三)中医特色治疗

1.专方专药

(1)消渴方药物组成:黄连、天花粉、生地黄、藕汁、石斛、黄芩。功效:清肺润燥,生津止渴。适用于燥热亢盛之轻症,见烦渴多饮者。

(2)黄连温胆汤加味药物组成:黄连、半夏、陈皮、竹茹、枳实、茯苓、玄参、天花粉、生地黄、山药、葛根、黄芪。功效:清热化痰,健脾利湿,适用于湿毒中阻型,见口燥咽干,烦渴引饮,皮肤干燥,精神萎靡,嗜睡,胸闷纳呆,恶心呕吐,口有秽臭,时有少腹疼痛如绞,大便秘结,舌红苔黄燥,脉沉细而数。

(3)生脉散药物组成:人参、麦冬、五味子。功效:益气养阴,适用于气阴两虚者。

(4)参附汤药物组成:附子、人参。功效:益气回阳固脱,适用于:阳气暴脱证。

(5)中成药:安宫牛黄丸药物组成:牛黄、水牛角浓缩粉、麝香、黄连、黄芩、栀子、雄黄、冰片、郁金、珍珠、朱砂。功能主治:清热解毒,镇惊开窍。用于热病,邪入心包,高热惊厥,神昏谵语等。

2.针刺治疗

体针:穴位可取中冲、素髎、内关穴俱灸。

(1)浊毒中阻型可取内关、中脘、足三里、内廷、丰隆等穴,针用泻法,留针15分钟。

(2)糖尿病酮症酸中毒昏迷者可针刺人中、百会、关元、神阙、太溪、涌泉穴,有益气养阴,回阳固脱的作用。若亡阴者,可加太溪穴;若亡阳者,可加气海穴。

3.耳针

浊毒中阻型可取胰、胃、肺、内分泌、皮质下、神门、渴点。轻刺激,间歇运针,留针30分钟~1小时。

4.灸法

取百会、关元、神阙、劳宫、涌泉穴,神阙隔盐灸,关元隔附子饼灸各5~10壮,百会、劳宫、涌泉艾条灸20~30分钟,具有益气养阴、回阳固脱的功效。

5.食疗

(1)葛根:新鲜葛根10g,生食。按语:本方适用于糖尿病酮症酸中毒脾胃虚热而渴者。

(2)乌梅饮:乌梅20g,冲水代茶饮。按语:本方适用于糖尿病酮症酸中毒饮不解渴者。

五、转归与预后

糖尿病酮症一般经处理后症状及酮体很快消失,预后较好,严重的糖尿病酮症酸中毒可因并发症较重经抢救无效后死亡。

六、预防与调护

（一）预防

(1)长期坚持严格控制血糖提高糖尿病患者对 DKA 的危害性的认识,加强自我护理,不能随意减少或擅自停用胰岛素或降糖药。

(2)积极防治和消除各种诱因感染、发热、精神创伤、手术等应激因素。

(3)提高警惕性,做好预防工作根据病情轻重不同分别对待,酸中毒程度较轻,脱水不明显,无循环衰竭,神志清楚者给予足量胰岛素,鼓励患者多饮水或予以淡盐水口服,可使尿酮体消失；当酸中毒程度较重者血 HCO_3^- <10mEq/L,pH<7.3,血酮>5mmol/L,甚至伴有循环衰竭应积极抢救。

(4)支持疗法患者意识清楚,则鼓励患者多进半流或流食,易消化的营养物质,必要时予以血浆等。

(5)提高抢救成功率,降低死亡率积极预防并发症脑水肿、肺水肿、心肌梗死、肾等多脏器功能衰竭等并发症的发生。

（二）调护

(1)对于轻症患者,鼓励多饮水,加速酮体排泄。能进食的患者,鼓励患者进餐,宜服食清淡易消化饮食；对于较重的患者,如呕吐剧烈者,可暂禁食,治疗后能进食宜服食清淡易消化饮食,少吃多餐为宜。糖尿病患者平素饮食应定时、定量、禁食油腻、坚硬不易消化、刺激性及含食物纤维多的食物,如肥肉、腌肉、辣椒、烈酒、芥末、粗粮、生冷瓜果、冷饮、韭菜、榨菜等。

(2)治疗期间应该注意休息,病情好转后可适当运动,平时运动宜选在饭后半小时至一个小时进行,可采用太极拳、五禽戏、八段锦等传统锻炼功法,适量活动,循序渐进。

(3)心理调摄：保持心情舒畅,调整情绪,调畅气机；树立战胜疾病的信心,配合医生进行合理的治疗和监测。

第三节 糖尿病肾病

中医学没有糖尿病肾病的病名,但根据其主要临床表现分属于中医的"消渴""水肿""眩晕""尿浊""癃闭""虚劳""溺毒"等范畴,中医认为本病初期多为消渴,中期出现变症分属水肿、眩晕、尿浊,后期因久病全身脏腑功能衰退而见癃闭、虚劳、溺毒。糖尿病肾病病位在肝脾肾,尤以肾为重点,涉及五脏六腑,病性为本虚标实,本虚涉及肝脾肾及五脏气血阴阳,标实为气滞、血瘀、痰浊、浊毒等。

一、病因病机

(一)发病因素

糖尿病日久,气阴两虚,进一步演变到肝、脾、肾及五脏气血阴阳失调,加之气滞、血瘀、痰浊、浊毒及湿热等邪实,以致脾失健运,肾失固摄,肾之藏精失司,水谷精微下注,不能分清泌浊而致病。

(二)病机及演变规律

糖尿病肾病初期大多数患者无明显症状,均由于因病住院检查或体检发现微量白蛋白尿阳性、尿液分析检查多次出现尿蛋白。中晚期由于阴阳失调,肾虚无精气可藏,肾失气化,水湿滞留,泛滥肌肤而出现水肿;肾失固摄,水谷精微下注,不能分清泌浊,故见小便混浊泡沫增多,出现蛋白尿;阴虚日久,阴损及阳,脾肾衰败,湿浊瘀血阻滞,上扰清窍,可见眩晕;湿浊阻滞中焦,可见恶心呕吐、纳差等慢性肾衰竭的症状。

(三)病位、病性

糖尿病肾病病位涉及肝、肾、脾胃、心、肺等脏腑,尤以肾为重点,涉及五脏六腑,病性为本虚标实之证,以肝脾肾心肺及五脏气血阴阳为本虚,以气滞、血瘀、痰浊、浊毒及湿热为标实。

(四)分证病机

1.心脾两虚

长期饮食不节,过食肥甘,醇酒厚味,辛辣香燥之品,损伤脾胃,致脾失健运,脾胃互为表里。脾主运化,为后天之本,水谷生化之源,胃气阴不足,而致脾气虚,运化失司,心与脾为母子相关,子病及母,引起心脾气阴两虚,心气阴不足,神不守舍,故见心悸气短,失眠多梦。脾虚不能输布水谷精微营养周身,故见神疲乏力,四肢酸软。由肺胃两虚演变而来,本症为糖尿病气血两虚之范围,病位在中上两焦,相当于糖尿病肾病早期Ⅱ～Ⅲ期。

2.脾肾气虚

随着病程的进展,在心脾两虚的基础上进一步加重,脾虚运化失司,湿浊内阻而感胃脘胀闷,大便溏薄;脾主肌肉,其华在面,脾气虚弱,气血生化无源,不能输布水谷精微,气虚不能荣于上,则肢体倦怠乏力,面色萎黄。肾为先天之本,内藏元阴元阳。肾气虚,气化失司,则小便不利,面目、肢体浮肿,本症为糖尿病气阴两虚之范围,病位在中下焦,相当于糖尿病肾病早期Ⅲ～Ⅳ期。

3.肝肾阴虚

阴虚为糖尿病发病的内在因素,多因内伤七情、气郁化火,热耗阴精而致肝肾阴虚。肾阴不足,相火偏旺,肝肾同源,肝为刚脏,性喜条达,开窍于目,肝阴不足,肝阳偏亢;肾水不足,水不涵木,肝阳上亢则急躁易怒,面红目赤,上扰清窍而头晕目眩,甚则虚风内动。本症病位在下焦,多见于糖尿病肾病继发肾性高血压者。相当于糖尿病肾病早期Ⅳ～Ⅴ期。

4.脾肾阳虚

本症多因先天禀赋不足,或久病阴虚及阳,或脾胃气虚,进而导致脾肾阳虚。脾阳不振,运化无权,气不化水,水湿泛滥,以致全身水肿,腰以下为甚,伴脘闷腹胀,纳呆便溏;腰为肾之府,肾虚而水气内盛,则腰痛酸重,肾阳衰微,则腰膝以下水肿,按之凹陷不起;肾与膀胱相表里,肾阳不足,膀胱气化不利,则尿少不畅,肾阳虚怠,命门火衰,不能温养肢体则肢冷。本症为糖尿病肾病的进一步发展与加重,相当于糖尿病肾病早期Ⅳ～Ⅴ期。

二、辨病

(一)症状

糖尿病肾病的确诊应根据病史、临床表现、生化及病理检查等综合作出判断。早期可无任何临床表现,晚期可表现为泡沫尿、顽固性的水肿、高血压、严重的低蛋白血症、贫血、心力衰竭、恶心呕吐、血肌酐持续升高等。

(二)体征

测血压,了解血压变化情况。糖尿病肾病早期的血压可正常或者偏高,但是在后期90%糖尿病肾病患者都出现高血压,观察眼结膜及甲床有无贫血的征象。糖尿病肾病中晚期部分患者可见贫血,即眼睑及唇甲苍白;检查双下肢及全身水肿情况,早期无水肿等症,中晚期多见双下肢和全身性浮肿,重点检查心肺。由于糖尿病肾病中晚期大量的蛋白尿伴有低蛋白血症出现,故出现不同程度的全身性水肿,严重者可有胸腔积液、腹水。检查双肾区有无叩击痛,部分患者可有腰部酸痛或叩击痛。

(三)辅助检查

1.尿液分析

主要为蛋白尿,为大、中分子蛋白尿,如有合并尿路感染或肾乳头坏死,则可有较多白细胞和显微镜下血尿。

2.血生化

肝功能、血脂、血糖、糖三联、肾功能、血电解质。餐后2小时血糖,了解病情,指导用药。

3.微量白蛋白尿

目前优选的临床早期诊断糖尿病肾病的指标,是反映肾脏受血流动力学和代谢因素(高血压、糖脂代谢紊乱)影响的敏感指标,是全身血管内皮细胞受损的重要标志。

4.24 小时尿蛋白定量

通过该检查可行糖尿病肾病的分期,并判断预后。

5.心电图

部分糖尿病肾病患者可出现 S-T 段的改变,可了解心血管病变。

6.四肢血管彩色多普勒

可发现肢体血管的内膜增厚等变化。

7.肾小球滤过率(GFR)

若持续蛋白尿或 24 小时尿蛋白定量＞500mg,GRF 开始下降,平均每月下降 1mL/min,GFR 不断下降,＜15mL/min,可出现血尿素氮和肌酐增高明显伴严重高血压、低蛋白血症、高度水肿及尿毒症症状;该检查可诊断慢性肾脏疾病的分期,了解口服药的适应范围,判断预后,确定透析时间等。

8.泌尿系彩超

可见肾大小正常或增大,部分肾影缩小。

9.眼底检查

眼底可发现微血管瘤。

10.动态心电图

可了解患者在静息及运动状态时心率的变化,了解是否有心律失常及 S-T 段的改变。

11.动态血压

用于了解糖尿病患者血压波动的特点及昼夜规律性的变化,对发现血压升高有帮助。

12.肾脏穿刺活组织病理检查

糖尿病肾病早期,此时肾小球直径增大,肾脏体积也相应增大 20%～40%;临床检查无蛋白尿形成。随着糖尿病肾病的加重,肾脏高滤过引起一系列变化,此时由于肾小球囊内皮细胞通透性增高,临床出现运动后白蛋白尿或微量白蛋白尿,白蛋白尿又会促进细胞外基质的蓄积,结果导致肾小球基膜弥漫变厚,肾小球系膜基质增多,导致细胞外基质不断聚集,肾小球基膜不断增厚,这种过程长期存在并不断恶化,最终会导致两种病理变化。一种是肾小球弥漫性的硬化,另一种是结节性的肾小球硬化,光镜下可见肾小球系膜基质增宽,并且积聚在一起形成 K-W 结节,周围毛细血管袢受压或呈小血管瘤样扩张,肾小球基膜弥漫性增厚,这一型为 DN 的特异表现。随着病程的延长,除了肾小球发生变化外,肾脏血管、肾小管、肾间质都会发生逐渐加重的变化,由于长期的高滤过状态,肾小管早期内皮细胞损伤,各种异物沉积在基膜,引起基膜增厚。晚期肾小管发生萎缩,最终导致泌尿功能消失;肾间质晚期大量纤维化。终末期肾小球结构改变,导致肾衰竭。

三、类病辨别

(1)功能性蛋白尿:剧烈运动、寒冷、发热、原发性高血压、心功能不全均可引起尿蛋白增加,可通过详询病史、观察临床表现、实验室检查及其他相关检查,协助鉴别。

(2)原发性肾病综合征:原发性肾病综合征和糖尿病肾病并发原发性肾病综合征很难鉴别,而两者在治疗上有根本的不同,必须做好鉴别诊断:①糖尿病肾病综合征常有糖尿病史大于5年以上,而糖尿病并发原发性肾病综合征者则不一定有这么长的病史;②糖尿病肾病同时有眼底改变,即糖尿病视网膜病变,必要时作眼底荧光造影,可见微动脉瘤等糖尿病眼底变化,但原发性肾病综合征则没有糖尿病视网膜病变;③糖尿病肾病同时有慢性多发性神经病变、心脑血管病变等,但原发性肾病综合征不一定有;④糖尿病肾病尿检查通常无红细胞,但原发性肾病综合征可能有;⑤糖尿病肾病尿可同时有水肿、高血压和氮质血症,但原发性肾病综合征不一定同时存在。

(3)对鉴别诊断有困难的肾病综合征,如缺乏糖尿病视网膜病变、GFR迅速降低、短期迅速增加的蛋白尿或肾病综合征、顽固性高血压、存在活动性尿沉渣、其他系统性疾病的症状或体征、予血管紧张素转换酶抑制剂(ACEI)或血管紧张素受体拮抗剂(ARB)后在短期内GFR下降>30%者,应做肾活检,明确诊断。

四、治疗

(一)基础治疗

1.健康教育

使患者对糖尿病肾病有充分的认识,提高患者的自我保健能力和自我护理,让其树立正确的抗病态度和信心。

2.控制诱发因素

合理饮食,控制血糖、血压、血脂等诱发因素,减轻对肾脏的损害。

3.运动治疗

糖尿病患者应进行有规律的合适运动。

(二)辨证论治

1.肝肾气阴亏虚(早期)

主症:神疲乏力,懒言少语,头晕目眩,虚烦不安,两目干涩,口燥咽干,腰膝酸软,尿频量多,面目微肿,舌黯红,苔少,脉细数。

治法:益气养阴,滋阴补肾。

方药:生脉散合六味地黄丸加减。人参20g,麦冬、五味子各15g,熟地黄20g,山萸肉、山药各15g,牡丹皮、茯苓、泽泻各10g。人参甘温,大补元气,可补五脏之气;麦冬甘寒质润,养阴以润肺,清热以生津;五味子酸温,酸能收敛,既能益气固表止汗,又能滋阴生津,滋补肾水,有良好的益气生津止渴功效。三药合用,以益气养阴,生津止渴。六味地黄丸中熟地黄、山茱萸、山药滋阴补肾,益肝健脾,丹皮泻火除蒸,茯苓、泽泻泻水除热。

阴虚加太子参、天花粉;虚烦加黄连、地骨皮;血瘀加大黄、水蛭。

2.脾肾阳虚(中期)

主症:神疲乏力,形寒肢冷,腰膝或下腹冷痛,食欲缺乏,大便溏泄或面浮身肿,小便不利,甚则腹胀如鼓,舌质淡胖,苔白滑,脉沉细或沉迟无力。

治法:温肾补脾,利水消肿。

方药:五苓散或实脾饮加减。五苓散:猪苓9g,泽泻15g,白术9g,茯苓9g,桂枝6g;实脾饮:白术12g,厚朴6g,木瓜6g,木香3g,草果3g,槟榔6g,茯苓15克,干姜6g,制附子6g,炙甘草3g,生姜3g,大枣3枚。五苓散方用茯苓、猪苓、泽泻,通调水道,泻湿利水;白术健脾燥湿;四药同用具有祛湿利尿的作用。桂枝能温通阳气,增强膀胱的气化功能,使小便通利。全方共奏温补脾阳、利水消肿之功。实脾饮以干姜、附子、草蔻温脾,槟榔、茯苓化湿,木香、厚朴行气运水,木瓜酸温,能于土中泻木,兼能行水,共奏温脾行气利水之功。血瘀加熟大黄、当归、水蛭、益母草、玉米须;气虚加黄芪、人参。

3.阴阳虚衰(后期)

主症:头晕目眩,恶心呕吐,面色黧黑,心悸怔忡,胸闷憋喘不能平卧,少尿甚至无尿。舌胖,苔黄腻,脉滑。

治法:健脾益肾,降浊化瘀。

方药:金匮肾气丸加减。附子10g,肉桂6g,熟地黄20g,山药15g,山茱萸15g,泽泻10g,茯苓15g,牡丹皮10g。方中附子、内桂温肾助阳,熟地、山药、山茱萸滋阴补肾,健脾养肝,泽泻、茯苓泻水,牡丹皮泻虚火祛瘀。四肢水肿,尿少加车前子、冬瓜皮;腰膝酸软,川牛膝、桑寄生、巴戟天、肉苁蓉;五心烦热者去附子、肉桂加黄柏、知母。

(三)特色专方

1.糖肾宁汤

黄芪30g,太子参12g,怀山药15g,茯苓15g,熟地黄12g,生地黄20g,黄精12g,金樱子20g,芡实20g,制大黄15g,丹参15g,水蛭6g,当归尾20g,益母草30g。研究表明糖肾宁能明显改善尿蛋白及UAE。

2.糖安康

主要由沙参、黄芪、山茱萸、枸杞、海马、蝼蛄、金樱子、猪苓、芡实、丹参、红花等药物组成。

3.糖肾益汤

生黄芪30g,桃仁12g,生大黄10g,生地15g,女贞子15g,山药10g,淫羊藿15g,桑螵蛸10g,丹参15g,泽泻12g。加减:阴虚甚者加熟地15g,山茱萸10g;阳虚明显加菟丝子15g,肉桂5g;水肿明显、尿少加车前子12g,益母草30g;伴眼底病变加枸杞12g,菊花9g;伴神经病变加鸡血藤18g,地龙12g。总有效率86.6%。

4.糖肾康

生黄芪30g,生地15g,牡丹皮9g,泽泻9g,山萸肉9g,枸杞子9g,山药9g,桃仁9g,丹参15g,肉桂9g,猪苓15g。

5.糖肾合剂

黄芪30g,丹参20g,三七3g,山楂15g,知母10g,益母草10g,大黄4.5g,葛根10g,生地黄15g,能改善糖尿病肾病高凝状态,减轻肾脏自由基代谢紊乱,降低尿蛋白含量。

6.糖肾气血汤

黄芪45g,人参12g,白术15g,山萸肉12g,三七粉3g(冲),水蛭10g,大黄10g;阴虚者加生地黄、知母、麦冬、天花粉等,阳虚者加附子、桂枝、淫羊藿等,兼湿热者加黄柏、赤小豆、薏苡仁等,兼水湿者加茯苓、泽泻、车前子等。将上述药煎煮浓缩,取药液300mL,分2次温服,每日1剂;两组疗程均为2个月。

7.消渴益肾汤

人参15g,黄芪50g,葛根25g,茯苓25g,山茱萸15g,何首乌20g,当归25g,丹参25g,生地20g,枸杞子20g,山药20g,泽泻20g,赤芍25g。总有效率92.85%。

8.丹芪保肾降糖汤

丹参、黄芪、太子参、芡实、桑螵蛸、金樱子、石决明(先煎)各30g,生大黄(后下)6g,水蛭(研末冲服)3g,山茱萸、泽泻、川芎各10g,怀山药、黄精、淫羊藿各15g,茯苓、白术、肉苁蓉各12g。加减:伴高血压者加钩藤(后下)15g,天麻10g;伴高血脂者加山楂、何首乌各15g;水肿严重者桑螵蛸、金樱子减至12g,加茯苓皮、五加皮、车前子各15g。每日1剂,水煎分2次服。研究发现该方有改善24小时尿白蛋白定量、空腹血糖、血清肌酐及临床症状的作用。

9.丹芪益肾汤

丹参、黄芪各50g,党参、沙参、石韦各30g,生地、山茱萸、泽泻各15g,水蛭3g(研末吞服)。加减:若伴心烦不寐,面部红赤加竹茹、枳实、山栀各10g;合并高血压眩晕者,加双钩藤15g,天麻6g,磁石30g(先煎);合并高脂血症者加山楂、茵陈各15g,决明子30g;伴有皮肤感染加银花、紫花地丁各30g,白鲜皮、地肤子各15g。

10.糖肾消方

生黄芪15g,生地黄10g,山药10g,川芎6g,丹参10g,莪术6g,芡实10g,金樱子10g。本方在改善患者症状、降低24小时尿微量白蛋白、血脂、血β_2-微球蛋白及血液流变学指标方面优于对照组。

11. 益元活利汤

生芪60g,川芎30g,车前子15g,车前草15g,半枝莲20g,大黄炭15g。血瘀型加丹参、当归,湿热型加萆薢、黄连,痰湿型陈皮、半夏,肾虚型(以阴虚为主加女贞子、墨旱莲,以阳虚为主加仙茅、淫羊藿)。可明显改善糖尿病肾病患者的临床症状、肌酐、24小时尿蛋白定量及糖化血红蛋白。

12. 降糖益肾汤

黄芪30g,当归15g,水蛭10g,地龙10g,益母草30g,大黄10g,金樱子15g,芡实15g,总有效率86.67%。

13. 滋阴益气活血方

熟地黄、黄芪、山萸肉、菟丝子、丹参、牛膝等。

14. 灌肠剂

生大黄、蒲公英、煅牡蛎、六月雪、生甘草行保留灌肠,每日1次,7~10日为1疗程,平均治疗2~3个疗程。邹云翔教授治疗肾衰方:生大黄20g,煅牡蛎20g,黄芪30g,丹参15g,白花蛇舌草20g,黄芩15g。每天1剂,水煎150mL,高位灌肠,每天2次,保留30分钟,14天为1个疗程。

(四)中药成药

1. 口服中成药

(1)金水宝胶囊:成分为发酵冬虫夏草菌粉,每次3粒,3次/天。4周为1个疗程,口服,连用2个疗程。改善糖尿病肾病尿白蛋白排泄率(UAE)、尿白蛋白/肌酐(UAlb/Cr)。

(2)肾元胶囊:主要成分为水蛭、益母草、瓜子金等,每次3~4粒,3次/天,口服,总有效率为85.42%。明显改善早期糖尿病肾病患者微量蛋白尿及α_1-微球蛋白。

(3)芪蛭降糖胶囊:主要成分黄芪、水蛭、地黄、黄精等,每次5粒,3次/天,口服,8周为1个疗程。显著改善微量蛋白尿,β_2-微球蛋白,血清总胆固醇及甘油三酯。

(4)糖脉康:主要成分为黄芪、生地黄、丹参、牛膝、麦冬、黄精等,每袋5g,每次1袋,3次/天,服用6个月。对改善尿白蛋白排泄率、β_2-微球蛋白、血糖、糖化血红蛋白均有明显疗效。

(5)芪药消渴胶囊:主要成分为西洋参、黄芪、生地黄、山药、山萸肉、枸杞子、麦冬、知母、天花粉、葛根、五味子、五倍子,每次6粒(0.45g),每日3次,连服3个月。能明显改善微量蛋白尿。

(6)渴络欣胶囊:主要成分为黄芪、女贞子、水蛭、大黄、太子参、枸杞子等。用法:一次 4 粒,每日 3 次,疗程 8 周。功效:益气养阴、活血化瘀。用于治疗糖尿病肾病属气阴两虚兼夹血瘀证患者。

(7)糖肾康胶囊:主要成分冬虫夏草 5g,川芎 12g,砂仁 9g,熟地黄 24g,生黄芪 40g,生山药 30g,山茱萸 15g,茯苓 15g,知母 10g,芡实 12g,金樱子 12g,牡丹皮 9g,五味子 10g,丹参 15g,泽泻 9g,女贞子 12g,桑螵蛸 12g,怀牛膝 15g,枸杞子 15g,制大黄 10g,炒陈皮 15,按比例粉碎研末装胶囊,每粒 0.25g,每次 0.75g,每日 3 次,疗程 5 个月。能明显改善 UAE,血肌酐(Scr),血尿素氮(BUN)。

(8)益肾胶囊:主要成分黄芪 15g,当归 10g,芡实 15g,泽泻 10g,红景天 5g 等,每次 4 粒,每日 3 次,连服 6 个月。能明显改善 β_2-微球蛋白、血浆内皮素(ET-1)、血清肿瘤坏死因子 α(TNF-α)。

(9)邹氏(邹云翔)保肾甲丸:主要成分黄芪、党参、巴戟天、鹿角片、地黄、枸杞子、紫丹参、六月雪等,用于脾肾阳虚证,每次 5g,每日 3 次。有较好的降低蛋白尿、改善肾功能作用。

(10)邹氏(邹云翔)保肾乙丸:主要成分太子参、生黄芪、地黄、山萸肉、何首乌、枸杞子、杜仲、怀牛膝、桃仁、红花、泽泻等,用以气阴两虚、肝肾阴虚证,每次 5g,每日 3 次。有较好的降低蛋白尿、改善肾功能作用。

2.注射剂

(1)黄芪注射液:可改善早期糖尿病肾病患者 24 小时尿蛋白排泄率,血栓素 TXB_2 和血浆内皮素水平,抑制 $TGF-\beta_1$、Ⅳ型胶原的生成。

(2)复方丹参注射液:研究发现本方能降低尿微白蛋白、球结膜微循环及超氧化物歧化酶,缓解糖尿病肾病患者的高凝状态。

(五)足浴疗法

有学者采用中药足浴法治疗糖尿病Ⅲ期肾病取得了较好效果,药物组成:制附片 9g,白术、生黄芪、山药、菟丝子、当归、丹参、茯苓等各 20g,川芎 15g,将上药用纱布袋封好,以热水浸泡,待水温至 40℃,嘱患者将双下肢浸入水中,可不断加入热水维持水温,至患者汗出为度。治疗时间为 40 分钟,汗后应静卧。每日 1 次。总有效率为 92.0%。

有学者采用基础治疗、中药治疗的基础上,加用中药沐足按摩疗法治疗早期糖尿病肾病总有效率为 100%。沐足处方:透骨草、毛冬青各 20g,赤芍、桃仁、桂枝、路路通各 15g,红花 6g,每天 1 剂,加水煎取 2000mL 左右,取汁倒入沐足按摩器内,浸泡温度为 41℃左右,时间 30 分钟,每天 1 次,共治疗 3 个月。

(六)针灸疗法

临床选用中脘、足三里、血海、地机、天枢、支沟、太溪、白环俞、肾俞、膏肓俞、阴陵泉、中极等穴治疗糖尿病肾病,以太溪、肾俞补益肾之阴阳,中脘、足三里、阴陵泉调理脾胃,补后天以养先天,血海、地机养血活血而化瘀,七穴为君补肾活血治其本;以天枢、支沟、白环俞、膏肓、中极等穴为臣,使毒由大便而出,湿由小便而去,使浊毒分利、引邪外出治其标,此扶正而无闭门留寇之嫌,活血祛瘀而不伤血,分利浊毒而不伤正,从而达到扶正祛邪、标本兼治的目的。

临床选取曲池、支沟、合谷、血海、足三里、阴陵泉、丰隆、地机、三阴交、太冲、天枢、膏肓、肾俞、白环俞及中脘、中极。穴位处常规皮肤消毒,采用 0.3mm×50~60mm 毫针垂直刺入,进针深浅以得气为度,得气后施以平补平泻法,留针30分钟。每日2次,7天为一疗程,6个疗程。研究结果发现调理脾胃针法不仅能改善患者的症状体征,而且对患者的糖、脂代谢和肾小球滤过率、肾血流、尿白蛋白水平都有良性的调节作用。

有学者在《糖尿病肾病中医规范化治疗方案研究》中提出糖尿病肾病体针治疗:若脾肾两虚取穴脾俞、肾俞、中脘、足三里、三阴交;肝肾阴虚取穴风池、太冲、阳陵泉、曲池、侠溪、三阴交。耳针:肾病综合征取穴肾、膀胱、交感、神门、腹水;肾性高血压取穴:肾、神门、皮质下。也可用王不留行籽在上述穴位按压。

第四节 糖尿病足

糖尿病足根据其临床表现,可隶属于中医学的消渴病并发疽、筋疽、痹证、骨痹等病证。其中以脱疽最为常见。祖国医学早在《金匮要略·血痹虚劳》中就指出"血痹,阴阳俱微""外证身体不仁,如风痹状"。《医宗金鉴》认为"未发疽之先,烦渴发热,颇类消渴,日久始发此患",就对糖尿病足的病因、病机、症状做出了精辟的论述。

一、病因病机

(一)发病因素
本病主要由于消渴迁延日久,在阴虚热结的基础上耗伤气阴,五脏气血阴阳俱损,肌肤失养,血脉瘀滞,气血不能布达于四肢,可见肢体麻木、疼痛,甚至肌肉萎缩、足部畸形。日久内生邪毒,灼伤肌肤和(或)外邪气滞、血瘀、痰阻、热毒积聚,以致肉腐骨枯所致。若过食肥甘、醇酒厚味,损伤脾胃,致湿浊内生,湿热互结,气血运行失畅,络脉瘀阻,四肢失养;或脾运失常,痰湿内停,阻遏气机,气滞血瘀,久而化热,热盛肉腐;或肝阴亏虚,疏泄失职,气血瘀滞,郁久化热,热瘀相合,筋烂肉腐;或年高脏腑功能失调,正气不足,肝肾之气渐衰,水亏火炽,火毒炽盛,热灼营血;复因感受外邪及外伤等诱因,致皮肤经脉受损,局部瘀血阻滞,瘀久化火,蕴热湿毒灼烁脉肉、筋骨而发为坏疽、溃疡。失治、误治,还可能发生痈毒内陷,而成高热神昏以致厥脱之变。

(二)病机及演变规律

糖尿病足病程较长,病机复杂,根据其病机演变和症状特征分以下三个阶段。

1. 早期

气阴两虚,脉络瘀阻。本病因消渴日久,耗气伤阴,气虚则血行无力,阴虚则热灼津血、血行涩滞,均可酿成血瘀,瘀阻脉络,气血不通,阳气不达,肢端局部失养而表现为肢冷、麻木、疼痛。

2. 中期

湿热瘀毒,化腐成疽。若燥热内结,营阴被灼,络脉瘀阻;或患肢破损,外感邪毒,热毒蕴结;或肝经湿热内蕴,湿热下注,阻滞脉络;或脉络瘀血化热,淫气于筋,发于肢末,则为肢端坏疽,而致肉腐、筋烂、骨脱。若毒邪内攻脏腑,则高热神昏,病势险恶。

3. 晚期

若迁延日久,气血耗伤,正虚邪恋,伤口迁延难愈。表现为虚实夹杂,以肝肾阴虚或脾肾阳虚夹痰瘀湿阻为主。病情发展至后期则阴损及阳,阴阳两虚,阳气不能敷布温煦,致肢端阴寒凝滞,血脉瘀阻而成。若治疗得当,正气复,气血旺,毒邪去,则可愈合。

(三)病位、病性

糖尿病足为本虚标实之证,以气血阴阳亏虚为本,以湿热、邪毒、络阻、血瘀为标,病位在血、脉、筋。

(四)分证病机

1. 气阴两虚、脉络瘀阻证

本证因消渴日久,耗气伤阴,气虚则血行无力,阴虚则热灼津血、血行涩滞,均可酿成血瘀,瘀阻脉络,气血不通,阳气不达,肢端局部失养而表现为肢冷、麻木、疼痛。

2. 湿热毒盛证

本证因消渴日久伤阴,燥热内结,营阴被灼,络脉瘀阻;或患肢破损,外感邪毒,热毒蕴结;或肝经湿热内蕴,湿热下注,阻滞脉络;或脉络瘀血化热,淫气于筋,发于肢末,则为肢端坏疽,而致肉腐、筋烂、骨脱。若毒邪内攻脏腑,则高热神昏,病势险恶。

3.气血亏虚、湿毒内蕴证

本证因消渴日久,久病伤正,耗伤气血,气血双亏,营卫两虚,血不营筋,脉络空虚而肢体麻木不仁,酸楚乏力,气为血之帅,气行则血行,气虚则血行不畅,经脉痹阻,不通则痛;营血虚少,脉道空虚,则趺阳脉、太溪脉微;气血两虚不能充养血脉,加之湿毒内蕴,正虚邪恋,伤口迁延难愈。

4.肝肾阴虚、痰瘀互阻证

本证因消渴日久,肝肾阴虚,阴虚则热灼津血,血行涩滞,均可酿成血瘀,瘀阻脉络,气血不通,阳气不达,寒凝痰滞,痰瘀互结,发于肢末,而致肉腐、筋烂、骨脱,正虚邪恋,伤口迁延难愈。

5.脾肾阳虚、经脉不通证

本证因消渴日久,累及脾肾,肾为先天之本,脾为后天之本,气血生化之源,日久营血亏虚;肾阳衰不能温养脾土,日久脾肾俱虚,阳气失于温煦,阴寒内盛,寒凝血瘀,血脉不通,阳虚无以温煦而形寒怕冷;营血亏虚,阳气不能通达四肢,而致肉腐、筋烂、骨脱,寒为阴邪,夜为至阴,疼痛入夜尤甚;正虚邪恋,伤口迁延难愈。

二、辨病

(一)症状

糖尿病本病的临床表现,伴肢端感觉异常,包括双足袜套样麻木,以及感觉迟钝或丧失。多数可出现痛觉减退或消失,少数出现患处针刺样、刀割样、烧灼样疼痛,夜间或遇热时加重。常有步履不便(间歇性跛行)、疼痛(静息痛)、皮肤瘙痒、肢端凉感。

(二)体征

皮肤无汗、粗糙、脱屑、干裂,毳毛少,颜色变黑伴有色素沉着。肢端发凉、苍白或潮红或浮肿,或形成水泡,足部红肿、糜烂、溃疡,形成坏疽或坏死。肢端肌肉萎缩,肌张力差,易出现韧带损伤,骨质破坏,甚至病理性骨折。可出现跖骨头下陷,跖趾关节弯曲等足部畸形。形成弓形足、捶状趾、鸡爪趾、夏科关节等。患足发热或发凉或趾端皮肤空壳样改变,肢端动脉搏动减弱或消失,双足皮色青紫,有时血管狭窄处可闻及血管杂音,深浅反射迟钝或消失。足部感染的征象包括红肿、疼痛和触痛,脓性分泌物渗出、捻发音,或深部窦道等。

(三)辅助检查

1.相关的理化检查

(1)测定空腹血糖、餐后2小时血糖及糖化血红蛋白,了解血糖情况。

(2)血常规、尿常规、24小时尿微量白蛋白/蛋白测定。

(3)血脂、血浆蛋白、血肌酐、尿素氮、二氧化碳结合力。

(4)坏疽分泌物细菌学培养及药物敏感试验：取坏疽分泌物送检，了解糖尿病足感染的病原菌，选择有效抗生素，尽快消除感染。

2.特殊检查

(1)神经系统的检查：主要是了解患者是否仍存在保护性的感觉。较为简便的方法是采用10g尼龙丝进行检查。使用10g尼龙丝测定的方法为：尼龙丝垂直于测试的皮肤，施压力使尼龙丝弯曲约1cm，后去除压力，在测定点停止2~3秒；测定时应避免胼胝，但应包括容易发生溃疡的部位；建议测试的部位是大足趾，跖骨头1、2、3和5处。

(2)神经电生理检查：了解神经传导速度。神经传导速度、诱发电位的检测可作为诊断下肢有无周围神经病变和评估神经病变程度的方法。

(3)皮肤温度检查：温度觉的测定分为定性测定和定量测定。定性测定可放杯温热水，将音叉或一根细不锈钢小棍置于水中，取出后置于患者皮肤部位的皮肤让其感觉，同时与测试者的感觉做比较。定量测定利用皮肤温度测定仪如infra-red dermal thermometry，测试快捷、方便，准确性和重复性均较好。

(4)压力测定：有助于糖尿病足的诊断。

(5)周围血管检查：足背动脉搏动，通过触诊，扪及足背动脉和(或)胫后动脉搏动来了解足部大血管病变。足背动脉搏动消失往往提示患者有严重的周围病变，需要进行密切监测或进一步检查。

①下肢血管彩色多普勒超声检查：了解下肢血管(尤其是动脉)内壁的粥样硬化斑块的大小和管腔阻塞程度，显示动脉结构及功能异常，检查部位包括足背动脉、胫后动脉、腘动脉和股动脉等。

②踝/肱指数(ABI)：这是非常有价值的反映下肢血压与血管状态的指标，正常值为 $0.9 \leqslant ABI < 1.4$，$0.7 \leqslant ABI < 0.9$ 为轻度缺血，$0.5 \leqslant ABI < 0.7$ 为中度缺血，<0.5 为重度缺血，重度缺血患者容易发生下肢(趾)坏疽。

③跨皮氧分压($TePO_2$)：反映微循环状态，也能反映周围动脉的供血情况。测定方法为采用热敏感探头置于足背皮肤。正常人足背皮肤氧张力为40mmHg。$TePO_2$ 小于30mmHg提示周围血液供应不足，足部易发生溃疡，或已有的溃疡难以愈合。$TePO_2$ 小于20mmHg，足溃疡没有愈合的可能，需要进行血管外科手术以改善周围血供。如吸入100%氧气后，$TePO_2$ 提高10mmHg，则说明溃疡预后良好。

(6)X线检查：可发现肢端骨质疏松、脱钙、骨髓炎、骨质破坏、骨关节病及动脉硬化，也可发现气性坏疽感染后肢端软组织变化，对肢端坏疽有重要诊断意义，可作为本病患者常规检查。

(7)血管造影：经静脉注入碘造影剂进行扫描。可了解下肢血管闭塞程度、部位,既可为决定截肢平面提供依据,又可为血管旁路手术做准备。

(8)下肢磁共振血管造影(MRA):通过磁共振对不同部位的动脉进行扫描检查,能清晰地显示出动脉阻塞部位和程度,精确度仅次于选择性血管造影,可有效指导临床清创和部分截肢手术。

三、类病辨别

本病需与"肢厥"中雷诺征鉴别。雷诺征是末梢动脉功能性疾病之一,为肢端小动脉痉挛性疾病所致。单纯性雷诺征,桡动脉、尺动脉、足背动脉及胫后动脉搏动均正常。女性远多于男性,临床表现为手足指趾在遇寒冷或精神紧张时对称性的皮肤颜色呈"苍白-发绀-潮红-正常"的颜色变化,可伴有疼痛、麻木、寒冷等症状,温度升高或活动后症状消失。长期发作时肢端或可发生局限性浅表小溃疡。雷诺征多继发于其他疾病,以结缔组织疾病为主。

四、治疗

(一)辨证论治

1.气阴两虚、脉络瘀阻证

(1)抓主症:患者足部麻木、疼痛,皮肤暗红或见紫斑,痛如针刺,夜间尤甚。

(2)察次症:或间歇性跛行;或患足肉芽生长缓慢,四周组织红肿已消,趺阳脉减弱或消失,局部皮温偏低。

(3)审舌脉:舌质紫暗或有瘀斑,苔薄白,脉细涩。

(4)择治法:行气活血,化瘀止痛。

(5)选方用药思路:本病阴虚为主,日久则气阴两虚,气虚推动无力,阴虚耗伤津液,血行不畅,故用生脉饮合血府逐瘀汤加减。方中人参味甘性平,归脾、肺二经,能补脾益肺,健运中气,鼓舞清阳,生津止渴。麦冬甘寒质润,入肺、胃、心经,养阴生津,清心除烦,与人参合用,可使气旺津生,脉气得复。以五味子敛肺宁心,止汗生津,用为佐使。三药配合,一补一清一敛,共奏益气复脉、养阴生津之功。当归、红花、赤芍、牛膝、川芎助桃仁活血化瘀之力,其中牛膝且能通血脉;生地黄凉血清热以除瘀热,合当归又滋养阴血,使祛瘀而不伤正,缓解患者足部瘀血、紫斑,痛如针刺等症状。甘草调和诸药。各药配伍,使血活气行,使瘀化热清,肝气舒畅,诸症自愈。

(6)据兼症化裁:若足部皮肤暗红,患肢皮肤发凉,加桂枝、细辛、延胡索;若疼痛剧烈,加乳香、没药;瘀重者加全蝎、水蛭。

2.湿热毒盛证

(1)抓主症:患足局部漫肿、灼热、皮色潮红,切开可溢出大量污秽臭味脓液。

(2)察次症:触之患足皮温高或有皮下积液、有波动感,周边呈实性漫肿,病变迅速,严重时可累及全足及小腿,跌阳脉可触及或减弱,局部皮温偏高。

(3)审舌脉:舌质红绛,苔黄腻,脉滑数。

(4)择治法:清热利湿,活血解毒。

(5)选方用药思路:气血瘀滞,郁而化热或湿热入侵,蕴结于内,则患肢肿胀、灼热,故用四妙勇安汤合茵栀莲汤(奚九一验方)加减。金银花甘寒入心,善于清热解毒,故重用为主药。当归活血散瘀,玄参泻火解毒,甘草清解百毒,配金银花以加强清热解毒之力,用量亦不轻,共为辅佐。四药合用,既能清热解毒,又能活血散瘀。

(6)据兼症化裁:若热甚加蒲公英、冬青、虎杖,若湿重加车前子、泽泻、薏苡仁,若肢痛加白芍、木瓜、海桐皮。

3.气血亏虚、湿毒内蕴证

(1)抓主症:神疲乏力,患肢麻木,疮口脓汁清稀较多或足创面腐肉已清,肉芽生长缓慢,经久不愈。

(2)察次症:面色苍黄,气短懒言,口渴欲饮,患肢麻木、疼痛明显,夜间尤甚,足部皮肤感觉迟钝或消失,局部红肿,间歇性跛行,跌阳脉搏动减弱或消失。

(3)审舌脉:舌淡胖,苔薄白,脉细无力。

(4)择治法:益气养血,清化湿毒。

(5)选方用药思路:久患消渴,耗伤气阴,脾胃虚弱,运化失司,水谷精微无以化生气血,则气血亏虚,故用当归补血汤合二妙散加减。方中重用黄芪,其用量五倍于当归,用意有二:一是滋阴补血固里不及,阳气外亡,故重用黄芪补气而专固肌表;一是有形之血生于无形之气,故用黄芪大补脾肺之气,以资化源,使气旺血生。配以少量当归养血和营,则浮阳秘敛,阳生阴长,气旺血生,虚热自退,疮疡溃后,久不愈合,用本方补气养血,扶正托毒,有利于生肌敛疮。黄柏取其苦以燥湿,寒以清热,其性沉降,利于清下焦湿热;苍术,辛散苦燥,利于健脾燥湿,可治疗湿热痹阻筋脉,以致筋骨疼痛、足膝红肿。

(6)据兼症化裁:湿热明显加用牛膝、苍术,肢麻重加赤芍、桃仁、丹参、地龙;疼痛剧烈,加乳香、没药。

4.肝肾阴虚、痰瘀互阻证

(1)抓主症:肌肤甲错,溃口色暗,肉色暗红,久不收口。

(2)察次症:腰膝酸痛,双目干涩,耳鸣耳聋,手足心热或五心烦热,口唇舌暗,或紫暗有瘀斑,局部见病变已伤及骨质、筋脉。

(3)审舌脉:舌瘦苔腻,脉沉弦。

(4)择治法:调补肝肾,化痰通络。

(5)选方用药思路:消渴日久,久病及肾,肾精亏损,肝肾同源,则肝失濡养,故用六味地黄丸加减。熟地黄、山药,一黑一白,一个入血分,一个入气分。熟地黄入血分,入肾,补肾阴,养肝,养心,可以观指南针之左侧;山药入气分,入肺、脾、肾,养三脏之阴,可以观指南针之右侧。虽仅两味,但五脏之阴得以充养,肾阴得以补给,五脏阴分之化生功能得以恢复,既施之以鱼,也施之以渔。牡丹皮之药,为凉血所设,治标之用。肾水亏虚,无以养肝,无以制约心火,心肝之火必盛,心主血,肝藏血,心肝之火过盛,则血热,牡丹皮乃凉血清肝,以改善患者腰膝酸痛,双目干涩,耳鸣耳聋,手足心热或五心烦热,口唇舌暗,肌肤甲错等阴虚之症。地龙、穿山甲通络化瘀,以通患足血脉。

(6)据兼症化裁:若口干、胁肋隐痛不适,加用生地黄、白芍、沙参;腰膝酸软、舌红少苔者,加用怀牛膝、女贞子、墨旱莲。

5.脾肾阳虚、经脉不通证

(1)抓主症:畏寒肢冷,趾端干黑,溃口色暗,久不收口。

(2)察次症:腰膝酸软,耳鸣耳聋,大便溏薄,肌瘦乏力,肌肤甲错,局部见足发凉,皮温下降,皮肤苍白或紫暗,冷痛,间歇性跛行或剧痛,夜间尤甚。

(3)审舌脉:舌淡暗,脉沉迟无力或细涩。

(4)择治法:温补脾肾,活血通络。

(5)选方用药思路:脾为后天之本,肾为先天之本,脾阳不运,肾失充养,故用金匮肾气丸加减。肾气丸中用六味地黄丸滋补肝肾之阴,用附子、桂枝壮肾中之阳,用阴中求阳之法,以达到温补肾阳之目的,"阳得阴助而生化无穷",以改善畏寒肢冷,腰膝酸软,耳鸣耳聋,大便溏薄,肌瘦乏力,肌肤甲错,舌淡暗,脉沉迟无力或细涩等阴阳俱虚之症。地龙、穿山甲、水蛭等通络止痛。

(6)据兼症化裁:肢端不温,冷痛明显,加制川乌、制草乌、木瓜;乏力明显,重用黄芪;大便干结不通,加肉苁蓉、火麻仁。

(二)中成药选用

1.活血化瘀药物

(1)活血通脉胶囊

主证:痰瘀互阻证。

组成:水蛭。

用法:口服,每次2~4粒,每日3次。

(2)活血止痛胶囊

主证:痰瘀互阻证。

组成:当归、三七、乳香(制)、冰片、䗪虫、自然铜(煅)。

用法:用温黄酒或温开水送服,每次6粒,每日2次。

(3)通塞脉片

主证:气阴两虚兼瘀证。

组成:黄芪、当归、党参、玄参、金银花、石斛、牛膝、甘草。

用法:口服,每次2~4粒,每日3次。

(4)痛血康胶囊

主证:气阴两虚,脉络瘀阻证。

组成:重楼、草乌、金铁锁、化血丹等。

用法:口服,每次0.2g,每日3次,儿童酌减。

(5)血塞通片

主证:脉络瘀阻证。

组成:三七总皂苷。

用法:口服,每次2~4片,每日3次。

(6)糖脉康颗粒

主证:气阴两虚兼瘀证。

组成:黄芪、生地黄、赤芍、丹参、牛膝、麦冬、黄精等十一味药。

用法:口服,每次1袋,每日3次。

(7)回生第一散

主证:脉络瘀阻证。

组成:䗪虫、麝香、当归、血竭、自然铜。

用法:口服,每次1g,每日2~3次,温黄酒或温开水送服。

(8)虎力散

主证:脉络瘀阻证。

组成:制草乌、白云参、三七、断节参。

用法:口服,每次1粒,每日1~2次,开水或温酒送服。外用,将药品撒于伤口处。

(9)独一味胶囊

主证:脉络瘀阻证。

组成:独一味。

用法:口服,每次3粒,每日3次,7日为1个疗程或必要时服。

2.清热药物

糖尿病足出现局部红肿尚未溃破者,可以应用局部外敷的中成药,也可以应用具有清热解毒作用的药物。

(1)如意黄金散

主证:湿热毒盛证。

组成:姜黄、大黄、黄柏、苍术、厚朴、陈皮、甘草、生天南星、白芷、天花粉。

用法:外用。红肿,烦热,疼痛,用清热调敷;漫肿无头,用醋或葱酒调敷,亦可用植物油或蜂蜜调和,每日数次。

(2)点舌丸

主证:湿热毒盛证。

组成:西红花、红花、蟾酥(制)、血竭、牛黄、熊胆、珍珠、乳香(制)、沉香、麝香、雄黄等21味。

用法:口服,每次2丸,每日3次。

(3)新癀片

主证:湿热毒盛证。

组成:肿节风、三七、人工牛黄、猪胆粉、肖梵天花、珍珠层粉、水牛角浓缩粉、红曲、吲哚美辛。

用法:口服,每次2~4片,每日3次,小儿酌减。外用,用冷开水调化,敷患处。

(三)单方验方

1.木耳散

组成:木耳50g(焙干研末),白砂糖50g(和匀),以温水浸如糊状外敷包扎。

2.栀子散

药物组成:栀子30g,炒干,研细,加鸡蛋清,外涂,包扎,适用于本病症属脉络热毒者。

3.溃消散

药物组成:以三七、炒蒲黄、白芨、乳香、没药、血竭为主要成分,共为细末,以米醋调为膏状,高温消毒后备用。对患处常规消毒后将溃消散均匀涂在患处,包扎,每日3次。

4.一欢散

药物组成:朱砂50g,炙炉甘石150g,滑石粉250g,片粟粉100g,冰片50g,血竭25g,乳香50g,没药50g,将朱砂、冰片、血竭研成极细面,过120目筛,然后将乳香、没药、炉甘石粉徐徐兑入研磨均匀,用套色混合法将滑石粉、片粟粉徐徐兑入,使色泽一致,含量均匀。用药前清洁创面,根据创面大小用香油将一欢散调成糊状均匀敷于创面,包扎固定,每日换药1次。

5.四虫丸

药物组成:蜈蚣、全蝎、土鳖虫、地龙各等份。共研细末。水泛为丸,每次1~2g,每日2~3次。功效:解毒镇痉,活血化瘀,通络止痛,适用于本病证属脉络瘀血、肢体疼痛者。

6.四妙勇安汤

药物组成:金银花30g,玄参30g,当归15g,赤芍15g,牛膝15g,黄柏10g,黄芩10g,栀子10g,连翘10g,苍术10g,防己10g,紫草10g,生甘草10g,红花6g,木通6g。功效:清热利湿,活血化瘀,适用于本病症属脉络热毒者。

7.丹参通脉汤

药物组成:丹参30g,当归30g,赤芍30g,鸡血藤30g,桑寄生30g,川牛膝15g,川芎15g,黄芪15g,郁金15g。功效:活血化瘀,适用于本病症属脉络瘀血者。

8.八味顾步汤合芷黄十味生肌膏

八味顾步汤药物组成:生黄芪60g,水蛭9g,乌梢蛇9g,红花12g,乳香6g,鸡血藤20g,怀牛膝12g,甘草10g。每日1剂,水煎2次取汁300mL,混匀后分早、晚两次口服,每次150mL。芷黄十味生肌膏药物组成:血竭30g,白及45g,黄柏60g,生大黄60g,龟甲30g,乳香30g,白芷60g,全蝎15g。以上诸药浸泡于香油2000g中,泡3日后入锅慢火煎熬,至药浮起为度,离火片刻,去渣后加入蜂蜡200g,随加随搅,滴油成珠即成,分装放冷即成深褐色膏。用法:敷药前先以0.5%碘伏消毒疮周皮肤,0.9%氯化钠注射液冲洗创面,然后将芷黄十味生肌膏均匀涂于消毒纱布上,范围与创面大小相当,厚度1~2mm,覆盖创面。根据创面分泌物多少每日或隔日换药1次,10日为1个疗程。本方益气活血,祛瘀通络,消肿解毒,适用于缺血性糖尿病足。

9.活血解毒汤

药物组成:生黄芪、丹参、赤芍各30g,鸡血藤、土茯苓、蒲公英、连翘、紫花地丁各20g,牛膝10g,黄柏10g,玄参15g。脾虚络阻,加山药20g,薏苡仁30g;可根据病情变化进行加减,本方活血化瘀,解毒疗疮,适用于糖尿病足坏疽。

10.益气养阴活血通脉方

药物组成:北黄芪30~45g,桃仁12g,桂枝9~12g,熟地黄15~24g,玄参15g,白芍12g,当归12g,虎杖12g,知母15g,牛膝12g,本方益气养阴,活血祛瘀,适用于缺血性糖尿病足。

(四)中医特色技术

1.外治

糖尿病足中药外治法多种多样,因剂型丰富、辨证处方、用药简便、不良反应少、高效价廉、无创、少痛苦、少污染等优势逐渐成为治疗糖尿病足的一大特色。目前常用的外用药剂型包括洗剂、掺药、泡腾剂、溶液、湿敷剂、膏药、油膏、酊剂、擦剂等,尤以洗剂、外敷剂、膏剂最为多用。

(1)膏剂

①湿热毒盛:宜祛腐为主,方选九一丹等。

②正邪分争:宜祛腐生肌为主,方选红油膏等。

③毒去正胜:宜生肌长皮为主,方选生肌玉红膏等。

(2)外敷剂:外敷中药可按阴阳证型辨证,选择使用祛腐或生肌的药物。可用蚓黄散,具体方法为取地龙 30g,血竭 10g,黄柏 60g,共研细末备用,湿敷治疗糖尿病足可取得较好的效果;或用冲和膏,具体方法为荆芥 150g,独活 50g,赤芍 60g,白芷 30g,石菖蒲 45g。共研细末,热酒或麻油调敷,每日 1 次,治疗气虚阴寒血瘀型糖尿病足患者,疗效很好。

(3)中药浸泡熏洗:中药浸泡是在血糖控制基本理想的基础上,根据患者具体情况组方,药配好后煎制成水剂,进行浸泡熏洗。多根据糖尿病足中医的三期辨证及病变的范围、局部分泌物的多少、创面的深浅、创面愈合的不同阶段,分别采取不同的外用药物。下肢无破溃流脓者:见有肢体麻木,肤色黯红或青紫,局部刺痛,或疮口结黑痂者,选用活血、散寒、解毒药物,拟活血散寒洗剂:川桂枝、川乌、草乌、川椒、北细辛、制乳香、制没药各 10g,皂角刺、红花各 20g,加水煎至 500mL 药液浸泡,每日 2 次,每次 30 分钟。若局部红、肿、热、痛,选用养阴、清热、解毒药物,处方:金银花、忍冬藤、玄参、生地黄、川牛膝、苦参各 30g,加水煎汁 500mL,熏洗,每日 2 次,每次 30 分钟。局部溃破者:见疮口大量流脓,气味恶臭,疼痛剧烈者,选用清热、解毒药物,拟桉叶地丁合剂:大叶桉叶、金银花、紫花地丁、蒲公英各 50g,延胡索 20g,赤芍、牡丹皮各 15g,加水煎药汁 500mL,清洗创面。

2.针灸

本病可采用针药并用进行治疗,针刺足三里、承山、阳陵泉透阴陵泉、三阴交透悬钟,针尖不透出体表穴位,留针 30 分钟,每隔 3 日 1 次。还可以用艾条灸涌泉穴,每日 2 次,每次 15~30 分钟,距离 5~10cm。应用艾灸法时应注意不要灼伤皮肤。可使用雀啄灸对局部和涌泉穴进行治疗。用温针灸法,主要选取关元、阳陵泉、悬钟、太溪、气海、足三里、丰隆、三阴交,并随坏疽部位不同配穴,治疗后患者足背动脉管径明显扩大,血流量增多。按摩足底肝、脾、肾、肺、胃、肾上腺、垂体、胰腺、腹腔神经丛、坐骨神经等反射区及涌泉穴,每日 1 次,每次每穴按 3~5 分钟,左右各 20 分钟,能有效改善高危糖尿病足感觉神经传导速度、波幅,对运动神经传导速度、潜伏期也有改善。

五、预防调护

(一)预防

每日以温水洗脚、按摩,局部按摩不要用力揉搓,以免损伤皮肤,足部用热水袋保暖时,切记用毛巾包好热水袋,不能使热水袋与患者皮肤直接接触,以免烫伤,修剪指甲或厚茧、鸡眼时,切记不要剪切太深,不要涂擦腐蚀性强的膏药,以免造成皮肤损伤。出现皮肤大疱、血疱时不要用非无菌针头等随意刺破,最好让医护人员在无菌条件下处理。

糖尿病足部溃疡和截肢的预防开始于糖尿病确诊时,且应坚持始终。患者每年应检查1次,如有并发症,则应每季度检查1次。如有足部溃疡,应立即治疗使溃疡愈合。

患者脱去鞋袜,检查整个足(包括趾间的皮肤)。应观察患者的足有无畸形、创伤、胼胝或大疱,检查足和鞋,注意足局部的受压区域。糖尿病患者应穿软底鞋,鞋头部应较宽。一般布鞋优于皮鞋,而皮鞋又优于塑料鞋。

如果胼胝程度轻,可以由患者及其家属在医务人员指导下进行处理,检查趾甲有无过于尖锐或霉菌生长。如果患者视力良好,应定期修剪(围绕趾甲平剪),而后再将趾甲磨圆,所有足部的损伤均应由专科医师处理。

糖尿病足的预防措施包括:①戒烟;②每日检查足;③每日洗足,仔细清洗趾间;④避免温度过高或过低;⑤如果夜间感到足冷,应穿袜子,不要用热水袋或加热垫片;⑥不要赤足,更不要在热的沙地上行走;⑦不要使用化学制剂;⑧避免用足操作劳动工具或锻炼设备;⑨经常检查鞋内有否异物、有否趾甲撕裂;⑩如果患者视力明显受损,家庭成员应每日帮助检查足和趾甲;⑪不要长时间浸泡足;⑫干燥的足可以在洗澡后稍施护肤油(如婴幼儿护肤油),但不可在趾间涂用;⑬每日换袜,不要吊袜带,冬季穿棉毛袜为好;⑭鞋子应该是舒适的;⑮不要赤足穿鞋,不要穿夹趾凉鞋;⑯不要剪破或刺破角化组织或胼胝;⑰确保每次就诊时均检查足;⑱足皮肤有大疱或溃疡时必须及时诊疗。

(二)调护

1. 情志护理

糖尿病为慢性疾病,病程长,病情反复,给患者造成很大心理压力,易使患者产生恐惧、焦虑、抑郁等情绪。因此,应多与患者沟通,及时了解患者的心理状态,对出现的问题及时给予疏导;也要与患者家属进行沟通,鼓励家属多关心、陪伴患者,给患者以情感上的支持;进行疾病知识宣教,帮助患者及家属了解疾病的发生、发展,消除恐惧心理,做好预防工作。

2. 饮食指导

应控制总热量摄入,合理均衡各种营养物质,合理安排进餐次数及时间;饮食宜清淡,禁食含糖较高食品,忌食肥甘厚味、烧烤煎炸、辛辣刺激之品,戒烟限酒;并发皮肤瘙痒、溃疡、创伤、痈疽等,忌食鱼、虾、蟹、竹笋、牛肉、猪头肉等荤腥发性食物。可适当运用黄芪、白术、山药、茯苓、白扁豆、莲子、芡实等补脾益气养阴中药进行食疗,以助脾胃健运。但在患者创面较大或渗液较多时,在肾功能正常的情况下,可适当增加蛋白质的摄入量,以保证充足的营养。当患者出现肾功能不全时,应适当限制蛋白质的摄入,可以降低肾小球内压力,减轻高滤过和减少蛋白尿,保护肾功能。

3.运动指导

尚未出现糖尿病足或是没有出现开放性足部病变的患者,可以尝试有氧耐力运动如散步、慢跑、游泳、骑自行车等,或选择全身肌肉都参与活动的有氧体操如医疗体操、太极拳等;于餐后60分钟或90分钟运动;运动过程中要避免受伤。在糖尿病足治疗早期,特别有足底感染或有深部脓肿时,不宜下床活动,以免引起感染的扩散,可在床上做下肢屈伸或踩车轮运动,促进血液循环。在糖尿病足治疗后期,肉芽组织已长满,可下床适当走动,活动应循序渐进。

第五节 糖尿病眼病

中医学对糖尿病性视网膜病变(DR)尚无特殊命名,但前人早有论述。《儒门事亲·刘完素三消论》记载"夫消渴者,多变聋盲目疾",《河间六书·宣明方论》曰:"又如周身热燥怫郁,故变为雀目或内障。"根据其临床表现,可将其归属于中医学"视瞻昏渺""云雾移睛""暴盲""萤星满月""血灌瞳仁"等范畴。

一、病因病机

(一)发病因素

糖尿病眼病的发生多与阴虚燥热,肝、脾、肾亏虚,以及久病入络,痰瘀互结等因素相关,主要为脏腑功能失调、气血瘀阻、阴阳平衡失调所致,血瘀痰湿是糖尿病视网膜病变的重要病机,而"瘀血"的成因多为阴虚致瘀、虚火致瘀、气滞血瘀、气虚血瘀、实火血瘀5个方面。糖尿病眼病变是典型的络脉病变,络脉瘀滞是其基本的病理基础。目络瘀阻,日久不愈,血行不畅,精血不能濡养视衣,目精失养,神光失灵,则可出现视觉功能障碍。邪客络脉,营卫运化失常,营气涩而不行,卫气郁而不舒,则津液失渗,停聚络脉内外而痰瘀互结,则出现增殖性病变,进一步发展,机化牵拉,导致视网膜剥脱而失明。

(二)病机及演变规律

本病多为本虚标实,虚实夹杂之证,多由实致虚,由虚致瘀。病及上中下焦,燔及气血阴阳,脏腑经络失常,是多因素、多元化、多脏腑经络的复杂性病理变化在眼部的反应。

消渴之症多由素体亏损、饮食不节、劳损过度、七情内伤,致脏腑燥热,精亏液少,血运不畅,日久阴损及阳,气阴两虚,气虚血滞,不能上承目络,目精失养;病多由上焦燥热,胃热亢盛,日久燔灼下焦,肝肾阴虚,虚火上炎,循经上扰,灼伤目络,或阴损及阳,气病入血,气血瘀滞,瘀血内阻,脉络瘀滞,均致目络受损,血不循经,目失所养,而眼前昏花、视物模糊,甚至失明。

(三)病性、病位

糖尿病眼病主要责于阴虚、血瘀、痰浊、气虚、血虚等,病机总由肝、脾、肾脏腑虚损,真元耗伤,气血在经络输布失常所致,病位主要在肝,与五脏六腑经络、气血精津皆相关。

(四)分证病机

1. 肝郁气滞,目络受阻

本型多因肝郁气滞,肝失调达,气机不畅。肝开窍于目,肝气郁结,血行不畅,目络受阻,气瘀交阻,则视瞻昏渺,蒙昧不清;肝郁化热,热伤肝阴,肝阳偏亢,上扰头目则头晕目眩,口干咽燥。本型多见于视网膜病变的Ⅰ～Ⅱ期微血管瘤;视网膜静脉扩张或有出血点。

2. 脾虚湿胜,痰浊阻络

本型多系痰湿之体,或饮食不节,损伤脾胃,脾运不健,聚湿蕴痰;痰湿中阻则感胸闷胀满,肢重纳呆,大便溏薄;湿浊上蒙清窍,则头晕头重,眼花目眩,如云雾遮睛状,多见于糖尿病视网膜病Ⅱ～Ⅲ期,视网膜静脉迂曲、扩张,伴有黄白色硬性渗出或有出血点或出血斑。

3. 肝肾不足,水亏目暗

本型系肝肾不足,肾为肝之母,神水之源,髓海不充,水不涵木,则目眩耳鸣,腰腿酸软;肾水不足,水不上承则心烦口干;肝肾精亏,不能涵养瞳神,而视物如飞蝇,或云雾飘动;阴虚火旺,热迫血妄行,视物呈红色,重者仅能辨明暗,此乃血贯瞳神,多见于糖尿病视网膜病变Ⅲ～Ⅳ期,眼底视网膜后部有聚集白色渗出斑,或有玻璃体积血,静脉迂曲成串珠状等改变。

4. 气血两虚,目失所荣

本型多见于消渴病日久,耗伤气血而致气血两虚;气血虚亏不能荣于头面则面色苍白无华或萎黄,不能濡养周身而倦怠乏力;目失所荣则视物昏渺,头晕目眩;多见于糖尿病视网膜病变Ⅳ～Ⅴ期,表现有新生血管生成、纤维增殖、玻璃体或视网膜前出血。

5. 阴虚阳亢,火伤目络

本型多系消渴病日久伤肝阴,阴虚内热,热伤血络;肝阴不足,肝气挟肝火上窜,热灼目络,迫血妄行,而暴盲;瘀血遮睛则视物色红或荧星满目或见黑影;诸风掉眩,皆属于肝,肝阳上亢则头晕目眩,急躁易怒,口苦咽干,面红目赤等皆为肝火肝气之候。多见于糖尿病视网膜病变Ⅴ～Ⅵ期,纤维增殖,视网膜前或玻璃体积血,以致视网膜脱离等危候。

二、辨病

（一）症状

糖尿病视网膜病变早期，其病变仅局限于微血管瘤、静脉扩张、出血点、渗出斑等，没有涉及黄斑部，不影响视力，患者一般无不适，只有作眼底检查才能发现病变。当病变累及色斑或黄斑区，则在病变部位发生囊样水肿，严重影响视力，可发生视网膜前出血，玻璃体积血，广泛增殖性视网膜病变等进一步影响视力，可继发新生血管性青光眼或视网膜脱离导致失明。

（二）体征

糖尿病视网膜病变依据眼底改变可分为：非增殖型糖尿病视网膜病变（NPDR）、增殖型糖尿病视网膜病变（PDR）、黄斑水肿。

1. 非增殖型糖尿病视网膜病变（NPDR、单纯型、背景型）

Ⅰ期（轻度）：为早期视网膜后部位出现微血管瘤，小出血点数目较少，可随病情进展，微血管瘤、小出血点有所增加，为轻度 NPDR。

Ⅱ期（中度）：视网膜有黄白色、或白色"硬性渗出"，或并有出血斑，多出现于黄斑区附近，数目多少不等，为中度 NPDR。

Ⅲ期（重度）：视网膜有白色"软性渗出"，或伴有出血斑，静脉串珠样改变，视网局部毛细血管累及多个无灌区，为重度 NPDR。

2. 增殖型糖尿病视网膜病变（PDR）

Ⅳ期：视网膜有新生血管形成，纤维组织增生，或有玻璃体积血，数目较少，新生血管可发生在视网膜任何部位或视乳头上。

Ⅴ期：视网膜有新生血管增大，以后逐渐退行性变，纤维组织增多，纤维血管组织沿玻璃体后皮层继续增殖。

Ⅵ期：玻璃体对纤维血管膜的牵引和纤维血管膜的收缩，以及不完全的玻璃体后脱离导致玻璃体积血与牵拉性视网膜脱离，进而引起牵拉孔源混合性视网膜脱离，导致失明。

由Ⅰ期发展到Ⅲ期一般较为缓慢，有 1/3 的患者Ⅳ期是由Ⅲ期发展而来的，有 2/3 的患者由Ⅰ～Ⅱ急骤发展为Ⅳ期，多数患者随着病情的发展而不断加重恶化，少数患者可以自行缓解。

（三）辅助检查

如果运用适当，许多辅助检测有助于对患者的医疗服务，最常见的检测包括以下项目：

1. 彩色眼底照相

在临床探索性研究中，与临床检查相比，眼底照相是一项重复性更好的 DR 检查技术。然而,临床检查在黄斑水肿相关的视网膜增厚方面通常更加优秀,在识别视盘新生血管(NVD)和视网膜其他部位的新生血管(NVE)方面也许更好。

眼底照相在微小 DR 或 DR 与上次照相比较无变化的情况下价值很小。在记录疾病实质性进展或治疗效果时,眼底照相可能是有用的。

2.光学相干断层成像(OCT)

OCT 提供视网膜玻璃体界面、视网膜、视网膜下空间的高分辨率的图像($10\mu m$)。

用于某些糖尿病黄斑水肿患者,OCT 有助于量化视网膜厚度、监测黄斑水肿、识别玻璃体黄斑牵拉,然而,OCT 测量视网膜厚度与视力关系很小。

3.荧光造影

荧光造影在某些 DR 患者具有临床价值,通常用于指导黄斑水肿(CSME)治疗和评估无法解释的视力降低的病因。造影能识别黄斑毛细血管非灌注或毛细血管渗漏源,这些病变导致的黄斑水肿,可能是视力下降的原因。

检查糖尿病患者并不是荧光造影的常规适应证。诊断 CSME 或 PDR 不需要荧光造影,两者通过临床检查的方式诊断。然而,由于造影在各种情况下都是有益的,建议医生在诊断和治疗 DR 患者时具备荧光造影设施。

眼科医生必须知晓荧光造影的潜在风险;可能发生严重的并发症,包括死亡(约 1/200000)。每套造影设施放置之处必须备有医疗护理方案或应急方案,备有清晰备忘录以使风险最小化和能够处理任何并发症。虽然并没有荧光染料会对胎儿产生有害影响的记载,但是荧光染料的确能够通过胎盘进入胎儿循环。

4.超声检查

超声在糖尿病眼屈光间质混浊时检查视网膜脱离方面是一项有价值的检测手段。

三、类病辨别

糖尿病性视网膜病变应注意与高血压性视网膜病变鉴别,见表 5-5-1。

表 5-5-1 糖尿病性视网膜病变与高血压性视网膜病变鉴别

	高血压性视网膜病变	糖尿病性视网膜病变
水肿	视乳头及视网膜有水肿	轻或无
渗出物	常出现白色棉絮状渗出斑、黄斑部呈星状排列	腊肠样棕黄色硬性渗出物或围绕黄斑呈环形排列
出血	多位于浅层,呈火焰状或线状	多位于深层,呈点状、圆形或不规则形

续表

	高血压性视网膜病变	糖尿病性视网膜病变
血管变化	最早血管损害为小动脉病变,以动脉变化为主,可见痉挛和硬化	最早血管损伤在毛细血管及静脉,以静脉变化为主,可见微血管病变新生血管

四、治疗

(一)基础治疗

1.控制血糖

治疗本病的重点必须重视基础疾病的治疗,控制血糖水平至正常或接近正常,是减少糖尿病引起本并发症的根本。虽然糖尿病视网膜病变能否随糖尿病的控制而好转或退行尚存争议,但严重的或血糖控制不好的糖尿病患者,其视网膜病变更为严重却鲜有被怀疑。多数学者认为,血糖和全身病情得到良好控制,对延缓糖尿病视网膜病变的发生、发展和减轻病情是有益的。

控制糖尿病对于防治其视网膜病变的积极意义在于长期持续的积累作用,短期控制血糖对视网膜病变的疗效不明显。若在较短时间内快速降低血糖,反而可加重视网膜病变。糖化血红蛋白(HbAc1)是评价血糖水平长期状况的一个重要指标,有人认为如果从开始就控制 HbAc1 在 7% 左右(正常<6%),不高于 8%,则很少出现糖尿病视网膜病变。

2.降低血脂

血脂水平的升高具有诱发视网膜渗出的危险。对于血脂偏高和视网膜黄斑区及其周围有环形硬性渗出的糖尿病患者,应摄取低脂饮食,并应用降血脂药物,如阿托伐汀,常用的起始剂量为 10mg,每日一次。辛伐他汀,一般起始剂量为每天 20mg,晚间一次服用。

3.控制血压

临床研究表明,高血压可加重糖尿病视网膜病变,当高血压得到控制时,血管渗漏显著减轻。有报道称口服血管紧张素转化酶抑制剂,有减轻糖尿病视网膜病变的作用,这可能与其抗高血压作用有关。

(二)辨证论治

本病辨证当合久病必虚,久虚生瘀和血热妄行之病理特点。明辨虚、瘀、热,及三者间的关系。结合西医的检查手段,辨析眼底的各种病变以及是否并发青光眼或视网膜脱离等。

通常,若新鲜出血、量多,多属血热。陈旧出血色黯红,常因血瘀。出血反复频繁发作,新旧交织,则由血热所致。新生血管、微血管瘤以及增殖性渗出性病变,可按气滞血瘀处理。

1.气阴两虚,目窍失荣

主症:视物模糊,眼内干涩,倦怠乏力,气短懒言,口渴喜饮,小便频多,形体消瘦,失眠多梦,舌淡红,苔薄白少津,脉沉细。

治则:益气养阴,补血明目。

方药:八珍汤合生脉汤加减。黄芪25g,党参15g,熟地15g,黄精15g,当归20g,白芍15g,麦冬25g,玄参15g,知母15g,炒白术10g,茯苓20g,五味子10g,枸杞子15g,丹参20g,谷精草15g,菊花20g,木贼草10g。水煎服,每日1剂,分早晚两次服用。眼底渗出多者,可加牛膝15g,益母草15g,泽泻15g;有出血者则加三七粉10g,仙鹤草10g,侧柏炭10g。

2.肝肾阴虚,目失濡养

主症:眼内干涩,视物昏蒙,或眼前黑花飞舞,口干咽燥,头晕耳鸣,腰膝酸软,失眠健忘,男子可见遗精,女子则有月经不调或闭经,舌淡红,苔少薄,脉细。眼底可见微血管瘤、点状渗出或出血。

治则:补益肝肾,养精明目。

方药:杞菊地黄丸合驻景丸加减。熟地20g,生地20g,山茱萸15g,枸杞子15g,菟丝子25g,五味子10g,山药20g,茯神15g,泽泻15g,牡丹皮10g,菊花10g,当归20g,茺蔚子15g,青葙子15g,决明子15g,玄参15g,麦冬20g。水煎服。颧赤唇红,五心烦热,口干咽燥重,舌红少津,少苔或无苔,脉细数等,则为肝肾阴虚,阴虚火旺,治则滋阴降火,可用知柏地黄汤和玄参、麦冬、旱莲草、女贞子、当归、菊花、茺蔚子、青葙子、枸杞子、龟板等。

3.肝火亢盛,灼伤目络

主症:视力骤降,甚或暴盲,常因恼怒而发。可伴有眼球疼痛,头晕头痛,耳鸣耳聋,口苦咽干,渴喜冷饮,大便干结,舌红苔黄,脉弦数。眼底可见视网膜前出血,甚或玻璃体出血,纤维增殖等。

治则:清肝泻火,凉血止血。

方药:龙胆泻肝汤加减。龙胆草15g,黄芩15g,山栀子10g,柴胡10g,郁金15g,泽泻10g,当归15g,牡丹皮10g,赤芍15g,牛膝15g,大黄炭30g,生地炭15g,白茅根30g。水煎服。眼底有活动性出血者,去赤芍,加棕榈炭、小蓟炭;大便干结,加大黄、芒硝等。

4.气滞血瘀,目窍失养

主症:眼前黑花泛泛,视力下降,视物昏蒙,口干咽燥,渴不欲饮,胸闷胁胀,心烦易怒,或闷闷不乐,舌黯红或有瘀斑,脉弦涩。眼底可见微血管瘤,静脉迂曲充盈,出血,渗出等。

治则:疏肝理气,祛瘀止血。

方药:丹栀逍遥散加减。当归15g,炒白芍15g,粉丹皮10g,柴胡15g,郁金15g,山栀子20g,生地20g,白术10g,茯苓15g,炙甘草5g。水煎服。若气滞而致血瘀重者,可合血府逐瘀汤。若症见视物昏花,倦怠乏力,气短懒言,自汗纳差者,则属气虚血瘀,治宜健脾益气,活血化瘀,方选补中益气汤加减。

5.痰热上壅,目络阻塞

主症:视物昏蒙,或视力骤降,形体肥胖,头目眩晕,胸闷恶心,烦躁,纳呆,痰稠,口干口苦,舌体肥大,苔黄腻,脉弦滑。眼底见视神经乳头水肿,微血管瘤,软硬性渗出、出血、新生血管形成,玻璃体出血,甚至视网膜脱离等。

治则:清热化痰,涤浊明目。

方药:清热化痰汤加减。黄芪15g,黄连10g,川贝母10g,炒杏仁10g,胆南星10g,石菖蒲10g,竹茹15g,枳实10g,泽泻15g,制半夏10g,茯苓15g,海藻30g,泽兰15g,陈皮10g,菊花15g,谷精草10g,车前子15g。水煎服。如见眼底静脉迂曲充盈,加丹参、葛根、郁金等。

6.脾肾阳虚,阴邪上犯

主症:视力渐减,甚至失明,周身浮肿,面色苍白或晦涩,形寒肢冷,少气乏力,食少便溏,小便短少,舌淡苔白,脉沉细无力。眼底可见视网膜水肿,静脉迂曲扩张、出血、渗出累及黄斑等多种改变。

治则:健脾益肾,温阳通窍。

方药:补中益气汤渐减。黄芪30g,人参10g,炒白术15g,茯苓15g,肉桂10g,熟附子10g,补骨脂15g,山茱萸15g,五味子10g,猪苓15g,干姜10g,当归15g,柴胡10g,石菖蒲10g,陈皮10g,谷精草15g,密蒙花15g,红花10g。水煎服。水肿重,小便量少者,酌加泽泻、泽兰、冬瓜皮、车前子、玉米须等,或用真武汤和五苓散加减。

(三)特色专方

1.益气养阴通络方

由西洋参、山茱萸、黄芪、山药、三七、地龙、水蛭、当归、白芍、陈皮、川芎、石斛组成。每日1剂,水煎,分2次服。有益气养阴,活血通络作用。适用于气阴两虚,目络瘀滞者。

2.滋肾健脾化瘀汤

山茱萸15g,黄芪30g,石决明20g,葛根15g,制乳香6g,三七片12g。日1剂,水煎,分两次温服。具有滋肾健脾、活血化瘀之功、适用于脾肾两虚,目络瘀滞者。

3.护网明目方

白芍、石斛、决明子、茺蔚子、女贞子、黄精、葛根等药物组成。每日1剂,水煎,分早、晚2次服,具有养阴清热行血功效,适用于阴虚化燥,燥热伤阴,阴虚血滞者。

4.复明方

由天花粉、山茱萸、鬼箭羽、红花、密蒙花、桑叶、菊花、蝉蜕、木贼等组成。每日1剂,水煎,分2次温服。有滋补肝肾,养阴生津,清肝明目之功。适用于肝肾阴虚者。

5.明目五子汤

由决明子、菟丝子、蔓荆子、青葙子、车前子组成。日1剂,水煎,分早、晚2次服,具有滋补肝肾,养血活血的功效。

6.糖网清汤

由生黄芪、地龙、川芎、桃仁、当归、赤芍、茺蔚子、枸杞子、熟地等组成。每日1剂,水煎,分早、晚2次温服,有益气养阴、活血通络之功。

(四)中成药

1.复方丹参滴丸

由丹参、三七、冰片等组成。吞服或舌下含服,一次10丸,每日3次,4周为一个疗程。功效:活血通络行瘀,对糖尿病微循环障碍性疾病起到治疗效果。

2.清障明目丸

由煅磁石、石决明、焦山楂、枸杞子、山药、沙苑子、谷精草、石斛、蝉蜕、黄精等药物组成。每次5粒,3次/日。功效:滋补肝肾、清障明目、化瘀止血、平肝清热。

3.降糖明目片

由生黄芪、蒲黄、地黄、丹参、墨旱莲、女贞子、黄芩、炭赤芍、丹皮、茺蔚子、菊花、决明子、车前子等组成。口服,每次4~6片,每日3次。有补益肝肾、活血明目功效。

4.脉络宁注射液

由玄参、牛膝、石斛、银花、红花、穿山甲等药物组成。10mg/10mL,每次10~30mL,加5%葡萄糖液或生理盐水250~500mL静脉滴注,日1次。连用14日为1疗程,具有养阴清热,培补肝肾、活血化瘀的功效。

5.双丹明目胶囊

由女贞子、墨旱莲、丹参、山茱萸、三七等组成。口服。一次4粒,每日3次,饭后温开水送服。疗程四个月。有滋补肝肾、活血化瘀之功,适用于肝肾阴虚者。

6.芪明颗粒

由黄芪、葛根、地黄、枸杞子、决明子、茺蔚子、蒲黄、水蛭组成。开水冲服,一次1袋,每日3次。疗程为3~6个月。具有益气生津、滋养肝肾、通络明目的功效,适用于气阴亏虚、肝肾不足、目络瘀滞者。

7.银杏叶片

主要成分为银杏叶提取物。每次 40mg,每日 3 次。用于局部缺血所致视网膜疾患。

8.复方血塞通胶囊

由三七、黄芪、丹参、玄参等药物组成。功效:活血化瘀,益气养阴。用于血瘀兼气阴两虚证的视网膜静脉阻塞。

(五)针灸疗法

按中医辨证分型分为阴虚燥热型、气阴两虚型,选取穴位:双侧睛明、太阳、神庭、曲池、足三里、血海、阴陵泉、太冲、太溪等。肝肾阴虚型,选穴:针刺组取肝俞、肾俞、脾俞、足三里、球后、睛明、风池及颈部 C3~C7 夹脊穴。脾肾两虚型,选穴:取中脘、脾俞、肾俞、曲池、合谷、阴陵泉、足三里、三阴交、太冲、血海、地机、风池、童子髎、四白。面部穴位不施手法,肢体穴位均采用平补平泻,得气后留针 20 分钟。隔日 1 次,15 次为 1 疗程。

眼部穴位针刺治疗糖尿病视网膜病变疗效显著,采用眼部穴位进行强刺激治疗,如睛明、攒竹、鱼腰、瞳子髎、四白、承泣、丝竹空、太阳、上星,然后根据辨证阴虚型加三阴交、涌泉、肾俞等,气虚型辅以关元、气海、血海、脾俞、肝俞等。

耳针选穴:胰腺点、胰胆、肾、丘脑、缘中、内分泌、皮质下、口渴点、眼、三焦,每次选取 4 个穴位。隔日 1 次,20 次为一个疗程。

针灸治疗糖尿病视网膜病变的临床与实验研究在一定程度上取得了成就,大多研究都得出了针灸对此病具有比较肯定疗效的结论。其作用机制是改善微循环、减轻血栓形成倾向、提高红细胞变形能力、降糖等综合效应的结果。

第六节　糖尿病周围神经病变

中医古籍中虽无糖尿病性神经病变的相应病名,但综观古今所论,本证隶属于中医"麻木""血痹""痛证""痿证"等范畴。根据该病的发病机理和患者的临床表现,按照中医病证分类可将其归入由消渴病(即糖尿病)并发的痹证、痿证、麻木、血痹和痛证等范畴。

一、病因病机

(一)发病因素

本病因消渴病日久,耗伤气阴,阴阳气血俱虚,血行瘀滞,痹阻脉络所致,属本虚标实之证。病位在于脉络,内及肝、肾、脾等脏腑,以气血亏虚为本,瘀血阻络为标。

DPN的病机有虚实两种。虚有本与变的不同。虚之本在于阴津不足,虚之变在于气虚、阳损。虚之本与变,既可单独起病,又会相互转化,互为因果;既可先本后变,亦可同时存在。实分痰与瘀,既可单独致病,也可互结并见。临床上,患者有以虚为主者,所谓"气不至则麻""血不荣则木""气血失充则痿";又有虚实夹杂,但一般无纯实无虚之证。虚实夹杂者,在虚实之间,又存在因果标本关系。常以虚为本,而阴虚又为本中之本,气虚、阳损为本中之变,以实为标,以痰浊、瘀血阻滞经络为主。

(二)病机及演变规律

DPN病机是一个动态演变的过程,随着消渴病的发展按照气虚夹瘀或阴虚夹瘀-气阴两虚夹瘀-阴阳两虚夹瘀的规律变化。阴虚是发病的关键;气虚是迁延不愈的原因;阳虚是病情发展变化的必然趋势;血瘀是造成本病的主要原因,本病大致可以分为四个阶段。

1. 麻木为主期

多因肺燥津伤,或胃热伤阴耗气,气阴两虚,血行瘀滞;或气虚血瘀,或阴虚血瘀;或气阴两虚致瘀,脉络瘀滞,肢体失荣。临床可见手足麻木时作、或如蚁行、步如踩棉、感觉减退等。

2. 疼痛为主期

气虚血瘀、阴虚血瘀,迁延不愈;或由气损阳,或阴损及阳,阳虚失煦,阴寒凝滞,血瘀为甚;或复因气不布津,阳不化气,痰浊内生,痰瘀互结,痹阻脉络,不通则痛。临床上常呈刺痛、钻凿痛或痛剧如截肢,夜间加重,甚则彻夜不眠等。

3. 肌肉萎缩为主期

多由于上述两期迁延所致。由于久病气血亏虚,阴阳俱损;或因麻木而肢体活动长期受限,血行缓慢,脉络瘀滞,肢体、肌肉、筋脉失于充养,则肌肉日渐萎缩、肢体软弱无力。常伴有不同程度的麻木、疼痛等表现。

4. 与糖尿病足(DF)并存期

由于DPN常与糖尿病微血管病变、大血管病变互为因果,因此,DPN后期往往与DF同时存在。一旦病至此期,则病情更为复杂,治疗当与DF的治疗互参互用,择优而治。

(三)病位、病性

DPN病位主要在肢体络脉,以气虚、阴虚或气阴两虚为本;或由此导致肢体络脉失荣而表现为以虚为主的证候;或由此导致的脏腑代谢紊乱产生的瘀血、痰浊等病理产物相互交阻,留滞于络脉,表现为本虚标实之候,但无论是以虚为主或本虚标实,血瘀均贯穿DPN的始终。

(四)分证病机

1. 气虚血瘀

消渴病患者日久不愈,耗伤气血,阳气虚损,鼓动无力而血行不畅,血脉瘀阻,不通则痛,加之筋脉失于濡养,故而肢体麻木疼痛。

2. 寒凝血瘀

消渴病患者日久不愈,耗伤气血,寒邪乘虚而入,寒凝血瘀,瘀血阻滞,故肢体疼痛较剧,刺痛不已,痛处发凉,遇冷痛剧,得温痛减。

3. 阴虚血瘀

消渴病患者日久不愈,耗气伤阴,阴血不足以濡养筋骨而致肢体麻木不仁,灼热刺痛。

4. 痰瘀阻络

消渴病患者日久不愈,脾虚湿胜,脾失健运,聚湿生痰,痰蕴化热成瘀,痰瘀交阻于脉络,气血运行不畅,而致肢体麻木沉重。

5. 脾胃湿热

脾主四肢,主肌肉,消渴病患者日久不愈,脾虚湿胜,脾失健运,酿生湿热,气血运行不畅,四肢失于濡养,故肢体困重,逐渐出现双下肢痿弱无力。

二、辨病

(一)症状

末梢的运动障碍往往很轻,感觉障碍一般为对称的,从足趾开始,随着病程进展发展至足及小腿,上肢一般较晚才累及。呈典型的短袜及手套型感觉障碍,晚期躯干也可累及,从中线开始往两侧发展,有人称为"糖尿病性躯干多发性神经病变"。表现为四肢远端对称(尤其以双下肢远端为多见)的麻木、蚁走感,常有不同程度的疼痛及感觉障碍,疼痛的性质可以多种多样,如烧灼痛、绞扭痛、针刺痛、电击痛、刀割痛、间歇的炙热样的刺痛及闪痛等。局部皮肤触之可有触觉异常及自觉发凉或发热等温度感觉异常。

(二)体征

在神经系统检查中可有手套、袜子样感觉障碍,四肢腱反射减低或消失,其中踝反射几乎均消失或明显减退,下肢振动觉障碍或消失。在糖尿病感觉性多发性神经病变有感觉性共济失调,出现共济失调步态及 Romberg 征阳性。远端有感觉异常,同时合并有四肢远端的肌力减退、肌肉萎缩、腱反射消失或明显减退。病程长者四肢远端常有皮肤发冷、色素沉着,干燥等营养障碍。晚期严重病例有神经源性关节、缺血性坏疽和足部溃疡。

(三)辅助检查

1.常规检查

常规检查的项目包括有血糖、血脂、肝肾功能、血流变、心电图、眼底检查及维生素 B_{12} 等。

2.特殊检查

(1)腱反射及振动觉的检查:糖尿病周围神经病变早期常有腱反射尤其是下肢远端反射的减弱或消失,振动觉亦有感觉减退消失。

(2)S-M 单丝触觉试验:检查双侧足背单丝各触碰 4 次,记录未感知的次数,超过 5 次提示有病变。

(3)位置觉的检查:让患者平卧闭目回答自己哪一个足趾被拨动或是否感到足趾被拨动,以检查患者的本体感觉。

(4)温度觉的检查:用或冷或热的物体,比如不锈钢小棒置于温水或冷水中然后放在皮肤上检查患者对冷、热的感觉。

(5)电生理检查

①神经传导速度(NCV)检测:NCV 测定包括感觉神经传导速度(SCV)和运动神经传导速度(MCV)。常规检测的神经是上肢的正中神经和尺神经;下肢的腓总神经、胫神经和腓肠神经。最常见的表现为下肢感觉神经的波幅降低或传导速度减慢。运动神经传导速度减慢出现较晚,诊断价值较大。

②肌电图(EMG)检测:也称常规肌电图,是通过记录肌肉安静、轻收缩和大力收缩时肌肉的电生理特点,提示肌源性损害还是神经源性损害;进行性失神经还是慢性失神经。EMG 反应的是运动神经功能,提示运动神经轴索损害。糖尿病周围神经病变如果单纯累及感觉或无髓鞘的小纤维,EMG 可以是正常的。或者不需要此项检查,因为针电极 EMG 是有创检查,但是如果怀疑多发性神经根或神经丛病变,EMG 检查是非常有必要的。EMG 和 NCV 检查结合起来还可以判断神经根受累的水平。

③电刺激定量感觉测定:用不同频率的电流感觉阈值来评估不同的神经纤维,全面评价周围神经功能,为糖尿病周围神经病的早期诊断提供有效证据。

④温度刺激感觉定量感觉测定:指无创性定量评价感觉神经功能的技术。包括:冷觉(CS)、温觉(WS)、冷痛觉(CP)和热痛觉(HP)测定,反应 A 和 C 类纤维的功能。主要用于小纤维或无髓鞘纤维周围神经病变,例如,糖尿病前期周围神经病变,急性痛性神经病变等,临床怀疑糖尿病周围神经病变而 NCV 和 EMG 正常时应进行定量感觉测定。

三、类证辨别

(一)尿毒症
有些尿毒症患者可有周围神经的症状和感觉异常、四肢麻木、烧灼感等。其发生原因还不清楚,可能与甲基胍的含量增高有关。

(二)维生素 B_{12} 缺乏
机体缺乏维生素 B_{12} 时,神经系统的损伤主要表现在脊髓的侧索和后索,但也常累及大脑和视神经。患者首先注意到的是全身乏力和手脚针刺样疼痛及麻木感觉。随着病情的不断加重,患者出现走路不稳,两腿发僵,胳膊、腿的力量减弱。特别是腿更为明显,走路容易摔跤,害怕走暗路。如果仍得不到治疗,患者逐渐地还会出现双下肢瘫痪、大小便失禁等症。

(三)感染(如 HIV 和麻风)
HIV 感染可并发各种周围神经病变(如远端对称性多发性神经病、炎性脱髓鞘性多发性神经病、复合性单神经病和进行性多发性脊髓神经根病)。HIV 在周围神经疾病的发生上所起的作用仍不清楚,机会感染、营养缺乏、代谢异常、药物不良反应可能有一定作用。对晚期 HIV 感染的患者进行前瞻性神经系统评价发现,50%有周围神经病变。各种神经损伤的发病机制和治疗不尽相同,故应严格鉴别。

麻风病是由麻风杆菌引起的一种慢性接触性传染病,主要侵犯人体皮肤和神经,如果不治疗可引起皮肤、神经、四肢和眼的进行性和永久性损害,诊断标准包括片状色素脱失、感觉缺失、周围神经增厚和皮肤涂片或活检找到抗酸杆菌。

(四)中毒
中毒性神经系统疾病中,周围神经病变是神经系统对化学毒物最常见的反应之一。而以周围神经为主要靶器官的毒物有丙烯酰胺、氯丙烯、正己烷、甲基正丁基甲酮、三氧乙烯、二硫化碳、环氧乙烷、铅、砷、铊及某些有机磷化合物,如敌百虫、甲胺磷、敌敌畏、对硫磷、氧化乐果、马拉硫磷、丙胺氟磷、三邻甲苯磷酸酯(TOCP)等。

(五)恶性肿瘤
在某些恶性肿瘤患者体内,肿瘤未转移的情况下引起的远隔自身器官功能的异常改变。可影响到体内的许多器官和组织,如内分泌、神经肌肉、结缔组织、血液系统和血管,导致相应器官组织异常改变,发生在神经系统如中枢神经、周围神经、神经肌肉接头或肌肉的病变,称之为神经系统副肿瘤综合征(NPS)。其发生率较低,但由此综合征所造成的病变而出现的临床表现较肿瘤本身更早,也可更为严重。该病早期可出现周围神经损伤,合并其他病变如肺部等,需进一步查肿瘤标志物。

四、治疗

(一)基础治疗

1.情志疗法

关心开导患者,使患者对自己的病情有一个正确的认识,解除不必要的恐惧、焦躁和消极悲观情绪,鼓励患者树立战胜疾病的信心。

2.药膳饮食

气虚血瘀者宜常食黄豆、扁豆、鸡肉、泥鳅、香菇、绞股蓝,气虚血瘀夹湿者宜常食薏苡仁,肝肾亏虚者宜常食瘦猪肉、鸭肉、龟肉,寒凝血瘀者宜常食牛肉、鳝鱼、韭菜、芫荽、蜂胶,痰瘀互结者宜常食银耳、木耳、洋葱、花椰菜、海藻、海带、紫菜、萝卜、金橘。亦可根据患者病情选用食疗方剂。如气虚血瘀者可选用参苓山药二米粥(党参、茯苓、山药、粟米、大米);阴虚血瘀者可选用黄芪炖鳖汤(黄芪、枸杞子、鳖肉);寒凝血瘀者可选用姜附炖狗肉汤(熟附片、生姜、狗肉);肝肾亏虚,肌肉萎缩者可选用二山排骨汤(牛骨髓、山茱萸、山药、猪排骨)或当归生姜羊肉汤(当归、生姜、羊肉)。

3.运动

DPN患者的活动内容很多,需要注意的是活动要在饭后进行,运动量适度、因人而异、循序渐进、持之以恒,注意选择舒适透气的鞋子,选择平坦的路面。

4.血糖控制

中医辨证论治及中成药、外治法的综合运用调节血糖。

(二)辨证论治

DPN以凉、麻、痛、痿四大主症为临床特点,其主要病机是以气虚、阴虚、阳虚失充为本,以瘀血、痰浊阻络为标,血瘀贯穿于DPN的始终。临证当首辨证论治,遣方择药前提下,酌情选加化瘀通络之品,取其"以通为补""以通为助"之义。本病除口服、注射等常规的方法外,当灵活选用熏、洗、灸、针刺、推拿等外治法,内外同治,以提高疗效,缩短疗程。

1.气虚血瘀

主症:手足麻木,如有蚁行,肢末时痛,多呈刺痛,下肢为主,入夜痛甚;气短乏力,神疲倦怠,自汗畏风,易于感冒,舌质淡黯,或有瘀点,苔薄白,脉细涩。

治法:补气活血,化瘀通痹。

方药:补阳还五汤加减。生黄芪30~60g,当归尾15g,赤芍10g,川芎10g,地龙30g,桃仁10g,红花10g,枳壳10g,川牛膝30g。气虚明显者可加重黄芪用量,以加强补气之功,取其以补气来行血通络之义;气短自汗明显,加太子参、麦冬以益气敛阴止汗;易于感冒者加白术、防风,取其玉屏风散益气固表之义;病变以上肢为主加桑枝、桂枝尖。以下肢为主加川牛膝、木瓜。

2.阴虚血瘀

主症:腿足挛急,肢体麻木,酸胀疼痛,或小腿抽搐,夜间为甚;五心烦热,失眠多梦,皮肤干燥,腰膝酸软,头晕耳鸣;口干少饮,多有便秘,舌质嫩红或黯红,苔花剥少津,脉细数或细涩。

治法:滋阴活血,柔筋缓急。

方药:芍药甘草汤(《伤寒论》)合四物汤(《太平惠民和剂局方》)加味。生白芍15～30g,生甘草3～6g,干地黄15～30g,当归10g,川芎10g,川木瓜6～15g,怀牛膝15g,炒枳壳10g。腿足挛急,时发抽搐者,加全蝎、蜈蚣,取其与芍药甘草汤共奏酸甘化阴,柔筋止痉之义;头晕耳鸣,失眠多梦者加生龙骨、生牡蛎、柏子仁、炒枣仁以平肝重镇,养心安神;五心烦热者加地骨皮、胡黄连以清虚热;大便秘结者加生大黄以通腑泻热。

3.寒凝血瘀

主症:肢体麻木不仁,四末冷痛,得温痛减,遇寒痛增,下肢为著,入夜更甚;神疲乏力,畏寒怕冷,倦怠懒言,舌质黯淡或有瘀点,苔白滑,脉沉紧。

治法:温经散寒、通络止痛。

方药:当归四逆汤(《伤寒论》)加减。当归15～30g,赤芍30g,桂枝6～10g,细辛3g,通草6g,干姜3～6g,制乳香10g,制没药10g,甘草3～6g等。以下肢、尤以足疼痛为甚者,可酌加川续断、牛膝、鸡血藤、木瓜等活血祛瘀之品;若加吴茱萸、生姜,又可治本方证内有久寒,兼有水饮呕逆者。

4.痰瘀阻络

主症:麻木不止,常有定处,足如踩棉,肢体困倦,头重如裹,昏蒙不清,体多肥胖,口黏乏味,胸闷纳呆,腹胀不适,大便黏滞。舌质紫黯,舌体胖大有齿痕,苔白厚腻,脉沉滑或沉涩。

治法:化痰活血、宣痹通络。

方药:指迷茯苓丸(《证治准绳》)合黄芪桂枝五物汤(《金匮要略》)加减。茯苓20g,姜半夏10g,枳壳10g,生薏仁24g,当归10g,丹参15g,制乳香8g,制没药8g,苍术10g,川芎10g,陈皮12g,生甘草4g。胸闷呕恶,口黏加藿香、佩兰,枳壳易枳实以芳香化浊,宽胸理气;肢体麻木如蚁行较重者加独活、防风、僵蚕以加强祛风化痰、胜湿之功;疼痛部位固定不移加白附子、白芥子以温化寒痰湿浊。

5.肝肾亏虚

主症:肢体痿软无力,肌肉萎缩,甚者痿废不用,腰膝酸软,骨松齿摇,头晕耳鸣,舌质淡,少苔或无苔,脉沉细无力。

治法:滋补肝肾、填髓充肉。

方药:壮骨丸(《丹溪心法》)加减。龟板15～30g,黄柏10g,知母10g,熟地黄15～30g,山萸肉30g,白芍10g,锁阳10g,牛膝15g,当归12g,炒枳壳10g。肾精不足明显加牛骨髓、菟丝子,阴虚明显加枸杞子、女贞子。

(三)特色专方

1.降糖通络片

主要组成为黄芪、生地、当归、川芎、地龙、桂枝、荔枝核、鬼箭羽等。方中黄芪大补脾胃之气,使气旺而助血行,生地滋阴养血共为君药;当归补血活血,祛瘀而不伤正,川芎、地龙活血化瘀,通经活络止痛共为臣药;桂枝以温通络脉,引诸药至肢体病位,荔枝核、鬼箭羽解毒散结,减轻局部肿痛,共为佐药;全方共奏益气养阴,活血祛瘀之功效。据有关资料报道,上述药物分别具有降糖、降血压、降血脂等功效。

内服法是治病之大法,本剂型即根据药品的特性,分别进行熬膏、粉碎、压片,既能充分发挥药效,又有服用携带方便的优点。

2.糖痛外洗方

组成:川芎30g,红花20g,赤芍30g,白芍30g,桂枝15g,川椒30g,艾叶20g,川乌30g,草乌30g,苏木50g,透骨草50g,干姜30g,白芥子30g,生甘草30g。

功用:温经活血,宣痹通络,缓急止痛。

主治:消渴病痹证(DPN)瘀血阻络所致的凉、麻、痛、痿诸症。

方解:方中川芎辛散温通,既能活血化瘀,又能行气止痛,为"血中之气药",具有通达气血的功效,红花、赤芍活血祛瘀止痛,三者共为君药;消渴病痹证日久,阴损及阳,阳虚则寒,寒性凝滞,得温则散,方中桂枝、川椒、艾叶温经通阳以助君药活血通络,宣痹通阳为臣药;川乌、草乌、苏木、透骨草温经通络止痛为佐药;干姜、白芥子辛温走窜通脉达膝,二者相合,既加强全方活血化瘀通络之效,又可引诸药直达病所,白芍、甘草酸甘化阴,既可制君、臣、佐诸药之辛燥,又可助诸药缓急以止痛,四药共为使药。本方既可单独使用,也可与内服药并行,以达内外同治,殊途同归、异曲同工,事半功倍之效。

用法:共为粗末,装无纺布袋,每袋200g,每日取药袋1个,溶于3000mL温水中,浸洗双腿、足与双手,温度以40℃为宜,浸泡20～30分钟,早晚各1次,10日为1疗程。

加减:阴亏灼痛者去辛温诸药,生白芍加至50g,再加生地50g、地骨皮50g。阳虚甚显,入夜痛重,肢冷如冰者加细辛30g,重用川乌、草乌,桂枝易肉桂。

注意事项:水温不可太高,以42℃以下为宜,以免烫伤皮肤,最好让健康人帮助试水温;本方仅限外洗禁内服。

3.止消宣痹汤

组成:生黄芪30g,干生地30g,全当归10g,川芎片10g,赤白芍各30g,川桂枝

6g,水蛭6g,川牛膝30g,生甘草3g,生姜3g。

功用:益气养阴,养血活血,通络宣痹。

主治:消渴痹证(DPN)不同阶段所致的手足或四肢凉、麻、痛、痿之四大主症。

用法:上药首煎加水800mL,浸泡100分钟,武火煮沸后,文火煮30分钟,滤出药汁约250mL,再加水600mL,煎煮30分钟,滤出药汁约250mL,两煎药汁混匀,分早晚两次饭后2小时服。药渣加入白芥子30g,干姜30g,川椒30g,入搪瓷盆中煎煮30分钟之后,加52度以上白酒100mL,熏洗手足和双下肢,每次30分钟,每日两次,以达内外合治,殊途同归,协同增效之目的。

方解:在治痹名方黄芪桂枝五物汤基础上,加入养血活血之四物汤、水蛭、川牛膝,拟成止消宣痹汤。方中,生黄芪补气,生地养阴,共奏益气养血之效,二药共为主药;当归配黄芪,补气生血,当归、赤白芍、川芎配生地既有四物汤补血之功,更有活血养荣之妙,赤芍四物汤共为臣药;桂枝温经活血,水蛭破瘀通络、通痹止痛,助芪、地寓补于动,以防壅滞,共为佐药;川牛膝活血引下,甘草配白芍缓急止痛,生姜和胃调味共为使药。纵观全方,体现了"以通为补"、补中有通,通中有补,使全身气血调达,络通痹宣,则凉、麻、痛、痿渐缓至消。

加减:若四末冰冷、疼痛剧烈、入夜难眠,舌质淡黯或紫黯,苔薄白而滑、脉弦紧或细涩属阳虚寒凝者,上方加细辛3g,制川草乌各6g(先煎30分钟),琥珀(冲)6g以加强温通、止痛、安神之效;若手足灼热疼痛、心烦失眠、舌质嫩红、苔少、脉细数等阴亏内热明显者,方中去桂枝加肉桂3g,川连6g,去赤芍改生白芍40g,生甘草加至6g,以酸甘化阴、引火归原、缓急止痛;若伴双下肢沉重如灌铅、行走如踩棉,舌质胖大、苔白腻等兼有痰湿者,加苍术10g,生薏仁30g,以化痰通络,除湿宣痹;若久痹不通、伴双下肢肌肉萎缩者,加苍白术各10g以健脾生精,加怀牛膝30g,山萸肉30g,以益肝肾。补先天、资后天,以助起痿宣痹之功。

(四)中成药

根据病情需要选择益气、养阴、活血、通络的中成药。

1.血府逐瘀胶囊

每次6粒,1日2次,凡有瘀血阻络以痛为主者均可选用。

2.筋骨痛消丸

每次6g,1日3次,用于阳虚血瘀、痰瘀互结证。

3.补中益气丸

每次8粒,1日3次,适用于脾虚失充以气虚为主者。

4.归脾丸

每次8粒,1日3次,适用于脾虚失充以血虚为主者。

(五)中药活血药注射制剂

中药活血药注射剂对改善本病瘀血症状具有起效快、疗效好的优势,已被广泛应用于本病的治疗,但临床选药要根据活血药的不同功能辨证选用。

1. 丹参注射液

主要成分为丹参、降香,每毫升相当于丹参、降香各 1g。使用时,以丹参注射液 20mL 加生理盐水静滴,1 日 1 次,14 日为 1 疗程,适用于本病各型。

2. 当归注射液

25%当归注射液 250mL 静滴,1 日 1 次,14 日为 1 疗程,适用于气虚血瘀证或脾虚失充证。

3. 脉络宁注射液

主要成分为牛膝、玄参、石斛、金银花。30mL 加入生理盐水静滴,1 日 1 次,14 日为 1 疗程,适用于阴虚血瘀证。

4. 川芎嗪注射液

本品主要成分为盐酸川芎嗪。使用时以 280～320mg 加入生理盐水静滴,不宜与碱性注射剂一起配伍。1 日 1 次,14 日为 1 疗程,适用于阳虚血瘀证。

(六)针灸疗法

1. 体针

气虚血瘀证取穴以气海、血海、足三里为主穴,可配合三阴交、曲池、内关。主穴施以平补平泻法,配穴按虚补实泻法操作。每日 1 次,10～15 日为 1 疗程;阴虚血瘀证取穴以肝俞、肾俞、足三里为主穴,可配合三阴交、太溪、曲池、合谷。主穴施以平补平泻法,配穴按虚补实泻法操作。每日 1 次。10～15 日为 1 疗程;阳虚血瘀证取穴以肾俞、命门、腰阳关、关元为主穴。可配合环跳、阳陵泉、悬钟、照海、足临泣,主穴施以平补平泻法,配穴按虚补实泻法操作,主穴加灸。每日 1 次,10～15 日为 1 疗程;痰瘀阻络证取穴以胃俞、曲池、脾俞、足三里为主穴,可配合三焦俞、三阴交、丰隆、解溪、太冲,施捻转平补平泻,主穴出针后加灸。每日 1 次,10～15 日为 1 疗程。

2. 梅花针

取穴以脊柱两侧为主,病变在上肢加刺臂内、外侧、手掌及指端点刺放血。病变在下肢加刺小腿内外侧、足背,以及足趾端点刺放血,施以中度或重度刺激。

3. 粗针

取穴为神道透至阳、命门透阳关、中府、足三里、手三里、合谷、环跳、悬钟,其中神道透至阳、命门透阳关用直径 0.8mm 粗针,留针 2 小时,余穴强刺激不留针。

4. 耳针

取穴以肝、脾、肾、臀、坐骨神经、膝、神门、交感。每次选 2～3 穴,施以中强刺激,留针15～30分钟。

5.电针

取穴为髀关透伏兔、风市透中渎、风市透伏兔、阳陵泉,用26号长针从髀关斜向伏兔穴,进针3～4寸;风市斜向中渎穴,进针3～4寸;从风市斜向伏兔穴进针3～4寸,阳陵泉直刺;并接上脉冲电流,选用疏密波,电流温度以患者能忍受为止,通电15～20分钟。

(七)按摩

上肢麻痛拿肩井穴、揉捏臂臑、手三里、合谷部肌筋,点肩肩髃、曲池等穴,搓揉肩肌来回数遍。每次按摩时间20～30分钟,每日1～2次;下肢麻痛拿阴廉、承山、昆仑肌筋,揉捏伏兔,承扶、殷门部肌筋,点腰阳关、环跳、足三里、委中、承山、解溪、三阴交、涌泉等穴,搓揉腓肠肌数十遍,手劲刚柔相济,以深度为度。每次按摩时间20～30分钟,每日1～2次。

(八)中频离子导入治疗

治疗前准备离子导入治疗机、中药导入液、沙袋、治疗巾、毛巾、配电盘。护士着装整齐,洗手、戴口罩。核对患者姓名、诊断、医嘱、部位。评估局部皮肤状况,协助患者取合适体位,铺治疗巾,遵医嘱选择穴位。连接电源,将中药导入液滴于棉垫上,套在锌片外,放置于备穴,沙袋压覆。打开电源开关,由弱到强逐步调节输出频率,选择强度,并不断询问患者感觉及耐受性,调节完毕,定时30分钟。治疗完毕后,关闭开关、切断电源、毛巾擦干皮肤,再次评估患者局部皮肤及症状。协助患者整理衣着,安排患者舒适体位或回房休息,整理物品,清洗消毒后归位,洗手、记录并签字。做好记录,整理用物并消毒。注意嘱患者一定注意预防灼伤等。治疗期间需专人护理,观察局部皮肤情况,酌情调节频率及强度。有对导入液中药成分过敏者须调整方剂,必要时停止该项治疗。皮肤破溃者禁用。

离子导入液:川乌、草乌、透骨草、白芥子、鸡血藤、赤芍、川牛膝、元胡、红花,水煎浓缩,取药液行中频离子导入治疗。

适应证:适用于各种证型,对气虚血瘀证、阳虚寒凝证疗效尤为显著。

此法融理疗、电疗、蜡疗等叠加疗法,使用药液直达病所,因药物多有辛窜活血之性,易出现皮肤刺激反应,治疗前要与患者进行沟通,并根据皮肤反应的不同给予相应的处理。

(九)熏洗(蒸)法

治疗前准备糖痛外洗液、熏洗木桶、消毒液、治疗巾、一次性治疗单及熏洗袋、水温计、熏药支架。然后护士着装整齐,洗手、戴口罩。核对患者姓名、诊断、医嘱、部位。评估患者熏洗部位,如:有无水肿,皮肤有无破溃、感染等。告知患者熏洗目的及方法,并根据熏洗部位安排患者体位,暴露熏洗部位。再次核对后将糖痛外洗液加热(50℃～70℃),倒入套有一次性袋子的熏洗木桶或足浴器内,放上熏药支架并检查其稳固性。嘱患者将熏洗部位置于支架上,用治疗巾或治疗单覆盖。测量水温38～40℃时将患者双足浸入药液中15～20分钟。注意观察和询问患者有无不适,了解其生理及心理感受。熏洗完毕,擦干皮肤。操作后协助患者整理衣着,安排患者舒适体位或回房休息,整理物品,清洗消毒后归位,洗手、记录并签字。治疗期间注意嘱患者一定注意预防烫伤等。需专人护理,既能达到适宜的温度以助药力又能确保安全,有条件者建议使用恒温桶设定药液温度。有对处方中中药成分过敏者须调整方剂,或停止该项治疗,皮肤破溃者禁用。

中药汤剂因其"良药苦口",长期服用在一定程度上受到限制,因此活用外治疗法的优势显得尤为重要,糖痛外洗方外洗治疗通过热力和药治的协同作用,可使患者腠理疏通、气血流畅,从而达到缓解症状的作用。糖痛外洗方既可单独使用,也可与内服药并行,以达内外同治,殊途同归,异曲同工,事半功倍之效。

第七节 糖尿病合并心脏病

中医学无明确的糖尿病合并心脏病的概念,根据其临床表现既属于消渴病,又属于心病,可将其归于"消渴""心悸""怔忡""胸痹""真心痛"等病范畴。《灵枢·本脏》曰"心脆则善病消瘅热中",《灵枢·邪气脏腑病形》提出"心脉微小为消瘅",已表明消渴病与心脏的重要关系。《伤寒论·太阳病篇》记载"消渴,气上撞心,心中疼热";《诸病源候论》有"消渴重,心中痛"的记载;《临证指南医案·三消》亦有"心境愁,内火燃,乃消渴火病",说明消渴病发病与心相关。《圣济总录》载有用止渴瓜蒌饮治疗"口干舌焦,饮水无度,小便数多,心欲狂乱",用瞿麦穗治疗"消渴后头面脚膝浮肿……心胸不利",这是治疗消渴病并心病的具体记载。

一、病因病机

(一)体质因素

本病多发于中老年人,肾气渐衰,阴津不足,阴虚不能滋养五脏之阴,使心阴内耗脉道失润;或心火偏旺,灼津成痰,痰浊痹阻心脉,则发胸痹心痛。或年老体虚,加之久病,伤津耗气,阴损及阳,肾阳虚衰则不能鼓动五脏之阳,引起心气不足或心阳不振,血脉失于温润,鼓动无力而痹阻不通。《灵枢·五变》说:"五脏皆柔弱者,善病消瘅。"其中尤以阴虚体质最易罹患。消渴病经久不愈,心脏气阴耗伤,心阴不足,心火偏旺,心主不宁,或心脾两虚,气血亏虚,心脉失养则心悸、怔忡。脾虚失运,肺失治节,肾气失司,痰浊内生;或因阴虚燥热,灼津成痰,痰浊闭阻,气机不利,胸阳不振,弥漫心胸,发为胸痹。

(二)饮食不当

长期嗜食肥甘,醇酒厚味,辛辣香燥,损伤脾胃,运化失司,积热伤津化燥,化火生痰,发为消渴,痰浊上犯心胸,气机不畅,心脉痹阻遂成本病;或痰浊久留,痰瘀互阻,亦成本病;或饱餐伤气,推动无力,气血运行不畅而发病。

(三)情志失调

长期过度的精神刺激,如郁怒伤肝,肝气郁结,或劳心竭虑,营谋强思,忧思伤脾,脾虚气结等,气机不畅,郁久化火,灼津成痰,气滞痰浊痹阻心脉而发病。沈金鳌《杂病源流犀烛·心病源流》认为七情除"喜之气能散外,余皆足令心气郁结而为痛也"。可见,七情太过是引发本病的常见原因。

(四)寒邪内侵

消渴病日久,阴损及阳,胸阳不振,阴寒之邪易乘虚而入,寒凝气滞,胸阳不展,血行不畅而发本病,可见胸痹心痛或心悸。《医门法律·中寒门》云:"胸痹心痛,然总因阳虚,故阴得乘之。"外感寒邪,内舍于心,血脉痹阻,可见心悸。

总之,糖尿病性心脏病,为糖尿病迁延日久,累及心脏,因心气阴虚或心脾两虚,致痰浊、瘀血内阻心络,或素体心阴阳亏虚,或久病而致心肾阳虚。发病初期为心之气阴不足,心脾两虚,心脉失养,或脾虚痰浊闭阻,胸阳不振;渐至伤及肝、肾,血瘀阻塞心络,心之络脉绌急;病变晚期,心气衰微,水饮停聚,痰、瘀、水互结,络脉受甚或阴损及阳,阴竭阳绝,阴阳离决。糖尿病合并心脏病病位在心,涉及肺、脾、肝、肾。病性为本虚标实,虚实夹杂,以气血阴阳亏虚为本,以气滞、痰浊、血瘀、寒凝为标。在本病的发生发展过程中,瘀血阻滞发挥着重要作用并贯穿始终。其瘀血的形成主要与下列因素有关:一是阴虚内热致瘀。阴虚燥热,津亏液少,势必载血循经上行,加之瘀热在里,还可化热伤阴,终致阴虚与血瘀并见。二是气虚致瘀。因为气为血帅,气虚无力鼓动血行则瘀。三是阳虚致瘀。阳虚则寒,寒则血凝涩导致血瘀。四是气滞血瘀。瘀血内停,津液的运行输布失常,不能发挥其正常的濡养作用,导致消渴病及其并发症的发生发展。因虚致瘀是消渴病特征性改变,其血瘀不仅是病理产物,而且是新病的致病因素。瘀血阻滞是导致消渴病加重,造成并发症的主要原因,若瘀血阻于心脉可致胸痹。瘀血不同程度地贯穿于消渴病的整个过程,在其发病及其演变中起着重要作用。

二、临床诊断要点及鉴别诊断

(一)诊断标准

临床上糖尿病性心脏病的诊断应根据糖尿病的病史、临床表现、理化检查及心脏功能等综合分析才能做出诊断。

1.糖尿病性冠心病

(1)糖尿病病史,年龄大于40岁。

(2)有心绞痛表现,常不典型。心绞痛的典型表现一般为:心前区闷痛,心前区不适,懊侬、紧缩、压迫或沉重感,疼痛放射至后左臂内侧至大小指、左肩、上腹部,持续时间几分钟,休息或舌下含服硝酸甘油片常在30秒至数分钟内缓解。

(3)有明显诱因。冠心病的诱因很多,除劳累、情绪变化外,还包括饱餐、受寒、阴雨天气、用力排便等因素。

(4)心电图有典型或不典型心肌缺血,休息时心电图心肌缺血的意义大于非糖尿病患者。糖尿病心肌梗死大多有不典型心电图,可表现为 ST 段抬高或者非 ST 抬高和有 Q 波或无 Q 波心肌梗死。

(5)心肌梗死可检测到心脏标志物(肌钙蛋白 T 或肌钙蛋白 I,血清酶改变)。肌钙蛋白 T(cTnT)和肌钙蛋白 I(cTnI)是心肌损伤的特异标记,其特异性和灵敏性均优于目前常用的心肌酶。尤其对微小的、小灶性的心肌梗死的诊断更有价值。cTnT、cTnI 和肌酸激酶及其同工酶(CK、CK-MB)结合起来用于急性心肌梗死诊断是最灵敏、最特异的方法,但应排除骨骼肌疾病和肾衰竭时 cTnT 的假阳性升高。

(6)冠状动脉造影:多支冠状动脉狭窄病变是糖尿病合并冠心病的特点,管腔狭窄,直径缩小70%~75%以上会严重影响供血,直径缩小50%~70%也有一定的临床意义。

(7)具有两条以上冠心病危险因素,如高血压、血脂异常症、尿微量白蛋白、高胰岛素血症、吸烟、家族史。

2.糖尿病性心肌病

(1)症状:糖尿病伴心悸、胸闷、气短、乏力、呼吸困难、发绀、水肿。

(2)心电图改变:房室传导阻滞及室内传导阻滞,室性期前收缩,心房颤动,左心室扩大,有些患者只有 ST 改变。

(3)胸部 X 线摄片:心脏扩大,肺淤血。

(4)超声心动图:左心室扩大,室壁运动减弱、消失或僵硬,心功能下降。

(5)心功能检查:收缩前期(PEP)延长,左室射血时间(IVET)及 PEP/LVET 比值增加。

(6)除外其他器质性心肌病者。

临床上明确肯定糖尿病性心肌病的诊断有时是困难的。糖尿病患者合并高血压或无症状性冠心病者较多,尤其是长期高血压本身可引起左室增大,甚至导致心力衰竭,与糖尿病的代谢异常引起心肌病变在临床上难于明确区分开来。糖尿病性心肌病的诊断可参考下列几点:①症状与体征:视心肌病的不同阶段而异。潜在性心肌病临床上通常无症状和体征,但检测斑点追踪技术(STI)和超声心动图已表明心肌功能减退。早期和晚期心肌病的症状和体征在程度上有差别。②胸部X线摄片:早期可见心脏轻度增大,晚期心脏明显增大,可有肺淤血表现。③超声心动图:早期左心室轻度扩大,室壁运动异常。晚期心室腔明显增大,室壁运动减弱,EF值<50%,EF斜率降低。④放射性核素检查:对发现早期心肌病有帮助,运动试验时左室射血分数降低。⑤心导管检查:对心肌病鉴别诊断帮助不大,主要在于排除冠心病的存在。

(二)鉴别诊断

1. 非糖尿病性冠心病

非糖尿病性冠心病可通过病史、血糖、糖化血红蛋白检查予以鉴别,以通过检测有无糖尿病予以区别。

2. 急性心肌梗死应激状态高血糖

急性心肌梗死时机体通过大脑垂体、肾上腺系统,促使肾上腺皮质激素大量分泌及肾上腺髓质激素分泌增加,具有拮抗胰岛素作用,使血糖上升,糖耐量减低,但随着病情好转,3~6个月可恢复正常。人在急性心肌梗死应激状态下,肾上腺皮质激素(主要为皮质醇)及肾上腺髓质激素(肾上腺素和去甲肾上腺素)大量分泌,使血糖升高,但随着应激状态的解除,血糖会逐渐恢复正常,这时不能误认为是糖尿病引起的心肌梗死,要等病情好转后复查血糖,加以鉴别。

3. 冠心病

糖尿病性心肌病与冠心病的鉴别诊断可见表5-7-1。

表5-7-1 糖尿病性心肌病与冠心病的鉴别诊断

项目	心肌病	冠心病
性别	女性居多	男、女均可
年龄	小于30岁	30岁以上
糖尿病类型	1型	2型居多
糖尿病轻重	中、重型	无关(或轻型)
遗传关系	与糖尿病有关	与动脉硬化有关
肥胖	少见	常有
高血压	少见	常并存
糖尿病病程	5年以上	无关
心前区疼痛	少痛	典型心绞痛
与糖尿病代偿关系	相当密切	无关

续表

项目	心肌病	冠心病
其他微血管病	常明显	无明确关系
心力衰竭	右室型	左室型
脂蛋白血症类别	V	Ⅱa,Ⅱb,Ⅳ
ECG所见	低电压,T波压低和双向	心肌供血不足

4.与其他原因所致的冠状动脉病变引起的心肌缺血鉴别

与其他原因所致的冠状动脉病变引起的心肌缺血鉴别如冠状动脉炎(风湿性、血管闭塞性脉管炎)、栓塞、先天畸形、痉挛等。

5.与其他引起心力衰竭、心脏增大的疾病鉴别

与其他引起心力衰竭、心脏增大的疾病鉴别如先天性心脏病、风湿性心脏病、肺源性心脏病、原发性心肌病等。

6.与其他引起心前区疼痛的疾病鉴别

与其他引起心前区疼痛的疾病鉴别如肋间神经痛、心脏神经官能症等。

以上各种疾病通过仔细临床分析并结合各种实验室检查,多数病例可得到明确鉴别诊断。

三、中医辨病诊断

(一)诊断依据

1.胸痹心痛

本病为因胸阳不振,阴寒、痰浊留踞胸廓,或心气不足,鼓动乏力,使气血瘀阻,心失血养所致,以胸闷及发作性心胸疼痛为主要表现的内脏痹病类疾病。

2.真心痛

真心痛乃胸痹的进一步发展,症见胸痛剧烈,甚则疼痛持续不解,休息或服用药物后不能缓解,常伴有汗出肢冷、面白唇紫、手足青至节、脉微欲绝或结代等危急证候。

在排除了其他器质性心脏病的前提下,消渴患者伴发心悸、胸闷、胸痛、气短、乏力等症即可诊断,如有以下证据可进一步明确诊断:曾出现心绞痛、心肌梗死或心力衰竭,心电图有缺血表现,具有严重的心律失常,心电图、超声心动图和心向量等提示心脏扩大,心脏形态、心功能、心肌组织检查和心肌灌注的定量分析确定有冠心病,放射性核素可明确心肌梗死部位并早期诊断冠心病。

(二)类证鉴别

1.惊悸和怔忡鉴别

心悸包括惊悸和怔忡,是指患者自觉心中悸动、惊惕不安,甚则不能自主的一

种病证,临床一般多呈阵发性,每因情志或劳累过度而发作,且常与失眠、健忘、眩晕、耳鸣等症同时并见。惊悸和怔忡的病因不同,病理程度上又有轻重之别。怔忡每由内因引起,并无外惊,自觉心中惕惕,稍劳即发,病来虽渐,但全身情况较差,病情较为深重;惊悸则相反,常由外因而成,偶受外来刺激,或因惊恐,或因恼怒,均可发病,发则心悸,时作时止,病来虽速,但全身情况较好,病势浅而短暂。另外,惊悸日久可以发展为怔忡;怔忡患者又易受外惊所扰,而使动悸加重。

2.胸痹与胃脘痛鉴别

胸痹之不典型者,其疼痛可在胃脘部,而易与胃脘痛混淆,但胃脘痛多伴有嗳气、呃逆、呕吐酸水或清涎等脾胃证候,可予鉴别。

3.胸痹与真心痛鉴别

胸痹是指胸部闷痛,甚则胸痛彻背,短气、喘息不得卧为主症的一种疾病,轻者仅感胸闷如窒,呼吸欠畅,重者则有胸痛,严重者心痛彻背,背痛彻心。真心痛是胸痹的进一步发展,症见心痛剧烈,甚则持续不解,伴有汗出、肢冷、面白、唇紫、手足青至节、脉微细或结代等危重证候。

4.胁痛

疼痛部位以右胁部为主,可有肋缘下压痛,可合并厌油、黄疸、发热等,常因情志不舒而诱发。胆囊造影、胃镜、肝功能、淀粉酶检查等有助于鉴别。

四、明确辨证要点

1.辨虚实

本病的证候特点多为虚实相兼,虚指阴阳气血亏虚,心络失荣;实指气滞、痰浊、寒凝、瘀血等,阻滞心脉,火邪上扰心络,水湿侵凌,属于本虚标实之证。因此临床上,在扶正时注意滋阴养血、益气养心、健脾护心,祛邪注意化痰、祛瘀、清热等。

2.辨病势

从病机发展趋势初期多为气阴两虚(阴虚燥热,心气阴虚),进一步发展为阴阳两虚(心脾阳虚,水气凌心,心阳暴脱,肾阳虚衰),瘀血、痰浊痹阻伴随疾病发展的整个过程。积极治疗,阻断疾病的进程,防止心脏病的严重并发症真心痛的发生。

3.辨缓急

辨病情缓急,在疾病的发展过程中,由于有气血阴阳不足导致络虚失营,筋脉失养,而麻木不仁,或感觉减退,往往易掩盖病情,因此在临床中一定要结合现代心电图及理化检查分清病情的轻重缓急,急则救其危,缓则治其本。消渴发展到胸痹心痛,心络阻滞、心络绌急、心络瘀塞、络虚不营,心络病变贯穿始终,在治疗中重视通络的治疗。

4.辨脏腑

糖尿病性心脏病是在消渴病基础上久治不愈而发生的,是消渴病中后期的并发症。由于心脉不通,心络瘀积,心脉失养,心体受损,心用失常,心神不安,形成本病。病位在心,与肺、脾、肝、肾有关。从全身整体上在分清疾病发生的相关脏腑的同时,还要进一步在局部上辨清发病的主体器官心脏中的病损部位,分清在心体、心神、心血、心络等病位。单一脏腑虚损者病轻,多脏损伤者病重;心体部分损伤者病轻易治,大部分合病者病重难治。

五、治疗

(一)确立治疗方略

因为糖尿病心脏病病因病机比较特殊,具有特殊性,在治疗方面就要扶正祛邪并举,以达到上下开通,左右旁达,内外和调。血脉瘀阻虽然是基本的病理改变,瘀的成因,不论是痰热、燥热,还是湿热,都可以阻碍气机,气滞而致血瘀,所以瘀阻是共同性的。但是来路不同,处理的方法也要有所侧重。在祛邪方面,燥热主要在胃,宜通不宜塞;其次,肺蕴痰热也是糖尿病性心脏病重要的证候之一,其治当宜宣不宜闭。在扶正方面,心是主要的,但心、脾、肾都非常重要,应寒温并用、扶正祛邪,可以先强调祛邪,然后再扶正,或者先强调扶正,然后再用祛邪。其中首要强调的是邪有出路,先看邪在何方,然后因势利导,便于更好地取得疗效。

(二)辨证论治

1.气阴两虚证

(1)抓主症:胸闷隐痛,心悸气短,神疲乏力。

(2)察次症:时作时止,自汗,盗汗,口干欲饮。

(3)审舌脉:舌偏红或舌暗淡,少苔,脉细数或细弱无力或结代。

(4)择治法:益气养阴,活血通络。

(5)选方用药思路:本证为消渴日久,气阴两虚,故选生脉散加减。方中太子参益气养阴,麦冬养阴清热、润肺生津,与太子参共奏益气养阴之功,五味子生津止渴,三药一补一润一敛,益气养阴,生津止渴,三七、丹参活血止痛。

(6)据兼症化裁:若口干甚,虚烦不得眠加天冬、酸枣仁;气短加黄芪、炙甘草。

2.痰浊阻滞证

(1)抓主症:胸闷痛如窒,心下痞满,肢体重着,痰多。

(2)察次症:痛引肩背,倦怠乏力,形体肥胖。

(3)审舌脉:舌体胖大或边有齿痕,舌质淡或暗淡,苔厚腻或黄腻,脉滑。

(4)择治法:化痰宽胸,宣痹止痛。

(5)选方用药思路:本证为消渴日久,气阴两虚,痰浊内生,阻滞脉络,故选瓜蒌薤白半夏汤加减。方中瓜蒌宽胸涤痰散结，薤白通阳散结止痛，合以力方，故治胸痹痛而喘息咳唾者。用大量半夏，是因饮逆较甚之故。

(6)据兼症化裁：痰热口苦加黄连，胸闷加枳壳，心痛加降香、丹参。若患者痰黏稠，色黄，大便干，苔黄腻，脉滑数，为痰浊郁而化热之象，用黄连温胆汤清热化痰，因痰阻气机，可引起气滞血瘀，另外，痰热与瘀血往往互结为患，故要考虑到血脉滞涩的可能，常配伍郁金、川芎理气活血，化瘀通脉。若痰浊闭塞心脉，卒然剧痛，可用苏合香丸芳香温通止痛；因于痰热闭塞心脉者用猴枣散，清热化痰，开窍镇惊止痛。胸痹心痛，痰浊闭阻可酌情选用天竺黄、天南星、半夏、瓜蒌、竹茹、苍术、桔梗、莱菔子、浙贝母等化痰散结之品，但由于脾为生痰之源，临床应适当配合健脾化湿之品。

3.心脉瘀阻证

(1)抓主症：心痛如刺，胸闷心悸。

(2)察次症：心痛引肩背、内臂。

(3)审舌脉：舌质紫暗，脉细涩。

(4)择治法：活血化瘀，通络止痛。

(5)选方用药思路：本证为气阴两虚，瘀血内生，阻于络脉，故选血府逐瘀汤。方中桃仁破血行滞而润燥，红花活血化瘀以止痛，共为君药。赤芍、川芎助君药活血化瘀；牛膝长于祛瘀通脉，引瘀血下行，共为臣药。当归养血活血，祛瘀生新；生地黄凉血清热除瘀热，与当归养血润燥，使祛瘀不伤正；枳壳疏畅胸中气滞；桔梗宣肺利气，与枳壳配伍，一升一降，开胸行气，使气行血行；柴胡疏肝理气，为佐药。甘草调和诸药，为使药。本方为活血祛瘀药、行气药、养血药合用，活血而又行气，祛瘀而又生新，可作为通治一切血瘀气滞的基础方。

(6)据兼症化裁：心痛甚加三七、延胡索、丹参，脉结代可加炙甘草、人参、桂枝。

4.阴阳两虚证

(1)抓主症：头晕目眩，心悸气短，畏寒肢冷。

(2)察次症：大汗出，甚则晕厥。

(3)审舌脉：舌淡，苔薄白或如常，脉弱或结代。

(4)择治法：滋阴补阳。

(5)选方用药思路：本证为消渴日久，阴损及阳，阴阳两虚，故选炙甘草汤加减。方中重用生地黄滋阴养血为君，配伍炙甘草、人参、大枣益心气，补脾气，以资气血生化之源；阿胶、麦冬、麻仁滋心阴，养心血，充血脉，共为臣药。佐以桂枝、生姜辛行温通，温心阳，通血脉，诸厚味滋腻之品得姜、桂则滋而不腻。用法中加清酒煎服，以清酒辛热，可温通血脉，以行药力，是为使药。诸药合用，滋而不腻，温而不燥，使气血充足，阴阳调和，则心动悸、脉结代，皆得其平。

(6)据兼症化裁:五心烦热加女贞子、墨旱莲,畏寒肢冷甚加仙茅、淫羊藿。

5.心肾阳虚证

(1)抓主症:猝然心痛,胸痛彻背,胸闷气短,畏寒肢冷,四肢厥逆,面色㿠白。

(2)察次症:心悸怔忡,自汗出。

(3)审舌脉:舌质淡或紫暗,苔白,脉沉细或沉迟。

(4)择治法:益气温阳,通络止痛。

(5)选方用药思路:本证为久病心肾阳虚,故选参附汤。方中人参为补气的主药,附子是回阳的首选,二药共用,大补大温,有回阳固脱的功效。大枣合人参,能生津益阴以配阳;生姜配附子,更能增强回阳的作用。可以六味地黄丸壮水之主,从阴引阳,合为温补肾阳之剂。心肾阳虚兼见水饮上凌心肺,可用真武汤,以附子补肾阳而驱寒邪,与芍药合用,能敛阴和阳,茯苓、白术健脾利水,生姜温散水气,与上方合用温肾阳而化寒饮。若阳虚寒凝而兼气滞血瘀者,可选用薤白、沉香、降香、香附、川芎、桃仁、红花、延胡索、乳香、没药等偏于温性的理气活血药。

(6)据兼症化裁:固后天之本可加用白术、茯苓,大汗淋漓加黄芪、煅龙骨、煅牡蛎,缓急止痛可加入白芍。

6.水气凌心证

(1)抓主症:气喘,夜睡憋醒,或夜睡不能平卧,心悸,畏寒,肢冷,面包苍白或见青紫,全身水肿。

(2)察次症:咳嗽吐稀白痰,腰酸,尿少。

(3)审舌脉:舌淡胖,苔白滑,脉沉细或结代。

(4)择治法:温阳利水。

(5)选方用药思路:本证为由于阳虚不化水,或感受寒湿引动停饮,致水寒内盛,上凌于心,故选葶苈大枣泻肺汤合真武汤加减。

(6)据兼症化裁:胸腔积液、腹水加桑白皮、大腹皮。若心肾阳虚,可合肾气丸治疗,方以附子、桂枝(或肉桂)补水中之火,用六味地黄丸壮水之主,从阴引阳,合为温补心肾而消阴翳。若心肾阳虚,虚阳欲脱厥逆者,用四逆加人参汤,温阳益气,回阳救逆。若见大汗淋漓、脉微欲绝等亡阳证,应用参附龙牡汤,并加用大剂山茱萸,以温阳益气,回阳固脱。

(三)中成药选用

1.口服中成药

(1)通心络胶囊

主证:适用于冠心病心绞痛属心气虚乏,血瘀络阻证。

组成:人参、水蛭、全蝎、赤芍、蝉蜕、土鳖虫、蜈蚣、檀香、降香、乳香(制)、酸枣仁(炒)、冰片。

用法:每次 4 粒,每日 3 次。

(2)地奥心血康胶囊

主证:用于冠心病、心绞痛及瘀血内阻之胸痹、眩晕、气短、心悸等。

组成:甾体总皂苷。

用法:每次 100～200mg,每日 3 次。

(3)速效救心丸

主证:适用于气滞血瘀型冠心病、心绞痛。

组成:川芎、冰片。

用法:每次 4～6 粒,每日 3 次,急性发作时 10～15 粒。

(4)参松养心胶囊

主证:适用于冠心病各种快慢速心律失常属气阴两虚,心络瘀阻证。

组成:人参、麦冬、山茱萸、丹参、酸枣仁(炒)、桑寄生、赤芍、土鳖虫、甘松、黄连、南五味子、龙骨。

用法:每次 2～4 粒,每日 3 次。重者每次 6 粒。

(5)芪苈强心胶囊

主证:适用于轻、中度心功能衰竭属阳气虚乏,络瘀水停证。

组成:黄芪、人参、附子、丹参、葶苈子、泽泻、玉竹、桂枝、红花、香加皮、陈皮。

用法:每次 4 粒,每日 3 次。

(6)冠心丹参滴丸

主证:用于气滞血瘀证。

组成:三七、丹参、降香油。

用法:每次 10 粒,每日 3 次。

2.中药注射剂

(1)丹参注射液

主证:用于胸中憋闷、心绞痛等。

组成:丹参。

用法:0.9%氯化钠注射液 250mL 中加入丹参注射液 20mL,静脉滴注,每日 1 次。

(2)参麦注射液

主证:用于气阴两虚型之休克、冠心病等。

组成:红参、麦冬。

用法:0.9%氯化钠注射液中加入参麦注射液 20～100mL 静脉滴注,每日 1 次,14 日为 1 个疗程。

(3)参附注射液

主证:用于阳气暴脱的厥脱(休克)。

组成:红参、附片。

用法:0.9%氯化钠注射液250～500mL,加入参附注射液20～100mL,静脉滴注。

(四)单方验方

1.三七粉3g,冲服,每日1次。

2.白木耳10g,黑木耳10g。将木耳发透,放入碗内,上笼蒸1小时即可服用,适于老年人血管硬化、高血压和冠心病患者。

3.何首乌60g,黑豆60g,穿山甲肉250g,油盐适量,小火炖熟,调味后吃肉喝汤,分2次服用。

4.银杏叶9g,红花、桃仁各6g,葛根10g。水煎服。

5.川芎、茶叶各3～6g。水煎取汁,当茶饮。

6.黄芪、丹参各30g,党参、黄精、郁金、赤芍各15g。用于急性心肌梗死,1剂水煎2次,分2次服。

7.党参60g,麦冬60g,五味子30g,山茱萸30g,川牛膝30g,丹参30g。水煎服。

8.丹参、赤芍、桃仁、酸枣仁、柏子仁各9g,薤白、郁金各4.5g,茯神6g,桂枝、生甘草各2.4g。每日1剂,水煎2次分服。

9.法半夏、竹茹各9g,云茯苓、丹参各12g,橘红、枳壳、甘草各4.5g。每日1剂,水煎2次分服。

(五)中医特色技术

1.针灸治疗

(1)心律失常

主穴:心俞、巨阙、内关、神门。

功用:宁心安神,定悸。

手法:平补乎泻法,阳虚和血瘀者用温法。

(2)冠心病心绞痛

主穴:巨阙、膻中、心俞、厥阴俞、膈俞、内关。

功用:益气活血,通阳化浊。

手法:捻转手法,久留。

(3)慢性心力衰竭

主穴:心俞、厥阴、膏肓、肓俞、膻中、内关。

功用:补心气,温心阳。

手法：先泻后补或配灸法。

2.灸法

胸痹心痛寒凝血瘀者。用艾灸仪于心俞、膻中、巨阙、神门、内关等穴施灸，通过加热艾绒以温热刺治疗。每次40分钟，每日2次，疗程1个月。

3.点穴治疗

对有心慌、心悸、气短可以自我点穴保健治疗：用右手中指指腹轻点在左手的大陵穴，每次半小时，每日1次，20次为1个疗程。

4.穴位敷贴法

(1)宽胸止痛贴：取双内关、双心俞、膻中穴位外贴共5贴，每日1次，外贴4小时，共14日。穴位贴敷前要把取穴部位处的皮肤用温水清洁干净，治疗胸痹心痛。

(2)药饼贴：取肉桂、檀香各1份，桂枝、丹参、川芎、降香、桃仁、乳香、没药、延胡索、薤白各2份，按比例研细为末，再加入麝香0.2份，以生姜汁，调成糊状，做成直径约1cm的圆形小药饼。选穴：心俞、足三里；膻中、三阴交；内关、脾俞；心俞、涌泉；膻中、肾俞；内关、脾俞等6组穴位。把小药饼贴于穴位上，每次贴1组，隔日1次，6次为1个疗程，共12日。

(3)心绞痛宁膏(丹参、红花等做成膏)：活血化瘀，芳香开窍，敷贴心前区。

5.耳穴治疗

主穴为心、神门、交感、肾；配穴为肝、脾、脯、内分泌。操作方法：以人体信息观察仪的探针刺每个穴位后，取王不留行籽用小块胶布固定在穴位上，令患者每穴自行按压5~8次，以每个穴位麻痛为度；每周贴2次，两耳交替，治疗10次，治疗心绞痛。

六、预防调护

1.糖尿病要注重早期治疗，控制血糖达标

在严格控制血糖的同时，还要严格控制血脂、血压，还要纠正血液高凝状态、高胰岛素血症、高同型半胱氨酸血症等，才能减少糖尿病性心脏病的发生、发展。

2.消除糖尿病发作的诱因

戒烟酒，不可过度劳累。调畅情志，避风寒，预防感染，不可暴饮暴食等，特别强调不能随便停止或减少降血糖药物，以防血糖波动加重心脏血管损伤。同时要预防低血糖的发生，以免诱发心绞痛、心肌梗死等急危重症。

3.调情志，慎起居，适寒温

这是糖尿病心脏病预防与调护的重点。情志异常可导致脏腑失调，气血紊乱，尤其与糖尿病心脏病关系较为密切。《灵枢》云"悲哀愁忧则心动"，并且"七情之由作心痛",故防治本病必须高度重视精神调摄,避免过于激动或喜怒忧思,要保持心情平静愉快。气候的寒暑晴雨变化对本病的发病亦有明显影响,《诸病源候论·心痛病诸候》记载"心痛者,风冷邪气乘于心也",故本病慎起居,适寒温,居处必须保持安静、通风。

4.重视饮食调摄

重视饮食调摄是防治糖尿病心脏病并发症的基础。不宜过食肥甘,应戒烟酒,宜低盐饮食,多吃水果及富含纤维食物,保持大便通畅,饮食宜清淡,食勿过饱。

5.定期复查

糖尿病患者,痛觉减退,要重视积极定期门诊检查,有不适症状,随即查心电图等.早发现无痛性心绞痛和心肌梗死,以免出现严重后果。

6.预防

糖尿病性心脏病发作期患者,应遵医嘱注意休息;缓解期要注意适当活动,不宜过量运动,保证充足的睡眠。发病时医护人员还应加强巡视和监护,做好各种抢救设备及药物准备。预防糖尿病、动脉粥样硬化和冠心病,属一级预防,已有冠心病和心肌梗死病史,还应预防再次梗死和其他心血管事件称之为二级预防。二级预防应全面综合考虑,为便于记忆可归纳为以 A、B、C、D、E 为符号的五个方面:A.aspirin抗血小板聚集(阿司匹林或氯吡格雷,噻氯匹定);anti-anginalt herapy 抗心绞痛治疗,硝酸酯类制剂。B.beta-blocker 预防心律失常,减轻心脏负荷等,以及 blood pressure control 控制好血压。C. cholesterol lowing 控制血脂水平; cigarettes quiting 戒烟。D.diet control 控制饮食;diabetes treatment 治疗糖尿病。E.education 普及有关冠心病的教育,包括患者及其家属;exercise 鼓励有计划,适当运动锻炼。

第八节 糖尿病合并高血压

糖尿病合并高血压属于中医"消渴病"范畴。据其发病机制和临床表现与中医的消渴病并发"眩晕""头痛"等病症相似,在古籍中多散见于其他并发症的描述中。如《杂病源流犀烛·三消源流》中已认识到消渴病可"有眼涩而昏者",引发眩晕诸病证。有医家指出:消渴之人可有"头目昏眩,中风偏枯""渴饮不止或心痛者""三消久之,经血亏,或目无所见,或手足偏废如中风"等。

一、病因病机

中医并无糖尿病合并高血压病的病名,中医是通过其症状来认识其病因病机的。糖尿病属中医学"脾瘅""消渴""消瘅"范畴,中医学古老的经典著作《黄帝内经》里就有论述,《素问·奇病论》曰"有病口甘者,此五气之溢也,名曰脾瘅,此人必数食甘美而多肥也,肥者令人内热,甘者令人中满,故其气上溢,转为消渴"。高血压病属于中医学"眩晕""头痛"等范畴,并与"厥证""心悸""胸痹""中风"等密切相关。《灵枢·大惑论》谓:"故邪中于项,因逢其身之虚……人于脑则脑转,脑转则引目系急,目系急则目眩以转矣。"糖尿病合并高血压属于中医学"消渴病"兼"眩晕"范畴,消渴与眩晕在病因病机上有密切的关系,消渴与眩晕的发生均是多种因素共同作用的结果,包括先天禀赋不足以及后天因素影响等,故糖尿病合并高血压病病因病机复杂多变。

(一)禀赋不足,五脏柔弱

人体禀赋来源于先天,"肾为先天之本",肾气的强弱受之于父母,消渴兼眩晕的发病与先天禀赋有关。中医学认为,人的体质有阴阳偏盛、偏衰的区别。《灵枢·本脏》曰"心脆则善病消瘅热中""肺脆则苦病消瘅易伤""肝脆则善病消瘅易伤""脾脆则善病消瘅易伤""肾脆则善病消瘅易伤",又曰:"耳薄不坚者,肾脆。"指出之所以发消瘅,皆因五脏脆弱所致。清代张隐庵认为:"盖五脏主藏精者也,五脏脆弱则津液微薄,故成消瘅"。五脏柔弱易发消渴病的主要机制认为:五脏之中,肾为先天之本,起到主导作用,为元阴元阳之脏,水火之宅。肾的生理功能为:肾主津液,肾主藏精;五脏之精气皆藏于肾;五脏六腑之津均赖于肾精之濡养;五脏六腑之气皆赖于肾气之温煦。如禀赋偏于肾阴不足,则阴阳失衡,易产生阴虚阳亢的病理变化,表现为心肾不交,肝阳上亢或肝风上扰等证;若禀赋偏于阳虚阴盛则脾肾无以温化,导致阴寒水湿停滞,水湿内阻,清阳不升则生眩。

(二)情志不调,郁久化火

七情所感,脏气内伤,长期情志不舒,肝失调达,气机不畅,肝郁气滞,久郁化火,耗伤阴液,而致消渴。《灵枢·五变》谓:"怒则气上逆,胸中蓄积,血气逆流,髋皮充肌,血脉不行,转而为热,热则消肌肤,故为消瘅。"叶天士在《临证指南医案·三消》中指出:"心境愁郁,内火自燃,乃消渴大病。"而七情所伤,内生痰涎结饮,随气上逆,可令人眩晕,如宋·陈言在《三因极一病证方论·眩晕证治》中曰"喜怒忧思,致脏气不行,郁而生涎,涎结为饮,随气上厥,伏留阳经,亦令人眩晕呕吐,眉目疼痛,眼不得开"。如思虑劳神过度,导致心脾两虚,出现神志异常和脾失健运的症状;恼怒伤肝,肝失疏泄,血随气逆而引起头痛、眩晕,甚则中风;肝郁日久化火,肝火可夹痰夹风上扰清窍,这些均可导致高血压的发病。

(三)饮食不节,蕴热生痰

饮食入胃,有赖脾胃运化精微,化生气血,濡养五脏六腑,四肢百骸。若饮食不节,过食肥甘厚味,或过度饮酒,可损伤脾胃,致脾胃气机升降失常,脾不运化,诸疾由生,发为消渴。正如《素问·通评虚实论》曰:"消瘅、仆击、偏枯、痿厥、气满发逆,肥贵人,则膏粱之疾也",《丹溪心法·消渴》篇说:"酒面无节,酷嗜炙……于是炎火上熏,腑脏生热,燥热炽盛,津液干焦,渴饮水浆而不能自禁。"《素问·奇病论》亦言"消渴者必数食甘美而多肥也,肥者令人内热,甘者令人中满,故其气上溢,转为消渴"。脾失运化则水谷不化精微而聚湿生痰,蕴久化热,痰热上扰,痰浊犯于头则眩晕、昏冒,或嗜食咸味,过量食盐,可使血脉凝滞,耗伤肾阴,致肾阴亏虚,肝失所养,肝阳上亢,亦可导致眩晕。

(四)劳逸失度,房劳伤肾

《素问·上古天真论》云:"起居有常,不妄劳作,故能神与形俱",阐明了生活起居必须有规律,不能过度操劳,方能形神俱备,身体健壮。宋代陈无择在《三因极一病证方论》中指出:"消病有三,曰消渴,消中,消肾。消肾属肾,盛壮之时,不自谨惜,快情纵欲,极意房中,年长肾衰,多服丹石"。《外台秘要·消渴消中》篇说:"房事过度,致令肾气虚耗故也,下焦生热,热则肾燥,肾燥则渴"。《内经》中有"久卧伤气,久坐伤肉"之说,劳逸过度皆可使人体气血运行不畅,脾胃功能减弱,痰瘀湿浊内生,郁久化火,痰火上扰,可导致血压升高;劳动过度伤脾气,而聚湿生痰,上扰清窍,导致眩晕,劳神过度则暗耗阴血,房劳过度则耗伤肾阳,均可导致肝肾阴虚,肝阳上亢,引起眩晕。

二、临床表现

多数的糖尿病-高血压患者开始并无血管及其他并发症,症状可不明显,但在病变进展及老年时可发生各种并发症,出现多种症状。

(一)肾脏病变

糖尿病-高血压患者少数可能以高血压为首发疾病。但多数是进行性糖尿病肾小球病变发展至肾功能不全、肾衰而出现高血压。糖尿病肾病常表现有蛋白尿,微量白蛋白尿常在蛋白尿发生之前出现。浮肿、乏力、易倦等症状常见。

(二)心血管病变

糖尿病-高血压患者由于具有两个冠心病独立危险因素,因而增加了发生冠心病的风险。未治疗的高血压是左室肥厚的主要原因,加之糖尿病的微血管病变也损伤左心室功能,故高血压糖尿病患者较早出现左心室功能异常,随之可发生充血性心力衰竭。

(三)脑血管病变

高血压是脑梗死的主要危险因素。糖尿病患者发生中风约2～6倍于非糖尿病患者,而在糖尿病患者中有高血压者中风的发生约2倍于血压正常者。高血压糖尿病患者中风发生率高的机制尚不清楚,有报道血清葡萄糖水平＞8.9mmol/L者发生粥样硬化性血栓性脑梗死的速率 2 倍于较低的葡萄糖水平患者。

(四)卧位性高血压伴立位性低血压

立位时正常的循环调节来自于心肺及动脉的压力反射的激活,这些反射能增高血管阻力及心率,便血流重力性流入身体下部并维持平均动脉压不变。站立时舒张压下降(>10mmHg)可见于约 12% 的糖尿病患者;收缩压下降可见于老年且伴有久病的严重糖尿病患者,也可发生于坐位的十分虚弱的糖尿病患者,有自主神经功能紊乱的糖尿病患者常有卧位性高血压伴立位性低血压。

(五)肾血管疾病(肾动脉狭窄)

糖尿病患者较非糖尿病患者更早出现动脉粥样斑块,动脉粥样斑块可导致 1~2 支肾动脉狭窄,发生肾血管性高血压。

(六)其他

除上述可能出现的症状外,高血压-糖尿病患者还可发生视网膜病变,视力减退;糖尿病男性患者约 20%~30% 发生阳痿,许多抗高血压药物亦有致阳痿的不良反应,在选用药物时应予重视。

三、辅助检查

(一)基本项目

血生化(钾、空腹血糖、血清总胆固醇、甘油三酯、高密度脂蛋白胆固醇、低密度脂蛋白胆固醇和尿酸、肌酐);全血细胞计数、血红蛋白和血细胞比容;尿液分析(尿蛋白、糖和尿沉渣镜检);心电图。

(二)推荐项目

24 小时动态血压监测(ABPM)、超声心动图、颈动脉超声、餐后血糖(当空腹血糖≥6.1mmol时测定)、尿白蛋白定量(糖尿病患者必查项目)、尿蛋白定量(用于尿常规检查蛋白阳性者)、眼底检查、胸片、脉搏波传导速度(PWV)以及踝臂血压指数(ABI)等。

(三)选择项目

对怀疑继发性高血压患者,根据需要可以分别选择以下检查项目:血浆肾素活性、血和尿醛固酮、血和尿皮质醇、血游离甲氧基肾上腺素(MN)及甲氧基去甲肾上腺素(NMN)、血和尿儿茶酚胺、动脉造影、肾和肾上腺超声、CT 或 MRI、睡眠呼吸监测等。对有并发症的高血压患者,进行相应的脑功能、心功能和肾功能检查。

四、诊断与鉴别诊断

(一)诊断标准

糖尿病患者达到高血压诊断标准即可诊断糖尿病高血压。

1. 糖尿病诊断标准

(1)临床症状:具备多饮、多尿、多食、消瘦等典型"三多一少"症状者。

(2)实验室诊断标准

①糖尿病症状加:a.随机血浆葡萄糖水平≥11.1mmol/L(200mg/dL);b.空腹血浆葡萄糖(FPG)≥7.0mmol/L(126mg/dL);c.口服葡萄糖耐量试验(OGTT)2小时静脉血浆葡萄糖值≥11.1mmol/L(200mg/dL)。

②两次检测结果均高确诊糖尿病。

2. 高血压诊断标准、分级及危险分层

(1)诊断标准:未应用降压药,不同日2次测量血压收缩压≥140mmHg和(或)舒张压≥90mmHg为高血压;既往有高血压史者,目前正在应用降压药,血压即使低于140/90mmHg,亦为高血压。

(2)分级及危险分层(表5-8-1～表5-8-2)。

表5-8-1 血压水平分类和定义

分类	收缩压(mmHg)	舒张压(mmHg)
正常血压	<120 和	<80
正常高值	120～139 和/或	80～89
高血压	≥140 和/或	≥90
1级高血压(轻度)	140～159 和/或	90～99
2级高血压(中度)	160～179 和/或	100～109
3级高血压(重度)	≥180 和/或	≥110
单纯收缩期高血压	≥140 和	90

当收缩压和舒张压分属于不同级别时,以较高的分级为准。

表5-8-2 高血压患者心血管风险水平分层

其他危险因素和病史	血压(mmHg)	
	1级高血压 SBP 140～159 或 DBP 90～99	2级高血压 SBP 160～179 或 DBP 100～109
无	低危	中危
1～2个其他危险因素	中危	中危
≥3个其他危险因素,或靶器官损害	高危	高危
临床并发症或合并糖尿病	很高危	很高危

(二)鉴别诊断

本病应与口渴症及瘿病相鉴别。

五、治疗

(一)基础治疗

糖尿病高血压的治疗:糖尿病患者一经发现合并有高血压,应立即采取药物治疗和非药物的干预。其中,非药物干预包括合理膳食(如低盐、低脂饮食),肥胖者限制热卡摄入,减肥,进行中等强度的体育锻炼(每周至少5次、每次0.5小时以上),另外还要戒烟、限酒,保持心理平衡,减轻工作压力。

(二)辨证论治

中医药对糖尿病合并高血压的治疗主要是根据临床症状及舌象脉象进行辨证论治,临床上可分以下六型。

1. 阴虚阳盛

主症:头晕头痛,耳鸣眼花,失眠多梦,腰膝酸软,五心烦热,舌红苔少,脉弦数。

治则:滋阴潜阳,平肝息风。

方药:天麻钩藤饮加减。天麻20g,钩藤10g,石决明20g,黄芩15g,山栀10g,川牛膝10g,杜仲15g,桑寄生10g,益母草20g,夜交藤20g,茯神10g,夏枯草20g。眩晕、肢麻甚者加白僵蚕10g,天南星10g,息风通络;肥胖多痰者加法半夏10g,全瓜蒌10g以化痰;兼血瘀头痛者加延胡索15g,丹参20g以活血化瘀;兼失眠者加酸枣仁15g以安神。

2. 肝肾阴虚

主症:头晕耳鸣、目涩视蒙、腰膝酸软、五心烦热、小便黄短、大便干结,舌红少苔或无苔,脉弦细或细数。

治则:滋补肝肾。

方药:杞菊地黄丸加减。枸杞子20g,菊花20g,熟地黄20g,山茱萸20g,山药20g,泽泻20g,牡丹皮20g,茯苓20g,杜仲15g,怀牛膝15g。若症见手足心热、盗汗、咽干、舌红少苔等虚火上炎者,加知母15g,黄柏10g,龟板10g(先煎)以滋阴泻火;若畏寒肢冷甚、小便清长、夜尿频数者,加鹿角胶10g(烊化)、淫羊藿15g以温补肾阳。

3. 痰浊中阻

主症:头晕头重,困倦乏力、心胸烦闷、腹胀痞满、呕吐痰涎、少食多寐、手足麻木、舌淡苔腻、脉象弦滑。

治则:健脾化湿、除痰息风。

方药:半夏白术天麻汤加减。半夏10g,白术15g,天麻20g,地龙15g,厚朴10g,茯苓20g。若痰阻血瘀、胸痹心痛者加丹参15g、延胡索15g,以活血止痛;若脘闷腹胀、纳呆便溏者,加砂仁15g(后下),藿香10g以行气化浊止泻;若痰浊化热、舌苔黄腻者,加黄连10g以清热。

4.血脉瘀阻

主症:头痛经久不愈、固定不移、偏身麻木、心痛胸痹、面唇紫黯、脉象弦涩。

治则:活血祛瘀,疏通血脉。

方药:血府逐瘀汤加减。当归20g,生地15g,桃仁10g,红花10g,枳壳10g,赤芍15g,柴胡15g,甘草5g,桔梗10g,川芎10g,川牛膝15g。兼气虚自汗者,加黄芪30g以补气固表涩汗;若兼血瘀化热者,加丹皮15g、地骨皮15g以清瘀热。

5.气阴两虚

主症:眩晕、头目胀痛、眼花目糊、耳鸣、咽干、腰酸肢麻、心悸失眠、少气乏力、动则气短、形体肥胖、面足虚肿、大便溏、舌质淡胖、边有齿印、脉沉细。

治则:健脾利湿,气阴双补。

方药:四君子汤合六味地黄丸加减。党参30g,茯苓10g,白术10g,甘草5g,熟地15g,山茱肉15g,山药10g,泽泻15g,牡丹皮15g,黄芪20g。若自汗甚加五味子10g;若食欲不振,食后腹胀加扁豆花20g,鸡内金15g。

6.阴阳两虚

主症:头晕眼花、头痛耳鸣、心悸气短、腰酸腿软、失眠多梦、遗精阳痿、肢冷麻木、夜尿频数或少尿水肿、舌淡苔白、脉象弦细。

治则:补肾养肝,益阴助阳。

方药:金匮肾气丸加减。桂枝10g,附子10g,熟地黄20g,山茱肉15g,山药15g,茯苓15g,牡丹皮15g,泽泻15g。若兼见手足心热、盗汗、咽干、舌红少苔等虚火上炎加知母15g、黄柏10g、龟板10g(先煎),以滋阴泻火;若畏寒肢冷甚、小便清长、面色苍白者,加鹿角胶10g(烊化)、杜仲15g,以温肾补阳。

(三)特色专方

1.左归双降方

主要药物有熟地黄、黄芪、山茱萸、枸杞、菟丝子、杜仲、丹参、丹皮、双钩、夏枯草、牛膝等。

2.济阴助阳镇逆汤

济阴助阳法适用于阴损及阳,阴阳两虚证。

3.降糖Ⅰ号方胶囊

以生地、知母、黄连、蛤蚧、人参须、鬼箭羽、珍珠母为主药,以滋阴清热,平肝潜阳为治法,有学者等治疗糖尿病合并高血压36例,总有效率91.67%。长期服用未见不良反应。

4.降糖胶囊

药物组成:生地黄、山茱肉、黄芪、党参、丹参、黄连、玄参、云苓等,有学者以之治疗 82 例,3 个月疗程前后相比血糖、糖化血红蛋白、血压、血脂等均有显著性差异。

5. 糖宁降压方

药物组成:牛膝、龙骨、牡蛎、代赭石、决明子、白芍、槐花、地龙。有学者以滋阴潜阳为治法,治疗总有效率达 81.8%,与对照组有显著差异。

6. 滋肾养肝合剂

主要组成包括熟地黄、山药、山茱肉、丹参、葛根、柴胡、菊花等。每日 100mL,早晚各一次温服。治疗组在改善症状方面,显效率为 10%,总有效率为 90.0%,均优于对照组(分别为 3.3%、53.3%),两组间比较有显著性差异($P<0.05$)。

7. 滋阴活络方

药用黄芪、全蝎、淮山药、田七、丹参、葛根、天花粉、山茱萸、女贞子、旱莲草。有学者以之治疗 30 例糖尿病伴高血压患者,总有效率为 68%,治愈率为 65%。

8. 滋阴降压方

药用生地、沙参、天冬、白芍、龟板、夜交藤、酸枣仁、天麻、钩藤、菊花、石决明等。有学者以之治疗 62 例 2 型糖尿病伴高血压 1~2 个月,显效 39 例,有效 17 例,无效 6 例,总有效率为 90.3%。

9. 养阴降压汤

药用生地黄、玄参、天冬、麦冬、山茱萸、枸杞子、天花粉、旱莲草、女贞子、葛根、菊花、天麻、钩藤、代赭石、龙骨、牡蛎、丹皮、怀牛膝、益母草、丹参,在改善患者症状、血压、血糖、血脂方面,亦取得了满意的疗效。

10. 益寿康方

药用人参、黄芪、茯苓、泽泻、山药、三七、淫羊藿、山茱萸、生何首乌、生地黄、决明子、僵蚕、地龙、丹参、葛根、益母草、乌梅,有学者等用之治疗糖尿病伴高血压,具有较好的降压、降糖、降脂作用。

(四)中药成药

1. 糖脂消胶囊

主要成分为:丹参、汉防己、黄连、水蛭、黄芪、山药、牡丹皮、左旋精氨酸、牛磺酸等,每次 10 粒,每日三次,改善糖尿病患者乏力、虚弱、头晕、嗜睡等临床症状的效果显著。

2. 消渴平片

含五味子、沙苑子、枸杞子、五倍子、天冬、知母、牡丹参、黄芪、黄连、人参、天花粉、葛根。每日 3 次,每次 3 片。益气养阴,健脾补肾,生津止渴,治疗糖尿病合并高血压气阴两虚型。

(五)中药外治

中药外治法包括中药外敷、中药足浴、中药药枕等。

1. 中药外敷

取吴茱萸、附子各20g,冰片10g,全部研成细末,再把生姜100g捣烂如泥,加入药末调和成膏状,每晚贴双足涌泉穴,10天为1个疗程,连用3疗程。

2. 中药足浴

通过药液浸泡双足,内病外治,上病下取,起到养阴益气,生津止渴,清热除烦,活血通络的作用;达到降低血糖、尿糖、改善临床症状的目的。药物可辨证处方用药。有学者亦提出用怀牛膝、川芎、天麻等浴足可降血压,但应避免皮肤起疱,继发感染。

3. 中药药枕

取野菊花、杭白菊、冬桑叶、夏枯草、辛夷300g,薄荷200g,红花100g。混合粉碎后,另拌入冰片50g,共同装布袋作枕头,每晚睡觉使用,2个月更换1次药枕芯即可。

(六)食疗疗法

"药食同源"是中华原创医学之中对人类最有价值的贡献之一。糖尿病合并高血压患者通过选择合适的药食选材,不仅提高饮食生活的质量,亦可同时对治疗产生裨益。

1. 渴而多饮者

多因肺热炽盛,耗液伤津而起,故见口干舌燥,频渴多饮,尿频、尿多,治宜清热润肺,生津止渴,食疗配以白茅根煎水代茶,玉竹、花粉各20g煎水,用此水加荤、素菜做汤,或用此水蒸蛋,取其清热生津、滋阴润肺养胃、清热利尿。膳食多选用绿豆、冬瓜、南瓜、苦瓜、黄瓜、藕汁及绿叶菜等食物。

2. 消谷善饥者

多因胃火炽盛,腐熟水谷力强而起,故见多食易饥,形体消瘦,大便干燥,宜清胃泻火,养阴增液,润燥通腑,食疗配以山药、黄芪、生地黄等,取其补气养阴,清热生津,膳食宜选用饱腹食物及含纤维素相对较高的食物,如全麦、荞麦、豆类、未经精加工面粉、豆粉、粉条、糙米、玉米、山药、魔芋、南瓜、洋芋、芋艿等作主食,选用粗纤维蔬菜如芹菜、油菜、白菜、海带、洋葱、胡萝卜等作副食。

3. 渴而便数者

多因肾阴亏虚,无以约束小便,水谷精微下注而起,故见尿频量多,小便浑浊,尿甜,宜滋阴固肾,食疗配以山药10g,枸杞15~20g煮粥或用枸杞蒸蛋、炖鸡,首乌20g加水煎半小时,取汁煮鸡蛋,每日1个,取其益气固肾,补益精血功效。通用方:山药薏苡仁粥:山药60g,薏苡仁30g,共煮粥食,每日2次。猪胰薏苡仁山药粥:猪胰1个,薏苡仁30g,山药60g,煲汤,每日1次。滋碎饮:黄芪40g,生地、山药各60g,猪胰粉10g煎汤代茶饮或以此汤加荤、素菜做汤。

（七）针灸推拿

1. 针刺法

毫针针刺百会、曲池、太冲、行间用泻法，针刺太溪、照海、复溜、三阴交用补法。

2. 推拿法

可取双侧内关穴、足三里穴等。

（八）运动疗法

体育锻炼能改善血糖控制，提高胰岛素敏感性。"运动缺乏"是健康杀手，糖尿病高血压患者应在医生指导下进行适当的体育活动。作为高血压患者，甚至是高血压合并糖尿病患者，必须定期安排一些时间进行体育活动。适度的体育活动是维持良好新陈代谢的重要手段之一。进行体育活动时应选择时间持续长、强度低的运动，比如：散步、骑自行车、慢跑、中国传统太极拳、五禽戏、八段锦等。在控制心跳频率的条件下有节制地进行体育活动，不仅能使人心情愉快，还能改善新陈代谢，同时也能减轻体重，适度的体育活动将有效降低得病的概率。高血压合并糖尿病患者在进行体育活动时需预防低血糖发生，如果将体育活动安排在服用降血糖药物或注射胰岛素之后，则应在运动前摄入相应量的碳水化合物，一般在进行体育活动时应减小胰岛素剂量，并且补充足够的碳水化合物。

第九节　妊娠糖尿病

妊娠糖尿病（GDM），是指怀孕前未患糖尿病，而在怀孕时才出现高血糖的现象称为妊娠糖尿病。妊娠期间高血糖的主要危害为增加新生儿的畸形、巨大儿（增加母、婴在分娩时发生合并症与创伤的危险）和新生儿低血糖发生的危险性。西医学对其进行了大量研究，但其确切的发病机理尚未完全阐明，目前认为妊娠糖尿病的发生主要与激素异常和遗传基因关系密切。中医史籍对本病无专门记载，但根据其症状，可归为"妊娠消渴"病证范畴。

一、病因病机

中医病因病机有禀赋不足，五脏虚弱；饮食不节，生湿蕴热；运动减少，蕴热生瘀；情志失常，伤肝伤脾；劳倦过度，损伤肾气等。

（一）病因病机

中医认为，妊娠糖尿病的发生与孕妇体质因素、饮食运动失节及情志失调密切相关。基本病机是阴虚燥热，阴虚为本，燥热为标，二者互为因果，燥热甚则阴愈虚，阴愈虚则燥热愈甚。病变脏腑在肺、脾、肾三者之中可各有偏重，互相影响。上焦肺燥阴虚，津液失于输布，则胃失濡润，肾乏滋助；中焦胃热炽盛，灼伤津液，则上灼肺津，下耗肾阴；下焦肾阴不足，上炎肺胃，致使肺燥、胃热、肾虚三焦同病。消渴病的病位在"散膏"，即今之胰腺，病之标在三焦。而散膏乃由先天之精化生而成，其体由多种肌核组成，内通经络血脉，为津、精之通道，外通玄府，以行气液，故人体内外之水精，其升降出入皆由"散膏"行之。三焦为有形有体有用之经脉，为六腑之一。妊娠消渴是由肺、脾、肾三脏的阴亏，水谷转输失常所致的疾病，常见于以下几种：

1. 禀赋不足，五脏虚弱

《灵枢·五变》云："五脏皆柔弱者，善病消瘅。"《灵枢·本脏》又云："心脆则善病消瘅热中，肺脆肝脆脾脆肾脆，则俱善病消渴易伤。"说明五脏虚弱是消渴病的内在基础。五脏虚弱中，肾脾两脏亏虚尤其重要。东汉张仲景用肾气丸治疗消渴病，开创补肾治消渴之先河；唐代王焘《外台秘要》曰："消渴者，原其发动，此则肾虚所致。"明代赵献可力主三消肾虚学说，提出"故治消之法，无分上中下，先治肾为急"。清代陈士铎《石室秘录》也提出"消渴之证，虽分上中下，而肾虚以致渴无不同也"。近代著名医家施今墨也指出，本病虽有肺、胃、肾之分，但病本在肾，即标虽有三，其本为一也。《灵枢·邪气脏腑病形》云："脾脉微小为消瘅。"《脉经》云："消中脾胃虚，口干欲饮水，多食亦肌虚。"明代杨士瀛《慎斋遗书·渴》中云："盖多食不饱，饮多不止渴，脾阴不足也。"近代医家张锡纯也指出："消渴一证，皆起于中焦而及于上下……因中焦病，而累及于脾也……致脾气不能散精达肺则津液少，不能通调水道则小便无节，是以渴而多饮多溲也。"若素体禀赋不足，孕后阴血肾气聚下以养胎元则阴血愈亏，虚热内生，伤津耗液，易发生消渴病。孕后胎体渐长，中焦脾胃气机受阻，升降失常，津液失于输布，发为消渴。

2. 饮食不节，生湿蕴热

《素问·奇病论》在论述消渴病的病因病机时指出："此肥美之所发也，此人必数食甘美而多肥也，肥者令人内热，甘者令人中满，故其气上溢，转为消渴。"宋代赵佶《圣济总录》中有"消瘅者膏粱之疾也"的记载。元代朱丹溪《丹溪心法·消渴》载有"酒面无节，酷嗜炙煿糟藏……腑脏生热，燥热炽盛，津液干焦，渴饮水浆，而不能自禁"。《素问·通评虚实论》云："消瘅……甘肥贵人，则膏粱之疾也。"明代张景岳《景岳全书》载："消渴病，其为病之肇端，皆膏粱肥甘之变……皆富贵人病之而贫贱者少有也。"妇女怀孕后，为了胎儿发育，大多过食肥甘厚味，或乱用补品，易生湿蕴热，耗伤津液，发为消渴。

3. 运动减少，蕴热生瘀

妊娠中后期，由于运动不便，多数妇女缺乏运动，或有的妇女天生娇柔，不爱运动。运动减少，气血流通缓慢，血行不畅甚或血瘀；或运动减少，气血消耗减少，形体肥胖,体内积湿蕴热,发为消渴。

4.情志失常,伤肝伤脾

《灵枢·五变》云:"怒则气上逆,胸中蓄积,血气逆流……转而为热,热则消肌肤,故为消瘅。"金代刘河间《刘河间·三消论》谓:"消渴者……耗乱精神,过违其度,而燥热郁盛之所成也。"明代杨士瀛《慎斋遗书·渴》云"心思过度……此心火乘脾,胃燥而肾无救",可发为消渴。清代叶天士《临证指南医案·三消》谓:"心境愁郁,内火自燃,乃消症大病。"妇女妊娠后,由于其生理、生活、工作、学习等方面均发生了变化,因此其情志也发生较大变化,自我调节能力较弱的妇女常出现情志失常。若肝失条达,气机郁滞,郁久化火,则易伤津耗液,发为消渴。若劳思伤脾,则如张锡纯在《医学衷中参西录》中所云:"脾气不能散精达肺则津液少,不能通调水道则小便无节,是以渴而多饮多溲也。"或如《素问·脏气法时论》所云:"脾病者,身重、善饥、肉痿。"或如明代赵献可在《消渴论》中所指出的"脾土浇灌四脏,与胃行其津者也。脾胃既虚则不能敷布津液,故渴。纵有能食者,亦是胃虚引谷自救"。

5.劳倦过度,损伤肾气

南宋严用和《济生方》云:"消渴之疾,皆起于肾,盛壮之时,不自保养,快情纵欲……遂使肾水枯竭,心火燔炽,三焦猛热,五脏干燥,由是渴利生焉。"唐代王焘《外台秘要·消渴消中》说:"房室过度,致令肾气虚耗,下焦生热,热则肾燥,肾燥则渴。""消渴者,原其发病,此责肾虚所致……腰肾既虚冷,则不能蒸于上,谷气则尽下为小便者也,故甘味不变。"宋代许叔微《普济本事方·诸嗽虚汗消渴》指出本病在于"真火不足""釜底无薪"。明代张介宾指出:"火衰不能化气,气虚不能化液者,犹当以右归丸、右归饮、八味地黄丸之类主之。"明代赵献可《医贯》也明确指出:"命门火衰,不能腐熟水谷,水谷之气,不能熏蒸上润乎肺,如釜底无薪,锅盖干燥,故渴……并行五经,其所饮之水未经火化,直入膀胱,正谓饮一升溲一升,饮一斗溲一斗。"妇女妊娠后,阴血、肾气聚于冲任以养胎,对孕妇机体而言,阴血、肾气处于相对不足状态,若孕期不知保养,房劳过度,必将耗伤肾阴、肾气,加重阴血、肾气的不足,导致消渴的发生。

(二)常见证型

妊娠糖尿病好发于妊娠中晚期,根据分经养胎理论,中后期主要由脾胃、肺肾之经养其胎,目前临床中以下三种证型较多见:

1.脾气虚弱

现代学者已把脾虚置于消渴病发病的关键地位,认为脾虚水湿运化失职而发为消渴。素体脾虚之孕妇在其怀孕中期当脾胃之经养胎之时,脾气更虚而发为妊娠消渴。

2.肝郁气滞

肝主情志,素性忧郁之孕妇,长期情志不畅,肝气不舒,气机不畅,孕后胎体渐长更阻碍气机升降,两因相感,肝郁化火伤阴,发为消渴。《内经》有云:"刚者多怒,怒则气上逆……故为消瘅。"

3.内热伤阴

现代学者观察发现消渴病与脾胃肾等多脏相关,其中以胃肠结热、肾阴不足为关键,孕后因过腻滋补,嗜食肥甘厚味,内生湿热、痰火,日久而成胃肠结热,诸热伤阴,发为妊娠消渴。

二、诊断与鉴别诊断

空腹血糖诊断GDM敏感性较差,且大多数患者在孕早、中期无任何症状和体征,空腹血糖又正常。所有孕妇应于妊娠24～28周行50g葡萄糖筛查试验。结果异常者行75g葡萄糖耐量试验,对有高危因素的孕妇在妊娠32～34周复查。

(一)诊断标准

GDM的诊断标准尚未统一,目前常用的诊断GDM的方法分为一步法和两步法。两步法为50g葡萄糖筛查,1小时血糖≥7.8mmol/L则进行100g葡萄糖耐量试验(OGTT)或75g OGTT;凡属GDM的高危孕妇则直接采用一步法。一步法是直接采用75g OGTT(采用WHO标准):

国际妊娠糖尿病诊断标准(75g葡萄糖法):

空腹血糖≥5.1mmol/L(92mg/dL)。

餐后1小时≥10.0mmol/L(180mg/dL)。

餐后2小时≥8.5mmol/L(153mg/dL)。

美国妊娠糖尿病标准(100g葡萄糖法):

空腹血糖≥5.1mmol/L(92mg/dL)。

餐后1小时≥10.0mmol/L(180mg/dL)。

餐后2小时≥8.5mmol/L(153mg/dL)。

餐后3小时≥7.8mmol/L(140mg/dL)。

两个或两个以上的血糖值达到或超过上述标准即可诊断为妊娠糖尿病。仅出现服糖后2小时血糖为7.8～8.5mmol/L(140～153mg/dL)则诊断为妊娠糖耐量减低(IGT)。

(二)临床表现

孕期出现口渴、多饮、多食、多尿症状,或有饥饿感;容易疲乏,或反复发生外阴瘙痒、阴道分泌物色黄有异味;孕妇肥胖,超过标准体重的20%,或BMI≥30kg/m^2;尿糖阳性。

(三)诊断思维程序

1.可能预示糖尿病的几种情况应引起注意

(1)既往分娩中曾有不明原因死胎、死产、巨大胎儿、畸形儿史,或本次妊娠胎儿巨大、有羊水过多者。

(2)孕期出现多饮、多食、多尿,或反复发生外阴瘙痒、阴道分泌物色黄有异味者。

(3)出现孕妇肥胖,超过标准体重的20%,或体重指数大于$30kg/m^2$者。

(4)尿糖阳性者。

(5)有糖尿病家族史者。

对有以上情况的孕妇应作50g葡萄糖筛查试验:在孕24~26周口服50g葡萄糖,测定服糖后1小时血糖,如大于7.8mmol/L(140mg/dL)则应进一步作葡萄糖耐量试验。

2.妊娠糖尿病糖耐量试验方法:口服75g葡萄糖(美国为100g),于服前、服后1、2、3小时分别取血测静脉血糖,证实是否达标。

3.关于代谢指标糖化血清蛋白(GSP)的测定对监护妊娠期糖代谢有重要意义。GDM的诊断需与相同孕期非糖尿病的孕妇比较,在妊娠的4~6周测定GSP其阳性率可达90%。

(四)鉴别诊断

妊娠糖尿病需与糖尿病合并妊娠鉴别:妊娠糖尿病是在怀孕期间出现的糖尿病,而糖尿病合并妊娠是在已经患有糖尿病后怀孕。但是由于有时患者在怀孕前没有明显的症状且没有进行检查,因此导致二者在鉴别上有一定的困难。一般从下面几个方面鉴别。

1.孕前有无糖耐量降低或临床三多一少症状。

2.以前是否有妊娠期糖尿病史,产后是否恢复正常。

3.是否有过血糖高的历史。

4.是否只有在妊娠期出现多饮、多食等症状或进行筛查发现糖耐量异常者。

5.是否产有巨大儿史。

6.是否有肥胖。

7.是否为高龄产妇。

8.妊娠后有无过量进食史。

9.有无糖尿病家族史。

妊娠糖尿病产后多可恢复正常,其中约1/3的患者在5~10年后发展为非胰岛素依赖型糖尿病,而最终发展为非胰岛素依赖型糖尿病的人可达60%。

(五)妊娠糖尿病的易患人群

妊娠糖尿病相对高发的人群是：

1. 年龄超过30岁的高龄孕妇。
2. 肥胖,妊娠前体重超过标准体重的20%,或者妊娠后盲目增加营养,进食过多,活动过少,体重增加太多的孕妇。
3. 直系亲属中已出现过妊娠糖尿病患者的孕妇。
4. 直系亲属中有人得糖尿病的孕妇。
5. 以往妊娠时曾出现妊娠糖尿病的孕妇。
6. 生育过巨大胎儿(体重大于4kg)的孕妇。

三、治疗

中医古代文献中对此病无专题论述,在临床中多数医家根据消渴病和妊娠病等相关理论对其进行辨证论治。

(一)辨证治疗

1. 脾气虚弱

症状:多饮、多食、多尿,神疲乏力,气短懒言,舌淡苔薄白,脉细弱略滑。

治法:健脾益气。

方药:补中益气汤加减。

常用药物:生黄芪,白术,党参,陈皮,山药,柴胡,当归。

方解及加减法:方中黄芪补中益气、升阳固表为君;人参、白术、甘草甘温益气,补益脾胃为臣;陈皮调理气机,当归补血和营为佐;升麻、柴胡协同参、芪升举清阳为使。综合全方,一则补气健脾,使后天生化有源,脾胃气虚诸证自可痊愈;一则升提中气,恢复中焦升降之功能。

2. 肝郁气滞

症状:多饮、多食、多尿,胸闷善太息,胁肋胀痛,舌淡苔白,脉弦滑。

治法:疏肝解郁。

方药:逍遥丸加减。

常用药物:柴胡,当归,白芍,茯苓,白术,薄荷,煨生姜。

方解及加减法:君药柴胡疏肝解郁,使肝气条达;当归甘苦温养血和血,白芍养血柔肝,共为臣药;木郁不达致脾虚不运,故以白术、甘草、茯苓健脾益气,既能实土以御木侮,又能使营血生化有源;薄荷疏散郁遏之气,透达肝经郁热;煨生姜温胃和中,且能辛香达郁,共为佐药。诸药合用,可收肝脾并治,气血兼顾的效果,凡属肝郁血虚,脾胃不和者,皆可化裁应用。

3.阴虚火旺

症状:多饮、多食、多尿、形体消瘦,心烦寐差,舌红少苔,脉细滑数。

治法:滋阴降火。

方药:保阴煎加减。

常用药物:生地黄,熟地黄,天冬,麦冬,山药,黄芩,黄柏,白芍,续断,甘草。

方解及加减法:此方君以甘寒滋阴益精之品,所谓损其肾者,益其精也。臣以二冬,保金而滋其生化之源,恐太沉阴濡润,而又佐以甘平补脾之剂,顾其中气,备加减之法,以善其用。

临床上辨证论治,药物随症加减,但应注意避免使用妊娠禁忌的药物。

(二)针灸疗法

1.体针

取肺俞、脾俞、胃俞、足三里、中脘、膈俞、太溪、曲池等穴位,以平补平泻的手法,每次留针20~30分钟,每日或隔日1次。10次为一个疗程,疗程间隔5天。

2.艾条灸

取胰俞、肺俞、脾俞、胃俞、足三里、肾俞、中脘、太溪、中脘等穴位。每次选5~6穴位,用艾条灸10~20分钟,每日或隔日1次。

3.耳针

取胰、内分泌、肺、胃、肾、足三里、饥点、渴点、膀胱等穴位,埋针。

(三)单方验方

1.地骨皮50g,加水1000mL煎至500mL,代茶频饮,并适量补充维生素。

2.白术山药汤。白术60g,山药30g,水煎服。

3.益气养阴煎。太子参15g,黄精15g,黄芪15g,生地黄30g,天花粉15g,水煎服。

4.山药黄连汤。山药25g,黄连6g。

四、预防与调护

精神因素在本病的预防和治疗中亦占有很重要的位置。中医学认为,本病的发生与内热关系密切,但内热的产生,很重要的是由于情志失调、肝气内郁、生热化燥而成。因此,无论预防和治疗本病,都要重视精神调护,避免不良精神因素的刺激,避免五志过极、长期精神紧张思虑,始终保持愉快的心情。注意劳逸适度,坚持体育锻炼,保持标准体重,防止肥胖,勿嗜肥甘,忌辛辣烟酒,节制房事。注意早期发现和治疗各种并发症,用降糖药治疗时注意血糖的变化,若血糖下降明显,应及时调整降糖药,以防低血糖发生。预防妊娠糖尿病,合理控制总热能很重要。整个妊娠过程总体重增长 10~12kg 最为适宜,一个月不能超过 2kg。大约 85% 的妊娠糖尿病患者靠适当调整饮食结构就能使血糖达到理想范围而不会对胎儿的生长发育造成不良影响。妊娠糖尿病的预防,更应注意妇人不同病质对疾病的反应性,旨在修补机体内阴阳气血、脏腑经络偏盛偏衰的状态,进而达到预防目的。

第六章　性腺疾病

第一节　疼痛性月经病

凡与月经有关的疼痛病症，即行经期，或行经前后期，或经间期所发生的周期性疼痛病症，均称为疼痛性月经病症。不论疼痛发生在腹部、胸乳、头、身等部，均与月经周期有关，因其有独特的病理变化故不同于一般的疼痛病症，临床常见有：原发性痛经，又称功能性痛经、子宫内膜异位症、膜样性痛经、经行吊阴痛、经间期腹痛、经行头痛、经行身痛、经前乳房胀痛等，其中经间期腹痛，有少数与行经期腹痛有关，甚则相互交替，头痛、身痛必须与月经有关，呈周期性发作。

本类病症的病机，主要表现在与经血有关的疼痛。前人认为，疼痛的发生，在于气血不和，气滞血瘀，不通则痛，或者营血不足，络脉失养，血虚气滞，或者肝经郁火，经络受灼，或者风寒湿，损伤经络，均致疼痛。但《素问·举痛论》指出疼痛与脉络绌急，脉络缩踡有关，而脉络的绌急与缩踡，是一种经络肌肉痉挛状收缩，《金匮要略》有芍药甘草汤，用来治疗疼痛，有缓解痉挛的作用，但有时尚难完全控制疼痛，因为气血失和，脉络绌急、缩踡，是与心肝两脏有关。《内经》云"诸痛疮疡，皆属于心"，《金匮要略》亦云，疼痛者，脉弦，即疼痛与肝有关。心者，君主之宫，主血脉，藏神明；肝者，将军之宫，藏血而主血海，有着调节精神情志的作用。脉络绌急、缩踡之所以作痛，是由心肝所主宰，所以调达气血，缓解痉挛，重在稳定心肝，才能较好地控制疼痛，但此类疼痛，有着周期性发作的特点。因此，从根本上看，本病证又与肾虚阴阳失衡有关，与月经周期中阴阳消长转化节律的失调有关。张景岳曾经说过："凡妇人经行作痛，夹虚者多，全实者少。"可见疼痛性月经病，也属于本虚标实的病证。疼痛发作时，按急则治标的原则，先从实治，结合稳定心肝，或重在心肝论治，平时期，按缓则治本，从补肾调阴阳论治，只有这样，才能巩固治疗效果，防止疼痛发作。

在诊治疼痛性月经病症中，除子宫内膜异位症外，一般均需排除器质性疾病，如炎症、肿瘤，特别是恶性肿瘤所引起的周期性疼痛病症，以及感受风寒或忿怒忧郁所致偶然性一次经行腹痛。并注意经期疼痛时的护理和平时期的预防，也是控制疼痛，巩固疗效的重要措施。

一、原发性痛经

痛经指女性月经期前后或在经期时,出现周期性下腹部痉挛性疼痛、痛引腰骶、痛剧昏厥,或者行经末期经净后短时期内小腹坠痛、隐痛,影响日常生活者。其中经过详细妇科临床检查,未发生器质性异常者,称为原发性痛经,亦谓之功能性痛经。

原发性痛经是青春期妇女中最常见的妇科疾患之一。发病率达30%～50%,其中大约10%左右的患者由于月经的疼痛,难以正常工作和生活,因而诊治原发性痛经对改善女性个体健康、提高工作效率、生活质量,有着重要的意义。

痛经,在中医学上亦谓"行经腹痛",最早记载见汉代《金匮要略方论·妇人杂病脉证并治》:"带下,经水不利,少腹满痛……"至宋代《妇人良方大全·调经门》列出治疗痛经方药——温经汤,均认为由于"风冷之气客于胞络,损伤冲任之脉"所致发病,后经《丹溪心法·妇人》指出痛经有由实、郁滞、瘀血所致,并以经行作痛、经后作痛分辨虚实。直至明、清时期《景岳全书·妇人规》,对本病辨证做了较系统的论述,《宋氏女科秘书》《傅青主女科》《医宗金鉴·妇科心法要诀》等对本病治法及方药做了大量的探索,纵贯前人对本病发生的认识,结合现代医学对原发性痛经归咎的几种原因:子宫发育不全、子宫屈曲、宫颈管狭窄、子宫内膜脱落、不良体态姿势、体质因素、变态反应状态及精神因素等,与前人所提出的先天禀赋不足、后天摄生不慎,风冷、寒湿、气滞瘀阻胞宫颇相谋合。近年来根据细胞和分子水平调节肌肉收缩机能的研究成果,揭示了原发性痛经的关键是子宫肌反应性过高、继发子宫肌层缺血导致的疼痛,鉴于诸种病因所诱发子宫局部的强烈反应,所以必须积极的给予治疗,采用温经散寒、理气活血、补虚培本等手段,从整体出发,缓解局部因素的危害和影响,达到治本之目的。

(一)病因病机

本病起于经水初潮后,起初即痛经或行经1～2年后出现严重症状,按照《内经》中女性生长发育的阶段特点,此时正应是肾气盛、天癸至的时期,若经行疼痛、势必首先要考虑肾与天癸系统的功能。《圣济总录·室女月水来腹痛》中说:"室女月水来腹痛者,以天癸乍至,荣卫未和,心神不宁,间为寒气所客,其血与气不流利,致令月经结搏于脐腹间,如刺疼痛。"这一论说,阐述初行经时期,天癸刚至,心肾坎离之间尚未达到正常的既济水平,寒凝胞脉,致使气血失畅,发为腹痛。究其原因,多由禀赋不足、素体薄弱、肾气欠盛、子宫发育不良,或宫颈管狭窄,以致经血排泄困难,不通则痛。平素气血不足,或母体妊育之时,胞室内营养欠缺,致成虚弱体质,抑或幼年大病、重病,气血亏损,冲任胞脉失养,不荣而痛,正如《景岳全书·妇人规》所曰:"凡妇人经行作痛,夹虚者多,全实者少……然有气血本虚,而血未得行者,亦每拒按,故于经前亦常有此证。此以气虚血滞,无力流通而然。"若因久居阴湿之地,或初行经摄生不慎,感寒淋雨,贪凉饮冷,或迁居寒冷之地,寒湿伤于下焦,客于胞宫,以致寒凝经血,血行失畅,不通则痛。前人论痛经多责之风冷客于胞络冲任。如《妇人大全良方·卷之一》:"寒气客于血室,血凝不行,绪积血为气所冲,新血与故血相搏所以发痛。"青年女子青春发育期,由于学习紧张、考试精神负担,常招致心情压抑,加上月经初潮,心理不适,加重情绪之烦恼,或抑郁或恚怒,均致气机郁滞,血行不畅,冲任气血运行受阻,经血难以正常下泄发而为痛。

综上所述,原发性痛经的发生,多因先天不足,禀赋虚弱、肾气未盛、肝肾亏虚、子宫发育不良,或体质因素,子宫形状屈曲、颈管狭窄,或气血不足、体质虚弱、胞脉失养,不荣而痛;再则多因寒湿积于胞宫,或情志伤肝、气滞血瘀、血行不畅,不通则痛,此种疾患经期冲任气血变化,所以矛盾显露,诸种病因而致病理各种变化,骤然发病,在非行经期,冲任气血平和,致病因素尚未能引起冲任,胞宫气血局部变化,故不表现出疼痛。然而绝不能认为平时期的治疗比行经期治疗不重要,应提倡"治未病"的观点,利用中药在排卵期促进阴阳顺利转化,协调阴阳,维持经前期阳长至重,高水平,以利于行经期转化。或针对致痛因素,拟治本之法,缓解这些促使子宫局部产生疼痛的变化因素,达到止痛治疗之目的。所以说对原发性痛经的认识及其治疗,经行者及经期止痛为治疗之权宜之计,而对经后与平时调整肾与诸脏之间阴阳平衡,加强肝肾涵养之功,促进脾胃生化之源,交济心肾阴阳平衡,从根本上消除病源,达到治疗之目的方是上策。

(二)诊断与鉴别诊断

1.临床表现

痛经大多开始于月经来潮或在阴道出血前数小时,常出现小腹部痉挛性绞痛,历时1/2~2小时,在剧烈腹病发作后,转为中等度阵发性疼痛,约持续12~24小时。经血外流畅通后逐渐消失,亦偶有需卧床2~3天者。疼痛部位多在下腹部,重者可放射至腰骶部或股内前侧。同时伴见有恶心、呕吐、腹泻、头晕、头痛,疲乏感,严重者可面色苍白,手足厥冷,一时晕厥,片刻可缓,原发性痛经常在分娩后自行消失或在婚后随年龄增长逐渐消失。

2.检查

①测基础体温(BBT),多呈双相者;②B超或CT检查提示:子宫偏小,宫颈管偏狭窄,子宫高度前屈或后屈等;③肛查:未见生殖器炎症等异常反应,并排除子宫内膜异位症、黏膜下肌瘤;④宫腔镜或腹腔镜:必要时需进一步做此项检查。

3.通过有关检查,排除继发性痛经种种疾病

如:子宫畸形、生殖道下段完全阻塞之患者(处女膜闭锁及阴道横隔)或融合缺

陷形成一侧生殖道阻塞,对称通畅者此种难以诊断;未分离之双子宫,一侧阴道盲端或有一与阴道不相通的残角子宫,这类患者均呈逐渐加重痛经史,叩及肿块,易误诊为阴道囊肿或卵巢肿瘤。子宫腺肌病、子宫内膜息肉、子宫肌瘤少见于青春期少女发生痛经,一般发生于25岁以后年龄,疼痛类型不定,持续时间及程度均不等。

其他如盆腔炎、旋转宫腔节育器或人工流产术后宫腔粘连盆腔淤血综合征等,通过详细询问家庭史(母或姐妹中有患此病)、病史(初经后3年以上),把握阳性体征不难与原发性痛经加以区别。

(三)辨证论治

本病属痛证,首当辨其属性,根据原发疼痛性质部位以及疼痛的程度,结合月经期、量、色、质及兼证、舌脉情况、素体情况等辨其虚实。疼痛发作于经前经期多属实;发作在经后多属虚。疼痛剧烈拒按多属实;隐痛喜揉喜按多属虚。得热之后疼痛减轻多为寒,反加重则为属热;痛甚于胀,血块排出疼痛减轻,多为血瘀,胀甚于痛者多为气滞,冷痛、绞痛多属寒,钝痛者属热。病在两侧少腹多在肝,痛连腰际病多在肾。

本病在发作前及发作时,关键是针对病因,施用止痛方药,非经期则扶正培本,增强体质,治疗"未病"。

1.肾虚证

主证:月经后期,经量偏小,经色暗淡,经行期第一日腹痛剧烈,伴腰酸膝软、小便清长,初经后即有月经不调史,舌质淡,体胖、苔白,脉沉细。

治法:补肾,通络,止痛。

方药:

(1)痛经发作时,艾附暖宫丸加减。

艾叶6g,香附10g,茱萸6g,川芎5g,赤芍10g,肉桂5g,炒五灵脂10g,炒延胡索12g,石见穿10g,枳壳12g,益母草12g,路路通12g。

(2)月经干净后,补肾育宫汤——加减。

炒当归10g,炒白芍10g,怀山药15g,熟地10g,川续断10g,菟丝子10g,紫河车10g,茺蔚子15g,川芎6g,肉苁蓉6g,柏子仁10g。

服法:水煎分服,日服1剂。由月经干净后7天服至经前3天停用。

加减:胸脘不舒,纳谷欠佳,去熟地黄、山药,加用广郁金10g,苏梗10g,陈皮10g;小腹空坠,隐痛不已,去柏子仁、熟地黄,加黄芪10g,益母草15g。

2.气血虚弱证

主证:后期或先期,经量偏少,或有量多,色淡红,无血块,经期及经后小腹隐痛、坠痛,绵绵不休,面色少华,头昏心悸,神疲乏力,食欲缺乏,经行便溏,舌质淡、苔薄,脉细弱。

治法:益气健脾,养血缓急止痛。

方药:八珍汤加减。

党参 15g,白术 10g,茯苓 10g,炒当归 10g,炒白芍 20g,炙甘草 5g,熟地 10g,川芎 5g,生炙黄芪各 10g,炒延胡索 10g,益母草 15g。

加减:夹有血块腹痛者加失笑散 10g,花蕊石 15g;便溏严重,腹痛较著,去当归、川芎,加煨木香 6g,补骨脂 10g,炒谷芽 10g;夜寐不能,心脾虚者,加炙远志 9g,夜交藤 15g,合欢皮 10g,大枣 5 个。

3.寒湿证

主证:月经落后而至,经量少、色紫暗,夹有血块,一般于行经第一天小腹阵发剧痛,得热则舒,形寒怕冷,关节酸痛,舌苔白腻,脉沉细。

治法:温经散寒,活血止痛。

方药:少腹逐瘀汤加减。

茱萸 6g,炒当归 12g,川芎 6g,党参 10g,肉桂 6g,炒延胡索 12g,艾叶 6g,半夏 10g,阿胶 9g,炒赤芍 10g,生姜 3g,炒五灵脂 10g。

服法:经前、经期水煎分服,每日 1 剂。

加减:胸胁胀痛加柴胡 6g,青陈皮各 6g,枳壳 10g;关节酸痛加川桂枝 5g,制附片 6g,鸡血藤 20g。

4.气滞血瘀证

主证:行经多落后、量不多、色紫红或紫暗,有小血块,经前小腹作痛,胀痛或重坠感明显、拒按,胸闷乳胀,烦躁或抑郁,口唇紫色,脉细弦,舌苔薄黄。

治法:理气疏肝,化瘀止痛。

方药:

(1)偏于气滞,加味乌药汤加减。

乌药 10g,制香附 10g,炒玄胡 10g,青皮 10g,当归 12g,赤芍 10g,川牛膝 10g,广木香 6g,枳壳 10g,炒五灵脂 10g,山楂 12g。

(2)偏于血瘀:膈下逐瘀汤加减。

当归 10g,赤芍 10g,川芎 5g,延胡 10g,五灵脂 10g,桃仁 10g,红花 10g,乌药、青皮 10g,制香附 10g,炒延胡索 10g,枳壳 10g,丹皮 10g,甘草 3g。

服法:经前 3 天至经期,水煎分服,每日 1 剂。

加减:头痛眩晕加白蒺藜 10g,钩藤 15g;肝郁脾虚便溏者去当归,加炒白术 10g,炮姜 5g。

二、子宫内膜异位症

当具有生长功能的子宫内膜组织出现在子宫腔被覆黏膜以外的身体其他部位（不包括子宫肌层），在卵巢内分泌影响下，这些异位的子宫内膜组织亦呈周期性改变，因而引起所在部位的一系列病变，称子宫内膜异位症。本病的确切发病率虽然尚不清楚，但近年来在世界范围内均有上升趋势，是目前常见妇科疾病之一。在妇科剖腹手术中，约5%～15%患者发现有此病存在。此病一般仅见于生育年龄妇女，以30～40岁妇女居多，病变部位常限于盆腔，80%在卵巢，其次为直肠陷凹及子宫骶骨韧带，也可发生在身体的几乎任何器官，子宫内膜异位症在组织学上是良性的，恶变是罕见的，但确有与癌瘤相似的侵犯能力，以致可广泛破坏卵巢，引起输卵管、膀胱、肠纤维化及变形，并造成肠道及输卵管梗阻。

子宫内膜异位症属中医"痛经""癥瘕""不孕"等范围，本病的特点为经期及行经前后下腹胀痛，肛门作坠，疼痛剧烈，进行性加剧，经量甚少，或有量多，一般伴有不孕不育，类似古人所描述的"血瘕"。如《证治准绳》所说："血瘕之聚……腰痛不可俯仰……小腹里急苦痛，背膂疼，深达腰腹……此病令人无子。"

（一）病因病机

本病多因正气不足，肾虚气弱，六淫外侵，七情内伤或经期、产后养息失调，余血流注于子宫、冲任脉络之外，或手术损伤等因素导致脏腑失和、气血乖违，离经之血不循常路，阻滞冲任而发生，其主要病机是血瘀。瘀血阻滞，不通则痛而见痛经；瘀血积久遂成癥瘕。

西医学则认为本病系因子宫内膜组织随经血逆流入腹腔种植，或在慢性炎症的反复刺激和卵巢激素的长期作用下，使体腔上皮化生，而演变为子宫内膜样组织；或因子宫内膜碎屑通过淋巴或静脉播散而致者；亦有因局部细胞免疫功能不足，或因月经输卵管逆流入腹腔内的内膜细胞数量过多，免疫细胞不足以将其杀灭而致者。其主要的病理变化为异位内膜随卵巢激素的变化而发生周期性出血，伴有纤维增生和粘连形成，以致在病变区出现紫褐色斑点，或小疱，最后发展为大小不等的紫蓝色实质结节和包块，但病变可因发生部位和程度不同而有所差异。

1. 肾虚瘀结

肾阳虚弱，经行感寒，或者经期同房，经行不净，血行不畅，积于子宫，逆流于子宫之外，蕴结于脉络肌肉之间，形成本病。

2. 气滞血瘀

情志内伤，肝郁气滞，冲任气血运行不利而瘀滞不行以致形成本病。

3. 寒凝瘀滞

经期或产后将息失宜，阴寒之邪乘虚侵入，经血凝滞不行或经期性交或妇科手术等损伤，以致瘀血内伤，瘀阻胞络而形成本病。

4.气虚血瘀

体质不足，肝胃虚弱，或者大产、流产后，正气虚弱，气虚下陷，瘀浊郁结于下所致；或患者病程相对较长，其疾病演变过程为由实转虚而致。

5.痰瘀互结

脾肾不足，阳气虚弱，脾失健运，水湿不化，聚而成痰，痰滞胞络，与血气相结，积而形成本病。

总之，本病证的主要机制，肾虚气弱，正气不足，经产余血浊液，流注于胞脉胞络之中，泛溢于子宫之外，并随着肾阴阳的消长转化而发作。经产余血，本属于阴，因此，阴长则留瘀亦长，得阳长始有所化，因而亦出现消长的变化，异位的子宫内膜不易吸收，不易消散，所以在临床从属难治的疾患。

（二）诊断与鉴别诊断

1.临床表现：经期或经期前后小腹或少腹剧痛，进行性加剧，伴腰骶部疼痛，可放射至阴道、会阴、肛门或大腿，常于月经来潮前1～2日开始，经期第一日最剧，后随异位内膜出血停止而逐渐缓解，至月经干净时消失。常有经量增多，经期延长或周期紊乱，不孕史甚为常见。如果卵巢内膜异位囊肿发生破裂，则可引起剧烈腹痛，并可伴有恶心、呕吐、肛门坠胀感等。

2.检查

（1）妇科检查：子宫多后倾固定，直肠子宫凹陷或宫骶韧带或子宫后壁下段等部位扪及触痛结节，在子宫的一侧或双侧附件处扪到与子宫相连的不活动囊性偏实包块，往往有轻度压痛。若病变累及直肠阴道隔，可在阴道后穹隆处扪及甚至可看到隆起的紫蓝色斑点、小结节或包块。

（2）B型超声检查：B超可确定卵巢子宫内膜异位囊肿的位置、大小和形状，偶能发现盆腔检查时未能扪及的包块。B超显示卵巢内膜异位囊肿壁较厚，且粗糙不平，与周围脏器特别是与子宫粘连较紧。

（3）腹腔镜检查：是目前诊断子宫内膜异位症的最佳方法，特别是对盆腔检查和B超检查均无阳性发现的不育或腹痛患者更是唯一手段，往往在腹腔镜下对可疑病变进行活检即可确诊为子宫内膜异位症。

3.通过有关检查应与子宫肌瘤、慢性盆腔炎性包块、子宫腺肌病及卵巢肿瘤相鉴别。

（三）辨证论治

本病主要是由于正气不足、肾虚气弱、六淫外侵等因素导致脏腑失和、气血乖违，离经之血不循常规，阻滞冲任而发生。其主要病机是血瘀，故治病原则总的是活血化瘀,临床上根据不同病机,分别配用行气活血、温经散寒、益气补血、化痰消瘀、软坚散结之法。

1. 肾虚瘀结证

主证:经行不畅,色紫暗,夹小血块,或经量过多,色紫红有大血块,少腹胀痛,拒按,痛甚则恶心呕吐,四肢厥冷,面色苍白,舌质暗,边有瘀点,舌苔薄,脉弦。

治法:活血化瘀,消癥止痛。

方药:琥珀散加减。

琥珀粉 3g(分吞),当归 10g,赤芍 10g,生蒲黄 6g(包煎),延胡索 10g,肉桂 3g(后下),三棱 9g,莪术 9g,制乳没各 6g,广陈皮 6g。

服法:经前、经期水煎分服,每日 1 剂。

加减:疼痛剧烈者加蜈蚣粉 1.5g,全蝎粉 1.5g(吞);血量过多者加三七粉 1.5g(吞),醋炒五灵脂 10g;小腹冷痛,经前白带偏多者加艾叶 9g,吴茱萸 6g;少腹刺痛,经前黄带多者,上方加败酱草 15g、红藤 15g、薏苡仁 15g 等。

2. 气滞血瘀证

主证:经行小腹胀痛难忍、拒按,月经提前或错后,经色紫红,质稠为血块,量少,行而不畅。胸胁乳房胀痛,善叹息,心烦易怒,舌暗或有瘀斑,脉涩或弦涩。

治则:行气活血,逐瘀软坚调经。

方药:血府逐瘀汤加减。

桃仁、红花、川芎、柴胡、枳壳、川牛膝各 10g,生地、白芍、当归各 12g,桔梗、甘草各 6g。

服法:经前五天服至月经期,水煎分服,每日 1 剂。

加减:方中可加地鳖虫、昆布、海藻各 12g,以软坚散结;腹痛剧烈者加血竭(冲服)3g,三棱、莪术各 10g,以逐瘀止痛;腹胀重者加青皮、香附各 12g,以行气消胀;出血量多者加茜草炭 10g,马齿苋 30g,三七粉 3g(冲服),以活血止血,病久化热者加丹皮、黄芩、山栀子各 12g,以清热活血。

3. 寒凝瘀滞证

主证:经行小腹剧烈绞痛或冷痛,拒按,喜热,经色紫暗,多血块,质稀。面青唇紫,肢冷畏寒,带为清稀,舌暗或有瘀斑,脉沉细或沉紧。

治则:温经散寒,逐瘀软坚。

方药:少腹逐瘀汤加减。

当归、赤芍、五灵脂、元胡各 10g,川芎、蒲黄、干姜、没药、小茴香、肉桂各 6g。

服法:经前三天水煎,温服,每日 1 剂。

加减:寒邪重者可再加炮附子 6g,艾叶 12g,以散寒;肾阳不足者加淫羊藿 15g,仙茅 10g,以助阳;腹痛重者加青皮、香附、莪术各 12g,全虫 6g,以行气祛瘀,解痉止痛;白带多者加苍术、白术各12g,炒薏苡仁30g,以健脾燥湿止带。

4.气虚血瘀

主证:经后一二日或经期小腹隐隐作痛,或小腹及阴部空坠,喜揉按,月经量少色淡质薄,但淋漓不尽,或神疲乏力,面色无华,舌质淡,脉细弱。

治则:益气补血,活血化瘀。

方药:益母草汤加减。

黄芪、益母草各30g,生蒲黄、元胡、莪术各15g,当归、川芎、牛膝、乌药10g,田三七粉(冲服)2g。

服法:月经期将结束前1~2天服,水煎分服,每日1剂。

加减:使用时根据月经周期加减用药,如经净后,加滋水之品,如女贞子、墨旱莲、山茱萸;经前加温肾之品,如巴戟天、菟丝子、淫羊藿;经期和经间期(排卵期),加重活血化瘀药,因势利导,促使排卵和经血排出;包块较大者,将上药渣调醋外敷腹部。

5.痰瘀互结证

主证:经行剧烈腹痛,形体偏胖,带下量多,质黏稠,月经量少色暗,质黏腻,头晕心悸,胸闷泛恶,苔白腻,脉滑。

治则:蠲化痰浊,活血消瘀。

方药:苍附导痰汤合血府逐瘀汤。

制苍白术各10g,枳壳、全瓜蒌各12g,桃仁、浙贝母、香附各10g,丹参、焦山楂、夏枯草各15g,生牡蛎、鳖甲各30g,薏苡仁24g。

服法:经前3~5天时服,水煎每日1剂,温服。

加减:痛经剧烈者,加乳香、没药、川楝子、延胡索各10g,月经量多兼夹血块者,加蒲黄炭10g;便秘者,加生大黄6g;寒结者,加白芥子6g;便溏者加白术6g;畏寒者,加桂枝3g;腰痛者加续断10g,菟丝子12g;经血不畅者,加当归10g,益母草15g。

三、膜样性痛经

经行小腹疼痛剧烈,甚则恶心呕吐,四肢厥冷,并伴经量过多,掉下腐肉样血片(即子宫内膜片状脱离),叫作膜样性痛经,或称脱膜性痛经,属于功能性痛经的范畴。西医学认为当子宫内膜整块排出时,则使子宫收缩增强,或出现不协调收缩而引起疼痛。

在祖国医学的书籍中,虽无膜样性痛经的记载和专论,但在朱丹溪的著作中,已经有"脂膜闭塞胞宫"的描述。《叶天士女科证治》中更有"经行下牛膜片"的记录,而且认识到本病证不同于一般痛经。我们从临床观察中,亦发现本病证有其病变特点和治疗方法。

（一）病因病机

本病证的主要原因,在于肾或者涉及脾的阳气不足,无力化解,冲任子宫中的膜瘀和湿浊的蕴结,以致于宫内膜脱落而不能碎解,凝成内膜状。所以痛经发作时出现较重的瘀浊证,但根本的原因在于肾阳脾气的不足,也有寒凝冲任,肝郁夹瘀证等等。

1.肾虚瘀浊

先天不足,禀赋薄弱,或者房劳过频,劳损过度,以致肾阳偏虚,气化不及,冲任流通欠佳,经血与湿浊蕴结在子宫。

2.脾虚瘀浊

素体脾胃薄弱,中虚气陷,或者饮食不节,劳逸失常,脾虚气弱,均致湿浊下流,冲任流通受阻,湿浊与经血蕴结于子宫。

3.寒凝冲任

经期或产后将息不利,或冒雨涉水,或久居寒湿之地,寒邪乘虚而入,阳气被遏,胞宫失煦,气血运行不畅,冲任流通受阻,子宫内膜不能碎解,瘀结在子宫。

4.肝郁夹瘀

情怀抑郁,肝气郁结,郁而化火,血气不畅,冲任流通受阻,湿浊不化,与经血蕴阻于子宫。

总之,子宫系于肾、冲任等隶属于肝肾,又隶属于脾胃,肾脾阳气不足,寒凝冲任、肝气郁阻,势必影响冲任子宫的经血流通。《妇人良方》曾云:"肾气全盛,冲任流通",冲任不得应时流通,必然导致瘀阻子宫。湿浊依赖肾阳气之运化和肝气之疏泄,肾、脾、肝之气机失调,亦必将导致湿浊蕴阻,与瘀血相合,凝结于子宫内。经行之时,瘀阻于内,好血不得归经,是以形成腹痛、出血、内膜片脱下等。

（二）诊断与鉴别诊断

1.临床表现:经行第2～3天腹痛加剧,呈阵发性,出血量多,色紫红有大血块,夹有大片腐肉样血块,血块下后疼痛减轻,出血减少。同时伴腰酸腿软,胸闷烦躁,或乳房胀痛等症状。

2.检查:一般腐肉样血块呈内膜片状。经病理检查为子宫内膜组织,即可诊断。同时测量基础体温,示高温相不稳定、偏短、偏低,血查孕酮值偏低。

3.可通过详细询问月经史、婚产史以及病理检查等与流产鉴别之。

（三）辨证论治

本病以经行剧烈疼痛,甚则出现晕厥,经血中有膜样片状血块,块下痛减为临床特征,临证需根据疼痛的时间、部位、性质及经血之色质,结合年龄特点加以分析。其治疗以活血化瘀治其标,补肾健脾助气化治其本。在经期重活血化瘀。平时宜补肾健脾助阳,并根据不同证型而灵活选方用药。

1.肾虚瘀浊证

主证:经行腹痛,量多色红有大血块,块下则痛减,出血亦少,头昏耳鸣,胸闷、乳胀,腰俞或腰骶酸楚,小腹冷痛,脉象沉细,舌质淡红,舌苔白腻。

治法:补肾温阳,逐瘀脱膜。

方药:脱膜散(临床验方)加味。

肉桂5g(后下),五灵脂10g,三棱10g,莪术10g,川续断10g,延胡索10g,丹皮10g,杜仲10g,益母草30g。

服法:经前3天服至经期结束,水煎分服,每日1剂。

加减:小腹冷痛明显的,加艾叶9g,吴萸3g;小腹胀痛明显的加制香附9g,台乌药6g,出血特多的加血竭6g(冲服),炒蒲黄8g(另包)。

2.脾虚瘀浊证

主证:经行小腹坠痛,量多色淡红有内膜片状大血块,块下后,腹痛消失,出血减少,伴有头昏神疲,纳谷欠佳,脘腹痞胀,大便易溏,舌质淡红,脉细弱。

治法:补气健脾,化瘀脱膜。

方药:补中益气汤加减。

黄芪15g,党参15g,白术10g,茯苓10g,陈皮6g,炒柴胡5g,川续断10g,延胡索10g,五灵脂10g,木香5g,益母草15g。

服法:经前期至行经期水煎分服,每日服1剂。

加减:如胃脘胀痛,形体畏寒者加炮姜5g,肉桂3g(后下);出血过多者加蒲黄10g(包煎),参三七粉1.5g(另吞);小腹坠胀明显者加炙升麻5g,荆芥6g。

3.寒凝冲任证

主证:经行小腹冷痛难忍,量少色暗,月经中夹有膜样物。腹部喜热拒按,畏寒肢冷,便溏尿清长。舌苔白,脉沉紧。

治法:温经化瘀,散寒止痛。

方药:少腹逐瘀汤加减。

当归、赤芍、五灵脂、元胡各10g,川芎、蒲黄、干姜、没药、小茴香、肉桂各6g。

加减:寒邪重者,加炮附子10g,以暖宫驱寒;疼痛重者,加莪术、青皮各10g,郁金15g,以通经止痛,如为青春期患者,于方中加淫羊藿15g,巴戟天10g以温肾助阳;生育期患者可于方中加紫石英30g,黄芪15g,以益气扶阳。

4.肝郁血瘀证

主证:经行小腹胀痛,或者少腹刺痛,量多色红有内膜片状大血块,块下痛减,胸闷烦躁,乳房胀痛,大便艰,小便黄,平时黄白带下多质黏腻;脉弦,舌苔黄腻。

治法:清肝利湿,化瘀蜕膜。

方药:金铃子散合脱膜散(临床验方)加减。

炒川楝子 6~10g,炒延胡索 10g,当归 10g,赤芍 10g,三棱 10g,莪术 10g,五灵脂 10g,炒柴胡 5g,薏苡仁 10g,牡丹皮 10g,制香附 9g。

服法:经前一周至行经期水煎分服,日服 1 剂。

加减:烦热口干口苦者,加炒山栀 6g,碧玉散 10g(包煎),腰俞酸楚者加川续断 10g,桑寄生 10g;纳欠苔腻者加制苍术 10g,青皮、陈皮各 6g。

四、经行吊阴痛

妇女在经行期间,出现外阴、阴道、小腹部掣痛,牵制至两侧乳头亦痛,似有筋脉从阴部吊至乳上,阵发性发作,经后自行缓解者,称为"经行吊阴痛",又名"缩阴症"。

本病症的特点在于妇女经行期间,外阴、阴道、小腹部向两侧乳房上抽紧缩,为妇科常见疾病之一。《萧山竹林寺女科》记载"厥阴腹寒湿滞于下,气血运行不畅"乃本病原因之一,并拟川楝子汤治之。

(一)病因病机

经行吊阴痛的成因是由于肝气郁滞,冲脉里急气逆,七情过极,恼怒伤肝,劳作受寒,凝滞经脉,湿热内陷厥阴或房事不节,肾阳虚弱,使气机不利,气血失调,疏泄失常,乳房和生殖器的络脉受阻,导致外阴掣痛,同时牵引乳房作痛,多发于绝经前后或育龄期。

1. 肝郁气滞

肝喜条达,肝脉络阴器,乳头属肝。七情过极,恼怒伤肝,肝气郁滞。疏泄失常,冲脉气逆里急,以致气血失调,阴中和乳头络脉不畅,上下不顺,遂发本病。

2. 寒凝肝脉

经行之际感受寒邪,或经期冒雨、涉水、游泳或经水临行贪食生冷,内伤于寒,风冷寒湿侵犯肝脉,寒性凝滞而主收引,以致肝脉收引而致掣痛。

3. 肾阳虚衰

禀赋柔弱,或少年肾气不充,或多产房劳伤肾,以致肾阳不足,阴器失温,经行之际,阳气更虚,以致肝脉失温,阴器寒冷而致掣痛不已。

4. 肝经热郁

肝郁化热,或素常肝火偏旺,肝经湿热等。经行之际,肝热下迫血海,阻挠气血,气血运行逆乱而引发吊阴痛。

（二）诊断与鉴别诊断

1. 临床表现

经行期间，外阴、阴道、小腹部掣痛，牵掣至两侧乳头亦痛，呈阵发性发作，经后自行缓解。月经的期、量、色、质随不同证型而发生不同的变化。

2. 检查

除了检查雌孕激素和泌乳素外，可做检查子宫、输卵管，了解其发育和通畅情况，此外应检查乳房局部有无触痛性结节或包块。

3. 鉴别诊断

通过以上有关检查，本病应与"乳癖""痛经""乳悬"相鉴别。

（三）辨证论治

经行吊阴痛与肝、肾二脏关系密切，肝气疏泄失常，冲任子宫气滞血结，治疗须以调和气血，疏通阴中和乳头的脉络为主，随证制宜。

1. 肝气郁滞

主证：经将行阴中，乳房、少腹胀痛剧烈，时有掣痛，犹如抽吊之感。月经前后不定，经行不畅，血色暗红。伴心情不畅，胸胁胀满，暖气频作，舌苔薄白，脉弦。

治法：疏肝解郁，理气止痛。

方药：柴胡疏肝散加减。

柴胡、枳壳、陈皮各10g，白芍、香附各12g，川芎、甘草各6g。

服法：经前3～5天服用，每日一剂，一日2次。

加减：方中可加元胡、路路通各10g，益母草15g，以通络止痛；经行不畅者加莪术、红花各10g，以活血通经；情绪不宁者加龙骨30g，合欢花6g以宁神；恶心嗳气者加半夏10g，代赭石20g以降逆气。

2. 寒凝肝脉证

主证：经行之际，阴道疼痛，牵引两侧少腹甚则阴中紧缩，手足痉挛厥逆，面色青紫，冷汗自出。月经后期，夹有血块。舌淡白，苔薄白，脉紧或弦细。

治法：暖肝散寒，通经止痛。

方药：金匮温经汤。

吴茱萸、肉桂、川芎各6g，党参12g，当归、白芍、丹皮、麦冬、阿胶（烊化）各10g，清半夏9g，炙甘草3g，生姜3g。

服法：经前3～5天服用，每日一剂，一日2次。

加减：寒象明显者加附子6g，小茴香12g，以暖宫散寒；伴有肾阳不足者加淫羊藿、巴戟天各12g，以温肾阳；疼痛重者加乌药、橘核各12g，蜈蚣2条以行气止痛。

3.肾阳虚衰证

主证:经行阴道抽痛,连及腰部,得热则舒。月经后期,色淡质稀,腰膝酸软而发凉,性欲淡漠。舌淡胖大,苔薄白,脉沉弱。

治法:温肾助阳,暖肝止痛。

方药:右归饮加减。

熟地24g,山药、山茱萸、枸杞子各10g,杜仲12g,炮附子、肉桂各6g,甘草5g。

服法:经前7天服用,每日一剂,一日2次。

加减:方中可再加紫石英15g,淫羊藿、锁阳各12g,巴戟天10g以助肾阳;痛重者加细辛3g,乌药10g以行气止痛。

4.肝经郁热证

主证:经前带下黄白,或有血丝,少腹刺痛,继则痛引阴中,带下如脓,月经黏稠,量多,面红目赤,口苦咽干,舌红,舌苔黄腻,或黄厚,脉弦数。

治法:清肝泻火。

方药:丹栀逍遥散加减。

丹皮、山栀子、柴胡、白术、茯苓各10g,白芍、当归各12g,薄荷3g,生姜3片。

服法:经前3~5天服用,每日一剂,一日2次。

加减:方中可倍芍药以柔肝止痛,若痛甚者可再加延胡索12g,荔枝核15g,以理气止痛;带下如脓者加败酱草、地丁各30g,以清热解毒止带。

五、经间期腹痛

在两次月经中间,即氤氲乐育之时,出现周期性少腹两侧或一侧作痛,称为"经间期腹痛"或称排卵期腹痛。与经行腹痛相似,少数痛甚往往致厥。若经间期少腹隐痛,时间短暂者,可不作病论。

西医学则认为经间期腹痛分为Ⅱ型。第Ⅰ型表现为钝痛,仅为患者隐隐自觉,单侧多发,1~2日中小发作反复多次,此为成熟卵泡表面的血管破裂,因此腹腔内有少量出血,或为卵泡本身的破裂,漏出卵泡液,进入腹腔,所以出现腹痛;第Ⅱ型腹痛位置在正中线,疼痛稍重,为痉挛性,间歇性发作,疼痛发作时间与子宫收缩有关。

本病的特点是腹痛发作在月经周期的中间并持续时间短,常于数小时或1~2天后消失,且有同样反复发作的倾向。

(一)病因病机

本病发生的病因病机,目前尚未完全清楚,多数认为可能与体质有关。月经排净以后,血海空虚,冲任虚少,经气逐渐蓄积,由空虚渐充盛。至两次月经之间,为由虚至盛之转折,阴精充实,功能加强,阳气内动而出现动情之期。若体内阴阳调节功能正常者,自可适应此种变化。无特殊证候。若肾虚瘀阻,转化不利,冲任脉络失和,瘀滞作痛。具体分析有肾虚、瘀滞、湿热三者。

1. 肾虚

肾阴较虚,阴长不及,经间期阴精转化为阳时不利,冲任等气血活动明显加强,因而脉络失和,故见少腹作痛。

2. 血瘀

经行产后,余瘀未净,留阻脉络,影响经络气血运行,经间期阴精转化为阳,阳气内动,触及瘀阻,脉络失畅,以致疼痛。

3. 湿热

经行产后,湿邪内侵,久而化热,伤于脉络,经间期阳气内动,触及湿热,络脉更失和畅,气血不得运行,因而作痛。

（二）诊断与鉴别诊断

(1) 临床表现:两次月经中间、氤氲乐育之时,少腹胀痛、刺痛等,历3～7天始已,且呈周期性发作,伴有明显的腰酸,带下增多,色白、质黏腻如蛋清或呈赤白带下。

(2) 检查:测量BBT,大多在高低相交替时出现腹痛,一般BBT升高则腹痛消失。或进行宫颈黏液涂片检查,或检验尿LH,以明确是否为排卵期腹痛。

(3) 通过有关检查与急慢性附件炎、子宫内膜异位症及盆腔瘀血症等相鉴别。

（三）辨证论治

本病证主要是肾虚血瘀。由于适值排卵期,故治疗在补肾养血的前提下,务加疏肝通络之品。

1. 肾虚证

主证:经间期两少腹胀痛作坠,腰酸如折,头昏耳鸣,胸闷烦躁,脉细弦,舌质偏红。

治法:补肾养血,和络止痛。

方药:补肾促排汤(临床验方)加味。

当归10g,赤白芍各10g,怀山药、干地黄、丹皮、茯苓、泽泻、川续断、菟丝子、五灵脂、山楂、鹿角片(先煎)各10g,甘草10g。

服法:经净后5～7天开始水煎分服,每日一剂,BBT上升3天后停。

加减:腰酸甚剧者,应加桑寄生、杜仲各10g;烦躁失眠,应加钩藤15g,炒枣仁6g;大便偏溏者,去当归,加炒白术10g,砂仁(后下)5g。

2. 血瘀证

主证:经间期少腹疼痛,有时甚剧或有少量出血,色黑或有血块,腰稍酸,胸闷烦躁,脉细弦,舌质偏红或有暗紫色。妇科检查,或伴有慢性附件炎。

治法:化瘀通络,佐以补肾。

方药:膈下逐瘀汤加味。

当归、赤白芍、怀山药、干地黄、川续断、五灵脂各 10g,炙乳没各 10g,青、陈皮各 10g,延胡索、山楂各 10g。

服法:经净后 5～7 天开始水煎分服,BBT 上升 3 天后停。

加减:小腹胀痛明显者,应加柴胡 6g,制香附 9g;小腹有冷感者,加川桂枝 5g,艾叶 6g。

3.湿热证

主证:经间期两少腹作痛,或伴有赤白带下,平时黄白带下量多,质黏腻,有臭气,腰酸神疲,纳食欠佳,小便偏少。大便偏溏,腹胀矢气,舌苔白腻,根部尤厚,脉细濡。

治法:清热利湿,和络止痛。

方药:复方红藤败酱散(临床验方)。

炒当归、赤、白芍各 10g,红藤、败酱草、薏苡仁各 15g,制苍术、茯苓、泽泻、焦山楂、川续断各 10g,广木香 5g。

服法:经净后 5～7 天开始水煎分服,BBT 上升 3 天后停。

加减:大便便溏,一日 2 次者,加炒白术 10g,焦六曲 10g;小便甚少者,加瞿麦 10g,萆薢 6g 菁,猪苓 10g;疼痛剧烈者,加延胡 10g,炙乳没各 6g。

六、经行头痛

每逢经期,或行经前后出现以头痛为主要证候的病证,称为经行头痛。本病在古医籍中缺乏专篇论述,散见于月经不调中。为临床常见的多发病,严重影响妇女身体健康和工作学习,现归属于经前期综合征的范畴,但因头痛为主,有一定的独立性。

本病在《张氏医通》中有"经行辄头痛"的记载,认为由痰湿引起,也可因血瘀所致,因头痛与经行有关,且有周期性,可见血瘀、痰湿等仅是局部的证候病变,其整体必与心、肾、子宫、冲任的整体功能失调有关,因此不仅从局部病变,也要从整体考虑。

(一)病因病机

头为诸阳之会,五脏六腑之气血皆上荣于头,足厥阴肝经上巅络脑。而头部经络又与三阳经有关,少阳行头侧,太阳经与督脉经行头后,上巅顶,阳明经行头额前面。子宫、冲任与三阴三阳经有关,而发生的主导因素在于肝为藏血之脏,冲脉血海之本。经行时血液下注冲任而为月经,若素体虚弱,或脾虚化源不足,或失血伤精,或精血不足,经前经行时,阴血下注子宫,或行经时出血过多,阴血更虚,虚则肝脏不足,不能通过经络上行至头,以致清窍失养,脉络失养,是以发生头疼,或者头晕;或者由于情志所伤,肝气郁结,肝脏阴血不足,则肝郁易于化火,经前冲脉气旺,上逆;乃肝之气火上逆,犯乎清窍,是以发生头痛,或致目赤;或者,肾虚肝郁,气滞不畅,久而血滞致病,或者形寒饮冷,血为寒凝,或跌仆外伤,以致瘀血阻滞经脉,气之横窜入络,上犯清窍,脉络壅阻,不通则痛。还有一种肝郁脾弱,水湿痰浊内阻,窜入脉络,上犯清窍,清窍脉络水肿,不通则痛,同样发生经前、经期头疼,常与肝火血瘀相伴见,反复发作,时重时轻,不可轻视。

但本病发作时,是以血虚、肝火、血瘀、痰湿的局部病变出现,而且这些局部病变虽与肝有着重要的关系,但亦涉及三阴三阳的经络,故出现不同部位的病证。但之所以形成经前、经期、经后发作者,主要是与整体的心肾阴阳消长转化的演变有所失常有关。如阴血有所不足,则转化为阳气亦有所不足,气载血行,经前期阳长较差,重阳有所不及,阴血不足,又不能较多地赖气载之上行,故致血虚头痛,或者阴不足,气火偏旺,经前期阳长至重,虽有所不足,但毕竟能达到接近重阳的水平,因而易于激动肝经气火上升,犯乎清空之窍,是以头痛,得经血下行,重阳下泄,气火下降,是以头痛自已;若阴血不足,阳亦薄弱,经前重阳不及,不能溶解子宫内的瘀浊,及协助冲任子宫的顺利排泄,故致血瘀,瘀随任督经脉上行,上犯清窍脉络,故经行之前冲任肝气盛而头痛发作。阳虚则不能助脾运化水湿,以致湿痰随经前期任、督、冲、肝较盛之气上行而犯乎清窍,蕴于脉络所致,所以疼痛的局部病变,实与阴阳消长转化的较差及冲任督脉络偏盛偏衰有关。

(二)诊断与鉴别诊断

1.临床表现:头痛有规律性地发生在经前、经期或者经后较短时期内,和月经周期有密切关系,且反复发作;亦或有平素隐隐头痛,或则偏头痛,但近经期,或经前经后期加剧,且有规律者。

2.检查:可通过女性内分泌激素、BBT 以及头颅检查,包括 CT 检查、脑电图等,有助诊断女性内分泌功能失调性病变。

3.通过有关检查,排除脑部器质性疾病,及眼耳、口腔等所致病变。同时要与感冒头痛,以及头痛难忍、头中有声、轻则若蝉鸣、重则两耳若雷响、风动作响、发病无规律的雷头风相区别。

(三)辨证论治

本病证在发作期,可按肝火、血瘀、血虚、痰湿论治,其中肝火病证尤为常见。治疗在发作期,主要是清火化瘀、养血、利湿以控制头痛,但经净之后,应按调理月经的调周法,调整和提高阴阳消长转化的周期节律运动。

1.肝火证

主证:头痛多始于经前,疼痛在两侧或颠顶,至经行而痛剧,经行后渐缓,兼有情志抑郁,心烦易怒,头晕目眩,或伴目赤,口苦咽干,胸胁苦满,大便秘结,小便黄赤;或见月经先期,经血量多,鲜红、质黏稠,有血块,舌质偏红,舌苔黄,脉象弦数。

治法:疏肝解郁,清热泻火。

方药:丹栀逍遥散加减。

山栀、丹皮、炒当归、白芍、茯苓各10g,醋炒柴胡5g,钩藤15g,白蒺藜12g,苦丁茶10g,甘菊6g,大小蓟各10g。

服法:经前、经期,水煎分服,每日1剂。

加减:腹脘不舒,恶心呕吐者,上加入陈皮6g,制半夏5g,竹茹9g;头痛目赤,大便秘结甚者,加入石决明(先煎)15g,决明子10g,青葙子9g,生地黄10g,必要时可加大黄5g;经血量甚多者,加入贯众炭、地榆、血余炭各10g;经量不太多,色紫红有血块,行经不畅者,加入丹参、泽兰各10g,益母草15g,制香附9g。

2.血瘀证

主证:经行头痛剧烈,针刺痛状,或跳痛,经行量多或少,色紫暗,有血块,伴有小腹疼痛,胸闷不舒,口渴不欲饮,舌质紫暗,尖边有瘀斑、瘀点,脉象沉细或细涩、细弦。

治法:活血化瘀,通络止痛。

方药:通窍活血汤加减。

赤芍、桃仁、红花各10g,川芎6g,老葱5g,丝瓜络5g,石菖蒲6g,炙乳没各5g,干地龙10g,丹参15g。

服法:经前、经期水煎分服,每日1剂。

加减:原方本有麝香,因缺药改用乳没、菖蒲;如烦躁口渴者,加入钩藤15g,苦丁茶10g,丹皮10g;如形寒腹泻,苔白脉细者,加入北细辛5g,川桂皮3g,鸡血藤15g;若月经量多者,加入炒蒲黄(包煎)6g,炒五灵脂10g,血竭3g;若月经量少不畅者,加入制香附、泽兰、川牛膝各10g,益母草15g。

3.血虚证

主证:经后或行经中后期,头部绵绵作痛,或伴头晕目眩,经血量少,色淡红,无血块,周期延迟,面色萎黄不荣,头重脚轻,神疲乏力,食少不寐,舌质淡红,舌苔白,脉细软乏力。

治法:滋阴养血,宁心调肝。

方药:杞菊地黄丸(汤)加减。

枸杞子10g,甘菊6g,怀山药、山萸肉、熟地黄、牡丹皮、茯苓各10g,红花9g,桑椹子12g,丹参、当归各10g。

服法：经期、经后水煎分服，每日1剂。

加减：若气虚明显，神疲乏力者，加入黄芪、党参、白术各10g，甘草5g；腹胀便溏者，加入煨木香9g，砂仁下5g，炒白术、六曲各10g；经血量少，经行不畅者，上方去甘菊、山萸肉，加入鸡血藤15g，赤白芍、泽兰、川牛膝各10g；经血量较多，色淡红，无血块者，上方去丹参、当归，加入阿胶珠10g，党参15g，血余炭12g。

4.痰湿证

主证：经期头重胀痛，或至头晕，甚则眩晕，动则欲倒，胸闷恶心，呕吐痰沫，体形肥胖，纳食较少，面目或有浮肿，舌质淡胖，边有齿痕，舌苔白根部微厚，脉象细滑。

治法：燥湿化痰，和络止痛。

方药：半夏白术天麻散加味。

制半夏6g，制苍白术各12g，明天麻9g，茯苓、泽泻各10g，陈皮5g，丹参、赤白芍各10g，苏梗6g。

服法：经前、经期，水煎分服，日服1剂。

加减：脘痞纳少者，加入广木香9g，炒谷芽各10g；小便偏少，形体作寒者，加入川桂枝5g，车前子（包煎）10g，猪苓12g；月经量少，色紫黑，有血块者，加入桃仁、红花各9g，川芎6g；月经过多，色淡红，无血块者，上方去丹参、赤芍，加入党参、炒白术各15g，阿胶珠10g，血余炭12g。

七、经行身痛

经期或经前后出现遍身疼痛，或肢体关节疼痛，随月经周期而发作者，称为"经行身痛"，亦称"经行遍身痛"。中医认为是素体气血不足，营卫失调，筋脉失养；或因宿有寒邪稽留，经行则乘虚而发身痛。宋代《女科百问》中有"或外亏卫气之充养，内乏荣血之灌溉，血气不足，经候欲行，身体先痛也"的记载。清代《医宗金鉴·妇科心法要诀》中用黄芪建中汤治疗血虚不荣经行身痛。此外，明清时的《景岳全书》《济阴纲目》《叶氏女科证治·调经》都有经行身痛的记载。

现代医学认为经前期由于水钠潴留引起骨骼肌及关节周围组织充血水肿，从而出现全身疼痛或周身关节疼痛。

（一）病因病机

本病主要在于营血的失调，影响经络营卫的失和所致。

1.血虚

素体营血亏虚或大病久病，失血伤津，致使气血亏虚，经行时阴血下注血海，肢体百骸缺乏营血灌溉充养而致不荣而痛。

2.血瘀

素体虚弱,或经期产后,寒湿之邪乘虚内着,稽留于经络关节之间,寒凝血瘀,经行时气血欲下注胞宫,而经脉滞阻,经水欲行而致身痛。

3.风寒乘袭

素体虚弱,经期卫外不固,风寒之邪乘虚侵袭,稽留于筋肉骨节之间,寒凝血滞,经脉痹阻不通而出现身痛。

(二)诊断与鉴别诊断

1.临床表现

经行身痛发生于经期或行经期前后,出现周身关节酸楚,疼痛不适,行经过后即愈或疼痛减轻,届时又发。血虚多发生在经后,伴有肢体麻木乏力。

2.与其他身痛相鉴别

单纯外感身痛和行经期无关,可发生在任何时候,疼痛无周期性,通过询问病史不难鉴别。风湿性身痛亦可通过查血沉、抗溶血性链球菌"O",及X线检查与经行身痛相鉴别。

(三)辨证论治

本病辨证当辨其虚实,疼痛发作于经前、经期多属实,发作在经后多属虚。治疗以调气血,和营卫为主。气血虚弱者,养营和血;因于寒湿者,则温阳散寒除湿。

1.血虚证

主证:经行肢体疼痛麻木,软弱乏力,月经量少色淡,头昏眼花,面色无华,舌质淡红,舌苔薄白,脉搏细弱。

治法:养血调营,柔筋止痛。

方药:人参养荣汤。

当归、白芍、黄芪、白术、熟地、茯苓、炙远志各10g,陈皮、人参各5g,肉桂、炙甘草、五味子各3g,生姜3片,大枣3枚。

服法:经前、经期、经后水煎分服,每日1剂。

加减:周身骨节酸痛明显者,去肉桂,加炙桂枝9g,鸡血藤15g;烦躁口渴,夜寐甚差者,去肉桂,加钩藤15g,炒丹皮10g。

2.血瘀证

主证:经行腰膝、肢体、关节疼痛,酸楚不适,得热则减,得寒则重,经期落后,量少色紫有血块,腹痛,胸闷,烦躁,口渴不欲饮,舌质紫暗或有瘀斑,脉沉涩或弦紧。

治法:养血活血,和络止痛。

方药:趁痛散。

当归、白术、川牛膝各15g,黄芪15g,肉桂心、炙甘草、独活、薤白各1g,生姜3片,服法：经前、经期水煎分服，每日1剂，严重者日服2剂。
加减：形寒肢冷，关节酸楚者，去肉桂心，加入川桂枝9g，赤白芍各10g，羌活9g；疼痛颇剧，舌苔白腻者，加炙草、川乌各6g，炙乳香、没药各5g；腰膝酸软，小便较频者，加川续断、杜仲、骨碎补各9g。

3.风寒乘袭证
主证：经行遍身肌肉，筋骨，关节疼痛，酸楚不适，恶寒发热，鼻塞头痛，无汗或恶风汗出，月经量少不畅，小腹冷痛，舌淡苔薄白，脉浮而细，或紧或缓。
治法：祛风散寒，养血温经。
方药：四物汤加味。
熟地、当归、白芍、川芎各10g，麻黄、桂枝、羌活各6g。
服法：经前、经期、经后水煎分服，每日1剂。

八、经行乳房胀痛

每于行经前，或正值经期、经后，出现乳房胀痛或乳头作痒疼痛，甚至不能触衣，影响正常工作、生活与学习者，称为"经行乳房胀痛"，本病可兼见情志及心理不稳定等证候。

（一）病因病机

乳房为足阳明经络循行之所，乳头为足厥阴肝经支络所属，若肝气不舒，肝胃经气循行不畅，气血受阻，而表现为乳头、乳房胀痛。肝病日久不愈，阴血耗损，肝病及肾，又可出现肝肾阴虚之乳痛。本病多为肝气亢盛，气滞郁结于乳络所致，经行后气血下泄，乳房胀痛即缓解；经前冲任气血满盛，夹肝气上逆，故经前胀满疼痛不舒。

经行乳房胀痛在临床上可分为：

1.肝郁气滞
情志不舒，肝气郁结，气机不畅，乳络郁滞，故见经行乳房胀痛。

2.血瘀阻络
肝气郁结日久，气滞则血凝，气血瘀滞，阻塞乳络，经前气血充盛，血脉壅滞，以致乳房气血运行不畅而成本病。

3.肝郁脾虚
郁怒伤肝，肝气横逆，侮犯脾土，脾运失常，升降失司，脉络不和，发为乳房胀痛。

4.肝肾阴虚
素体阴虚，或久病精亏，经行阴血下注血海，精血益亏，水不涵木，肝失所养而胀痛。

5.痰湿阻遏

素体痰湿壅盛,或脾虚失运,水湿内停,凝聚为痰,阻遏乳络,经脉不畅,而发为乳房胀痛。

(二)诊断与鉴别诊断

1.临床表现

乳房胀痛多始于经前3~5天,也可始于经前2周,或于经行后仍作胀痛,随月经周期反复发作,多数于以行经后胀痛渐缓解、消失。经行前乳房检查虽有触痛,但无肿块,皮肤色泽无明显改变。个别患者可有界限不甚清楚的结块,但也于月经后消失。

2.检查

除了检查雌、孕激素和泌乳素外,可做BBT测量,做子宫内膜活检,同时还要检查子宫、输卵管,了解其发育和通畅情况,此外应检查乳房局部,有无触痛性结节或包块。

3.应与乳腺增生症和乳癌相鉴别

乳腺增生症多有乳房胀痛,也随月经周期反复于经前加重,经行后疼痛减轻,但仍可触及肿块,月经后也不消失。乳癌初起,也可有乳房胀痛,但往往可扪及结块。至病变晚期,可伴有乳头凹陷、溢血、表皮橘皮样改变等体征。

(三)辨证论治

经行乳房胀痛有虚实之分。一般情况下,经前、经期乳胀者属实;经后乳胀者属虚。胀甚于痛者属气滞;痛甚于胀者属血瘀。乳房有硬结者属痰凝或血瘀,治疗应根据病机的不同,采取疏解、温散、调补、化瘀、祛痰等治法。

1.肝郁气滞

主证:经前乳房胀满疼痛,甚则不可触衣,经行之后即见减轻。胸胁胀闷不舒,或连及腋下。精神抑郁,时叹息,心烦易怒,月经后期,量少,经行小腹胀痛,舌苔薄白,脉弦。

治法:疏肝解郁,理气止痛。

方药:柴胡疏肝散加减。

柴胡、枳壳、陈皮、当归各10g,白芍、香附各12g,熟地10g,川芎、甘草各6g。

服法:经前、经期水煎分服,每日1剂。

加减:乳头刺痛者加炒川楝子10g,荔枝核12g,以理气止痛;月经不畅者加川牛膝、泽兰各10g,以活血调经。

2.瘀血阻络

主证:乳房素有结块,经前增大变硬,胀痛难忍,经后缩小渐软,胀痛消失。月经量少不畅,夹有血块,小腹疼痛,血块下后疼痛减轻,舌暗或有瘀点,脉弦涩。

治法:活血化瘀,理气行滞。

方药:橘核丸加减。

炒橘核、海藻、昆布、川楝子、桃仁、海带各10g,厚朴、木通、枳实、延胡索、肉桂心、木香各10g。

服法:经前、经期水煎分服,每日1剂。

加减:伴有肝气郁滞者加香附、青皮各10g,以理气行滞;月经血块多者加莪术10g,以活血祛瘀;伴有畏寒肢凉者加桂枝、炮附子各6g,以温经散寒;乳房硬块较大者加穿山甲8g以软坚。

3.肝郁脾虚

主证:经前乳胀,胸闷不舒,心烦易怒,纳食欠佳,泛恶欲吐,腹胀肢肿,大便稀薄,月经量多,色淡质稀,舌淡而胖,舌苔白,脉弦细。

治法:理气行滞,健脾消胀。

方药:逍遥散加减。

炒当归、赤白芍、白术、茯苓各10g,炒柴胡6g,青皮、陈皮各6g,广郁金10g,党参12g,砂仁5g。

服法:经前、经期水煎分服,每日1剂。

加减:肝郁化火者加丹皮、栀子各6g,以清肝泻火;腹胀者加木香10g,以理气健脾;便溏者加苍术、白扁豆各12g,以健脾止泻;肢面虚浮者加车前子10g,以利湿消肿。

4.肝肾阴虚

主证:经行或经后乳头胀痛,而乳房较软,胸胁不适,头晕目眩,心烦易怒,夜寐不安,五心烦热,腰膝酸软。经来提前,量少或多,经色深红。舌红少苔,脉弦细数。

治法:滋肾养肝,行气止痛。

方药:一贯煎加减。

生地、当归、枸杞子、川楝子、山萸肉、丹皮、茯苓各10g,柴胡6g,山药15g,白芍15g。

服法:经期、经后水煎分服,每日1剂。

加减:肾虚明显者加杜仲10g,桑寄生15g,以益肾;胀痛较重者加郁金、青皮、元胡各10g,以理气疏郁。

5.痰湿阻遏

主证:经行乳胀且痛,触之有块,经净后渐缩而软。形体肥胖,胸胁胀闷,纳食不香,白带量多,质稀色白,舌胖苔厚腻,脉弦滑。

治法:祛湿化痰,理气止痛。

方药:苍附导痰丸。

苍术、香附、陈皮、半夏、枳壳、南星各 10g,茯苓 10g,甘草 3g,姜汁少许。

服法:经前、经期水煎分服,每日 1 剂。

加减:伴有血瘀者加三棱、莪术各 10g,以活血化瘀;乳房结块不消者加海藻 10g,昆布 15g,以祛痰散结;胀痛甚者加橘核 10g,青皮 6g,以理气通络。

九、经行胸胁痛

经行胸胁痛是指妇女每于月经来潮前后或正值经期,出现胸胁部作痛或伴胀满不适,月经过后逐渐消失者。

(一)病因病机

"不通则痛",胸胁部疼痛主要是由于经脉气血运行不畅引起。两胁为足厥阴肝经或足少阳胆经所过之处,故胁痛多与肝胆二经有关,中医认为经行胸胁痛主要是由于肝郁气滞,瘀血阻络所致。

1.肝郁气滞

平素性情急躁易怒或抑郁不舒,造成肝失疏泄,气机不畅,经行时气血壅盛,加重气滞,血运不畅而出现胸胁痛。

2.瘀血阻络

素常阳虚内寒,经行更损阳气,再若生活调摄不慎,寒邪外侵,凝阻血脉,气血运行阻滞而疼痛;或平素肝郁不舒,日久入络,血流不畅,瘀血停滞,经前气血旺盛,以致影响气血流通,加重脉络瘀阻而发生胸胁痛。

(二)诊断与鉴别诊断

1.临床表现:经行胸胁痛主要是围绕月经周期而发作,经净后疼痛缓解或消失。

2.通过详细询问病史及做 B 超、X 线等检查应与内科胸胁痛病症相鉴别,这些疼痛在月经过后仍疼痛并不消失,没有周期性。

(三)辨证论治

本病有在气在血之别,在气者多为胀痛,在血者多为刺痛,治疗时应根据"通则不痛"的原则,重在调畅气血,通经活络。

1.肝郁气滞

主证:经前或经期胸部胀痛,痛连及乳房、胁肋,痛无定处,并随情志变化而增减。胸闷不适,善叹息,脘腹胀满,饮食减少,月经先后无定期,经量时多时少,舌苔薄,脉弦。

治法:疏肝理气,解郁止痛。

方药:柴胡疏肝散加减。
柴胡、枳壳、陈皮、当归各 10g,白芍、香附各 12g,熟地 15g,川芎、甘草各 6g。
服法:经前经期水煎分服,每日 1 剂。
加减:急躁易怒而心烦者加山栀子、黄芩各 10g,以泻肝火;血瘀者加桃仁 12g,红花、五灵脂(包)各 10g,以活血止痛。

2.瘀血阻络
主证:经前或经期胸胁刺痛,痛有定处,入夜尤甚。月经提前或错后,经行小腹疼痛,量或多或少,经期或长或短,挟有血块。舌暗紫或有瘀斑,脉涩。
治法:活血化瘀,通络止痛。
方药:复元活血汤加减。
柴胡 10g,瓜蒌根、当归、红花、甘草、桃仁各 10g,穿山甲、大黄各 6g,甘草 3g。
服法:经前经期经水煎服,每日 1 剂。
加减:方中可再加白芍 20g,乌梅 10g,以缓肝止痛,月经过多者应用此方时可减轻剂量,或适当减去破血之品。

十、经行腰痛

经行腰痛是指每逢经行前后或正值经期,出现腰部作痛,经净后逐渐消失。中医学早在《金匮要略》及其后世诸家多在经水不调中论及,而且认为与肝经阴血虚有关。张锡纯认为:"凡人之腰痛,皆是脊梁处作痛,此实督脉主之。督脉即脊梁中的脊髓袋,下连命门穴处,为人之副肾脏。"故腰痛是肾虚导致督脉亏虚所引发的。

(一)病因病机

经行腰痛多与肾脏有关。肾阴不足,肾精亏虚,肾阳虚衰均可引起经行腰痛,另外气血不足,瘀血阻滞,寒湿凝滞等亦可引起经行腰痛。

1.气血不足
平素血虚,或久病大病耗伤气血,经行阴血下注,气随血泄,气血更感不足,以致筋失所养。筋脉拘急,或气虚运血无力,经脉失于通畅,发为经行腰痛。

2.肾阴亏损
素体肝肾不足,或久病多产,精血亏损,经行阴血下注胞宫,阴精亏虚益甚,腰为肾之外府,肾精亏虚则其府失充而作痛。

3.肾阳虚衰
素体阳虚,或房劳伤肾,损竭其精,耗散肾气。经血下注,气随血泄,命门火衰,阴寒内盛,凝滞经络,形成本病。

4.寒湿凝滞
寒湿之邪客于腰部或经行淋雨涉水,长久坐卧湿地,寒湿伤于下焦,经脉气血凝滞不通,经行时经气受损,运行无力,以致不通则痛。

5.气滞血瘀

气郁日久,气滞血亦滞,或素有血瘀阻滞经络;经行时气血旺盛,经气壅滞而不通畅,以致出现腰骶疼痛。

(二)诊断与鉴别诊断

1.临床表现

每逢经行前后或正值经期,出现腰部作痛,有周期性,经净后疼痛消失,并伴有经量、色、质等的改变。

2.本症应与腰部疼痛相鉴别

通过详细询问病史及做有关检查如X线检查,外科检查不难鉴别,另外必要时可做血沉、抗"O"检查以排除风湿性疾病。

(三)辨证论治

经行腰痛,虚多实少,虚证腰痛在经期或经后。气血不足者,腰痛绵绵不已,伴有气短懒言,心悸失眠,经行量少,色淡质稀;肾虚者,腰痛如折,休息后减轻。实证腰痛,多为寒湿为患,以腰部酸沉冷痛为主或自经前开始发作;气滞血瘀者,腰痛如刺,部位固定,有坠胀感。治疗宜遵补虚泻实的原则,虚者补而兼通;实者通而兼调和气血。

1.气血不足证

主证:经期限或经后腰痛而酸,绵绵不已,伴有神疲乏力,气短懒言,心悸失眠,经行量少,色淡质稀,舌淡嫩,苔薄白,脉沉细无力。

治法:补气养血,柔筋止痛。

方药:益荣汤。

黄芪、党参、白芍各15g,茯神、远志、柏子仁、酸枣仁各10g,紫石英、当归各12g,木香、炙甘草各6g。

服法:经前、经期、经后水煎分服,每日1剂。

加减:方中可加桑寄生、续断各15g,狗脊、杜仲各12g,以增加疗效;月经量少者加鸡血藤15g,泽兰10g,以养血活血。

2.肾阴不足

主证:经行时腰痛如折,卧床休息后稍有减轻。伴有心烦失眠,头晕乏力,五心烦热,口燥咽干,潮热盗汗,面颊色赤。经行量少,经色紫暗。舌红少苔,脉细数,两尺无力。

治法:补肾益阴,强腰止痛。

方药:左归饮。

服法:经前、经期、经后水煎分服,每日1剂。

加减:方中可再加菟丝子、女贞子、续断各12g,以补肾阴,止腰痛;潮热明显者加生地、白芍各15g,黄柏6g,以坚阴潜阳。

3.肾阳虚衰证

主证:经行腰痛如折,或酸冷欲坠,得热则舒,遇冷加剧。伴有形寒肢冷,足跟疼痛,双膝酸软,大便溏或五更泻,小便清长,夜尿频,白带清稀,月经后期,量少色淡或淋漓不断,舌淡而胖,脉沉迟无力。

治法:温补肾阳,强腰止痛。

方药:右归丸。

服法:经前、经期经后水煎分服,每日1剂。

加减:方中可再加狗脊、续断各12g,桑寄生15g,细辛3g,以温肾强腰,通经止痛;大便溏泄者加补骨脂10g,白术、山药各15g,以健脾止泻。

4.寒湿凝滞证

主证:经前或经期,腰部沉冷痛,转侧不利,寒冷或阴雨天加重。伴有腰骶及下肢凉麻,小腹冷痛。月经量少,色黯不畅,带下清稀,大便溏薄。舌苔白腻,脉沉缓。

治法:温经散寒,祛湿止痛。

方药:独活寄生汤。

独活、防风、当归、杜仲、牛膝、茯苓各10g,桑寄生、党参各15g,白芍、秦艽、熟地各12g,川芎、肉桂心、甘草各6g,细辛3g。

服法:经前、经期、经后水煎分服,每日1剂。

加减:伴经行不畅者加桃仁12g,红花10g,以活血通经;四肢凉麻,小腹冷痛者加炮附子9g,姜黄10g,白术12g,以温补脾肾。

5.气滞血瘀

主证:经前或经期腰部如锥刺作痛,部位固定,有坠胀感。伴有胸胁不适,两乳作胀。月经量少或经行不畅,小腹刺痛或胀痛月经有血块,血块下后腹痛暂缓。舌暗或有瘀斑,脉弦涩。

治法:行气活血,通经止痛。

方药:身痛逐瘀汤。

羌活、秦艽、牛膝、地龙、香附、川芎、桃仁、红花、五灵脂各10g,当归12g,制没药6g,甘草3g。

服法:经前、经期水煎分服,每日1剂。

加减:气滞明显者加柴胡6g,枳壳12g,以理气行滞;痛重者加穿山甲6g,元胡、威灵仙各12g,以通络止痛;伴有寒象者加干姜10g,炮附子6g,以温阳散寒。

第二节　围绝经期综合征

本病在古代医籍无单独记载,但其临床症状常散在"年老血崩""年老经断复来""脏躁""百合病""惊悸""怔忡""不寐"等病证中,在"绝经前后诸证""虚劳"等篇章中可见到有关此病的论述。《素问·上古天真论》云:"女子……七七任脉虚,太冲脉衰少,天癸竭,地道不通,故形坏而无子","年四十而阴气自半"。《金匮要略》对本病的病因病机及一些症状也已提及了,如该书上说:"妇人脏躁,喜悲伤欲哭""妇人年五十所,病下利数十日不止,暮即发热……手掌烦热,唇口干燥。"这是说患者的情绪是异常的,而月经也表现出失调。

一、病因病机

(一)发病因素

祖国医学认为,妇女在绝经前后,随着肾气日衰,天癸渐竭,冲任二脉逐渐亏虚,精血日趋不足,肾之阴阳失和,致脏腑气血不相协调,以致出现各种功能失常症状。《内经》认为,女子一生中生殖、生长、发育、衰老的全过程与肾有密切的联系,故有"女子以肾为先天"之说,肾气的盛衰,影响着妇女的月经和孕育、生长与衰老。然肾气又为五脏六腑之精所化,阴精是产生生命活动的物质基础。绝经前后,妇女若肾气旺盛,阴精充足,则精神不衰,脑力不减,面泽肤润,脏气调和,虽经闭无子而百病不生。同时《素问·阴阳应象大论》云:"年四十而阴气自半也",因此期妇女已历经经孕产乳,若禀赋体弱,复加慢性疾病、劳欲过度等,则肾气逐渐衰退,阴精日益亏耗,不能灌溉五脏,滋养诸经,则发期白,身体重,筋骨懈惰,脏气不和,诸变迭起。

(二)病机及演变规律

本病以肾虚为主,涉及心、肝、脾功能的失调,与气血阴阳偏盛偏衰有关。本病的发病与情志因素有密切关系,主要临床表现以虚证多见,兼有本虚标实。在标为气滞血瘀,临床以顾护正气,扶正为主,兼以理气活血以治标证。

(三)分证病机

1. 肝肾阴虚

经孕产乳,耗伤精血,天癸渐竭,阴精不复,肾阴日虚,腰府脑髓肌肤失养,冲任衰虚而出现月经异常等肾阴不足之候。肝肾同源,肾水枯涸,肝血不充,肝木失养,肝阳上亢,则情志不畅,烦躁易怒,胁痛口苦。

2. 脾肾阳虚

接近绝经时期,肾气渐衰。若素体阳虚,若过服寒凉或房室所伤,致肾阳虚惫,则虚寒内盛,脏腑失于温养,进而出现腰腹冷痛,冲任失摄,脾失健运,膀胱气化无力等。

3.肝郁气滞

肝主疏泄调达,若肝郁气带则神志忧郁、胸胁胀痛。肝失调达,气机不利,主时有叹息。疏泄失调,脾胃失运,痰湿内阻,则咽喉有异物感。舌红苔薄,脉弦为肝郁气滞之象。

4.心肾不交

年届七七,天癸渐竭,肾阴日渐亏损,精血不足,心阴亦虚,肾水不足,不能上济心火,心火上炎,水不济火,而成心肾不交证。

5.气滞血瘀

因妇女情志多郁,肝郁气滞,冲任失调,则月经不调;气为血帅,血随气行,气滞日久,则导致瘀血内停,因瘀血有形,故见月经挟血块,颜色紫暗。

二、辨病

(一)症状

临床症状可表现为以下几个方面:

1.月经周期的改变

月经紊乱,月经量增多,月经频发,淋漓不断或者推迟,经量减少,闭经。

2.心血管症状

潮热汗出,甚则汗出淋漓,连绵不断;心悸胸闷,皮肤有蚁行感,瘙痒,麻木,冰冷疼痛等;血压升高,头痛眩晕耳鸣。

3.精神神经症状

情绪易激动,抑郁、忧虑、失眠、多梦,记忆力减退,悲观失望或焦虑不安,甚或情志异常。

4.新陈代谢障碍

脂肪堆积于腹部、颈部、臀部形成局部性或全身性肥胖症。

5.骨质疏松

出现关节疼痛、腰背痛、腿痛、肩痛等。

6.其他症状

尿痛,尿失禁,尿频,食欲缺乏,消化不良,腹泻,腹胀,嗳逆,疲劳,浮肿等。

(二)体征

围绝经期综合征的体征多数已包含在以上症状中,此外,还应注意从以下两方面检查:

1.全身检查

注意患者营养状态,精神-神经系统功能状况,皮肤毛发的变化。有无心血管、肝、肾疾病,妇科检查以排除器质性疾病。

2.妇科检查

常规做宫颈细胞学检查,并注意有无性器官炎症、肿瘤。有绝经后流血者,应做分段诊刮和内膜病检。细胞学异常者,应作宫颈多点活检和颈管搔刮。卵巢增大者,应注意排除肿瘤。乳房常规检查。

(三)辅助检查

1.实验室检查

(1)血、尿雌激素:FSH 与 LH 及 PRL 的测定可示:雌激素及 PRL 减少,FSH 与 LH 明显增加,FSH 平均分泌量约为生育年龄的 13～14 倍,而 LH 约为 3 倍。

(2)阴道涂片:可示角化细胞减少,多数为基底层或中层以下的细胞,细胞质嗜酸性,白细胞较多。

(3)诊断性刮宫及子宫内膜病理检查。

2.B 超检查

B 超检查:对具有阴道不规则出血的患者,须进行 B 超检查,以除外生殖系统器质性病变。

3.骨密度检查

骨密度检查:便于绝经后骨质疏松症的早期诊断与治疗。

三、类病辨别

(一)更年期精神病

常有某些精神因素或躯体疾病为诱因,有更年期综合征症状,但以情感抑郁、焦虑紧张、多疑或被害妄想为主要精神症状,无智能障碍,无人格衰退。

(二)神经衰弱

多见于青壮年的体弱者,病情反复波动,每因情绪不佳、思虑过度、睡眠不足而加重。有头昏头痛、多梦易醒、健忘、注意力不集中、焦虑抑郁等。更年期综合征发生于绝经前后,两者不难鉴别。

四、治疗

(一)辨证论治

1.肾阴虚

主症:月经周期紊乱,经量时多时少,经色鲜红;头晕耳鸣,烘热汗出,五心烦热,失眠多梦,腰膝酸软,皮肤干燥、瘙痒,或皮肤有蚁行感,口干便结,尿少色黄,舌红少苔,脉细数。

治法:滋肾养阴,佐以潜阳。

方药:左归饮合二至丸加减。熟地、山药、枸杞、山茱萸各 15g,茯苓、女贞子、旱莲草各 10g,炙甘草 9g,制首乌、龟甲各 12g。全方共奏滋养肾阴,填精益髓之功。若头痛、眩晕甚者,加天麻、钩藤、珍珠母各 15g 以增强平肝潜阳之效;若见心烦不宁,失眠多梦,健忘,情志异常等,治宜滋肾宁心安神,方用六味地黄丸合甘麦大枣汤合黄连阿胶汤加减。

2.脾肾阳虚

主症:经量减少或增多,经色淡黯;面色晦黯,精神萎靡,形寒肢冷,纳呆,疲倦乏力,腰背冷痛,或面浮肢肿,小便清长,夜尿频数,大便溏;舌淡胖,苔白,脉沉细弱。

治法:温肾扶阳。

方药:右归丸合理中丸加减。熟地、山药、山茱萸、枸杞、鹿角胶、菟丝子、杜仲、党参各 15g,当归、白术、干姜各 12g,肉桂、甘草各 6g,制附子 9g。诸药合用,功可温补肾阳。若便溏者去当归,加肉豆蔻 12g;若月经量过多,加补骨脂、川续断各 15g;若肌肤面目浮肿,加茯苓、泽泻各 15g;若胸闷痰多者,加瓜蒌 12g、丹参 20g、法夏 12g。

3.肾阴阳两虚

主症:月经紊乱,经量或多或少;乍寒乍热,烘热汗出,头晕耳鸣,健忘,腰背冷痛;舌淡,苔薄白,脉沉细弱。

治法:益阳扶阴,阴阳双补。

方药:二仙汤合二至丸加减。仙茅、淫羊藿、巴戟天、菟丝子、何首乌各 15g,黄柏 6g,白芍、女贞子、旱莲草各 10g,当归、知母各 12g。全方阴阳双补,其中仙茅、淫羊藿、巴戟天、菟丝子温补肾阳;女贞子、旱莲草、制首乌补肾益阴;知母、黄柏滋补肾阴;当归养血益阴。若偏阳虚加鹿角胶,偏阴虚加熟地。

4.肝郁气滞

主症:经期或前或后,经量或多或少,经行不畅。胸胁乳房胀痛牵引少腹,烦躁易怒,双目干涩,舌淡或偏红,苔薄白,脉弦细。

治法:疏肝理气。

方药:逍遥散加味。当归、白芍、柴胡、茯苓、白术、川楝子各 10g,甘草、薄荷各 6g。若头晕头痛,烦躁失眠,口干苦者,去薄荷加枸杞 12g,丹皮、菊花、钩藤各 10g,石决明 30g,郁金 12g。对于肾虚肝郁者,也可以选用滋水清肝饮。

5.心肾不交

主症:心悸怔忡,失眠多梦,健忘易惊,甚或情感失常,大便干燥,口舌生疮,色红少苔,脉细数。

治法:滋补肾阴、宁心安神。

方药:天王补心丹。生地黄20g,玄参、党参、茯神、桔梗、丹参、远志各15g,酸枣仁、柏子仁、天冬、麦冬各20g,当归、五味子各12g。诸药合用,交通心肾,滋阴养心安神。

(二)特色专方

1. 补肾化瘀汤

熟地30g,盐杜仲12g,白芍15g,牛膝15g,黄芪15g,淫羊藿9g,当归12g,红花9g,鸡血藤30g,肉苁蓉20g,狗脊9g,木香3g。水煎服,每日1剂,日服2次。本方具有壮阳补肾,养血化瘀,软坚止痛之效,适用于气血不足,肝肾虚亏,经络闭塞者。

2. 滋肾调肝汤

女贞子15g,旱莲草15g,枸杞子10g,生地黄15g,白芍10g,当归10g,醋柴胡10g,丹皮10g,生龙骨60g(先煎),生牡蛎60g(先煎)。水煎服,每日1剂,分两次温服。滋阴益肾,调肝涵木,本方适用于更年期综合征属肾虚肝旺型者。

3. 更年宁神汤

生地黄30g,山茱萸、女贞子、旱莲草、枸杞子、菟丝子、丹参、地骨皮、龟板各15g,珍珠母、五味子、远志、淫羊藿各10克。每日一剂,水煎2次分服。3个月为一个疗程,用于治疗阴虚内热型者。

4. 补肾安坤汤

仙茅9g,淫羊藿12g,巴戟天12g,当归12g,炒知母30g,炒黄柏30g,熟地12g,女贞子15g,制香附12g,枳壳12g,炒续断15g。每日一剂,水煎2次分服,连服4周为一个疗程。本方共奏温肾助阳、滋肾坚阴之效,用于肾阴阳两虚绝经前后诸证者。

5. 乐更年汤

夜交藤、酸枣仁、茯神各15g,龙齿、谷麦芽、菖蒲、合欢皮、紫贝齿、橘皮络、当归各12g,磁石、浮小麦、炒白芍各10g,甘草6g。功效:健脾疏肝,安神敛汗。

6. 百合知母汤

先以水洗百合,渍一宿,当白沫出,去其水,再以泉水400mL,煎取200mL,去滓;另以泉水400mL,煎知母,取200mL,去滓。将两次药汁混合煎,取300mL,分温二服。功效:清热养阴。

(三)中药成药

1. 更年安片

地黄、制何首乌、麦冬、泽泻、牡丹皮、仙茅、五味子、磁石、钩藤、珍珠母、茯苓、浮小麦等药组成。口服,一次6片,一日2～3次,有滋阴清热,除烦安神之效,适用于肾阴虚者。

2.甲蓉片

熟地黄、菟丝子(制)、肉苁蓉(制)、枸杞子、女贞子(制)、附子(制)、山药、茯苓、泽泻、牡丹皮、肉桂等组成。口服,一次4~5片,每日3次。功效:滋阴扶阳,补肾益精,用于围绝经期综合征肾阴阳两虚者。

3.坤宝丸

何首乌、地黄、枸杞子、女贞子、墨旱莲、菟丝子、南沙参、麦冬、石斛、当归、白芍、鸡血藤、知母、黄芩、桑叶、酸枣仁、地骨皮、珍珠母、赤芍等组成。口服,一次50粒,一日2次。滋补肝肾,养血通络,适用于肝肾阴虚者。

4.天王补心丸

丹参、当归、石菖蒲、党参、茯苓、五味子、麦冬、天冬、地黄、玄参、远志(制)、酸枣仁(炒)、柏子仁、桔梗、甘草、朱砂等组成。口服,一次6g,一日2次。功效:滋阴养血,补心安神,用于心肾不交者。

5.更年慰颗粒

百合、枸杞子、阿胶珠、南沙参、牡蛎、钩藤、莲子心、远志、浮小麦、陈皮等组成。开水冲服。一次1袋(12g),每日3次。具有滋养肝肾,宁心安神,用于更年期综合征属肝肾阴虚。

6.更而乐冲剂

生熟地、仙茅、淫羊藿、当归、知母、白蒺藜各10g,龟板20g,川芎、炙甘草、川楝子各6g,淮小麦、生牡蛎各30g,红枣15g。每次1包,每日3次,温开水冲服,有补肾益元、养心平肝、调和阴阳之功。

7.舒肝胶囊

柴胡、青皮、丹参、枳壳、延胡索、板蓝根、黄精、党参、片姜黄、当归、黄柏、川楝子等。口服,一次7粒,一日1~2次。功效:疏肝解郁、理气止痛,兼以活血,适用于肝郁气滞者。

(四)针灸疗法

近年来,针灸疗法成为传统中医学用来治疗围绝经期综合征的主要手段之一,国内运用十分广泛,在国际上也日益受到重视。针灸治疗围绝经期综合征具有良好的效果,且无不良反应。因而,针灸疗法治疗围绝经期综合征具有很大的优势和发展潜力。

1.毫针

中医治疗本病以肾为主,肾阴虚型的常用穴位有神门、三阴交、百会、肾俞、太溪、阴谷;肾阳虚型的常用穴位有神门、三阴交、百会、命门、神阙。肝郁气滞者加太冲、肝俞;脾虚者加脾俞、足三里;心肾不交者加心俞。每日1次,10次为1疗程。

2.耳针

主穴选取子宫、卵巢、肝俞、神明、肾俞、百会、血海、三阴交、内分泌、神门等,每次选用3~4个,每日或隔日1次,留针30~60分钟,15次为一个疗程。耳部是人体的一部分,整体的内分泌失调会在耳部敏感点区域有反应,因而刺激敏感点,会对一些症状的改善起到较好疗效。

3.电针

用直径0.32mm毫针针刺,虚证用补法,实证用泻法,得气后于所针穴位分别按G6805点针仪用连续波,频率5~6Hz,电流强度以患者能耐受为度,得气感以周围上下传导为佳,每次30分钟,每日1次,10次为1疗程。很多实验表明,电针治疗围绝经期综合征的效果比毫针大。

(五)其他特色疗法

1.耳穴疗法

耳穴常选用的有主穴肾、内分泌、生殖器、交感、神门、卵巢、子宫。证属脾虚者加脾;肝郁气滞者加肝;心神不交者加心。方法:以直径2mm的磁圆珠放在0.8cm×0.8cm的胶布上按压在耳穴上,嘱患者自行按压磁珠所在穴位,每日不少于4次。10次为1疗程,配合其他治疗,常有较好的疗效。

2.穴位注射

穴位注射常选用的药物有生脉注射液、复方麝香注射液等,常选的主穴有肾俞、肝俞、心俞、脾俞、三阴交等。隔天1次,10次为一疗程。

3.穴位贴敷

常用穴位双侧子宫、血海、关元。仙茅100g,淫羊藿100g,巴戟天150g,菟丝子150g,旱莲草150g,女贞子150g,制首乌200g,生龙牡100g,知母120g,黄柏100g,当归100g,川芎90g,细辛30g。以上药物研细末,装瓶待用。于月经干净后5天用普通胶布剪成大小约2cm×2cm,穴位局部皮肤用75%酒精消毒,待皮肤干燥后取药物粉末3g,用温开水调和成糊状,敷于以上穴位,外盖纱布,胶布固定;隔天1次,两周为一疗程。

4.穴位埋线

常取穴以肾俞、命门、关元为主,配以心俞、肝俞、三阴交等穴。操作:常规皮肤消毒,将医用00号羊肠线剪成1cm等长线段,置于75%酒精中浸泡3分钟备用,取羊肠线穿进7号注射针头内,将针头刺入穴位,直刺约30mm,提插得气后,用针芯抵住羊肠线(针芯由直径0.3mm,长40mm毫针剪成平头改成),缓缓退出针管,将羊肠线留在穴内,敷无菌棉球以胶布固定。埋线1星期1次,埋线区当天不得触水,以防感染,指导患者埋线2日后,每日睡前自行按压穴位10~20分钟。穴位埋线的过程与针刺过程相似,且较普通针刺效果更好,疗效更持久,具备针刺"静以留之"的长期作用,类似"埋针"疗法。肠线在穴位内慢慢软化、分解、吸收的过程对穴位产生一种柔和而持久的刺激,从而达到慢性疾病长期治疗的目的。

5. 隔物灸

取穴:关元、三阴交(双侧)。操作:穴位常规清洁,将吴茱萸、菟丝子、生地、肉苁蓉、丁香等分研磨成粉,调入少许凡士林成饼,敷于所取穴位,厚度1~2mm,面积铜钱大小。将5cm长艾条点燃后插在艾灸架上,先坐位安置好三阴交双侧艾灸架,距离皮肤3~5cm进行温和灸。后平卧安置另一个艾灸架于关元穴上方行温和灸。灸至局部皮肤出现潮红为度,每日1次,4周为1疗程。

6. 推拿疗法

用食指勾法和拇指推按法刺激涌泉穴(肾、肾上腺)、膀胱、输尿管反射区3分钟;用拇指扣法、食指刮法和拇指推按法刺激子宫、卵巢、生殖腺、脑垂体、甲状腺、心、脾、胸部淋巴结、腹腔神经丛等反射区10分钟。运用按摩手法中的推、揉、压、拨、擦等手法,能达平衡阴阳,滋阴补肾,健脾和胃,调理气血之功效。

7. 八段锦

概括为八节,两手托天理三焦,左右开弓射大雕;调理脾胃单举手,五劳七伤往后瞧,摇头摆尾去心火,腹背伸屈固肾腰;攥拳怒目争力气,背部七颠百病消。整个训练过程要求宁静缓慢,注意力集中,每节动作重复10次,每天训练时间45分钟左右。八段锦是我国优秀的传统体育项目,其运动强度和动作的编排次序符合运动学和生理学规律,属于有氧运动,安全可靠,具有"调神""调息""调形"的作用,简单易学,医疗保健功效显著的特点。特点是在松静、自然的状态下进行锻炼,它形成的是自然、轻快、宁静、专一的心境,配合"细、长、匀、缓、深"的有节奏的腹式呼吸,8个动作之间充满了对称与和谐,体现了内实精神,外示安逸,虚实相生,刚柔相济,做到了意动形随,神形兼备。八段锦在心理上可以调节改善围绝经期女性的不良心理状态,在生理上能增强人体脏腑功能,提高身体素质,改善身体功能,增强防病抗病的能力,是一种简便、有效的运动康复方法。

第三节 卵巢功能早衰

卵巢功能早衰在中国医籍中没有与其相对应的病名,《傅青主女科》称之为"年未老经水断"。从其症状来看,多归属于"闭经、不孕、虚劳、血枯、脏躁、百合病"等病症范畴。但早衰一词早在两千年前的《素问·阴阳应象大论》篇一书中提出"能知七损八益,则两者可调,不知用此,则早衰之节也。年过四十阴气自半也,起居衰也"。

一、病因病机

《素问·上古天真论》云:"女子七岁肾气盛,齿更,发长,二七而天癸至……七七任脉虚,太冲脉衰少,天癸竭而地道不通。"阐明了女性生长、衰老的规律,可见维持肾的功能可延缓衰老的进程,保持青春。本病的根本病因为肾虚,多脏腑尤其是肝、脾的功能失常是其发展、演变的促进因素,情志不畅、气血失调、痰瘀壅滞常与本病相互影响。

(一)肾虚

若先天禀赋不足,精气未充,肾气未盛,或房劳多产,久病大病,耗损真阴,以致肾气亏虚,精血匮乏,冲脉不盛,任脉不通,冲任血海失养,是本病的主要病因病机。

(二)肝郁

《万氏妇女科》云:"忧愁思虑,恼怒怨恨,气郁血滞而经不行。"肝藏血,司血海,主疏泄。若素多忧虑,或七情内伤,忿怒伤肝,肝气郁结,气机不畅,则肝气逆乱,疏泄失司,气结则血滞,致冲任失调而发为本病。

(三)血虚

若素体血虚,或久病伤血,营血亏虚,或饮食、劳倦、思虑伤脾,脾虚化源不足,冲任血海不充,而致本病。

(四)血瘀

感受寒邪,寒客胞宫,血受寒则凝,或肝郁气滞,气郁血滞,致冲任受阻,瘀血阻于脉道,血行不畅,经血受阻而为病。

(五)痰湿

若素体脾虚、湿热内蕴,或不慎感受湿热之邪,或饮食不节伤脾,或肝木犯脾,或脾失健运,湿聚成痰,与血相搏,痰阻冲任,冲任二脉受阻,便血不得下行而成病。

二、临床表现

(一)症状

1.月经的表现

闭经是POF主要临床表现。POF发生在青春前期表现为原发闭经,发生在青春期后则表现为初潮延迟、子宫不规则出血或月经逐渐稀少直到闭经。

2.雌激素缺乏表现

雌激素低下症候群,如潮热、盗汗等血管舒缩症状;抑郁、焦虑、失眠、多梦、记忆力减退等神经精神症状;外阴瘙痒、阴道干燥、阴道烧灼感、性交痛、性欲下降、尿急尿频尿痛及排尿困难等泌尿生殖道症状。

3.相应病因的表现

有的同时存在自身免疫性内分泌疾患,如肾上腺功能减低(乏力、色素沉着、体重减轻、血压下降等)、糖尿病(多饮、多食、多尿、消瘦等)、甲状腺功能亢进(急躁、怕热、多汗、心悸)或减退(乏力、怕冷、便秘、反应迟钝、智力低下等)、甲状旁腺功能亢进(肌肉无力、食欲缺乏、恶心呕吐、性格改变、骨痛、关节肿痛等)或减退(手足抽搐、口周、指尖麻木、焦虑、出汗、精神混乱等),其中以甲状腺功能减退最为常见。

(二)体征

月经紊乱渐至停止,性欲降低,乳房发育不全,内生殖器未发育,阴毛、腋毛稀少甚至缺如;皮肤皱褶及牙龈色素沉着、体重减轻、血压下降;指关节肿胀畸形;肌肉萎缩、骨、关节压痛等。

三、辅助检查

(一)性激素水平测定

血清激素水平测定显示 FSH 水平升高,雌激素水平下降是 POF 患者的最主要特征和诊断依据,一般 FSH>40U/L,雌二醇<73.2pmol/L。

(二)超声检查

多数 POF 患者盆腔超声显示卵巢和子宫缩小,卵巢中无卵泡或数量极少。

(三)骨密度测定

可有低骨量和骨质疏松症表现,其原因是低峰值骨量和骨丢失率增加。

(四)自身免疫指标和内分泌指标测定

对可疑自身免疫性疾病患者应检查自身抗体、红细胞沉降率、免疫球蛋白、类风湿因子等。有临床指征时,可进行甲状腺功能(血甲状腺激素、促甲状腺素)、肾上腺功能(血及尿皮质醇、血电解质)、甲状旁腺功能(甲状旁腺素)及血糖指标的测定。

(五)其他检查

可通过 GnRH 类似物进行刺激试验和用氯米芬促排卵试验来判断卵巢功能。对一些继发闭经未生育者及所有原发闭经患者应进行染色体核型检查。

四、诊断与鉴别诊断

(一)诊断标准

公认的卵巢早衰的诊断标准是 40 岁以前出现闭经至少 4 个月以上,并有 2 次或以上血清 FSH>40U/L(两次检查间隔 1 个月以上),雌二醇水平<73.2pmol/L。病史、体格检查及其他辅助实验室检查可有助于相关病因疾病的诊断。

(二)鉴别诊断

主要应与眩晕、心悸、水肿等疾病相鉴别。

五、治疗

(一)辨证论治

1. 肾阳亏虚

主症：初潮延迟或月经不规则，月经量减少渐至停闭，面色晦黯或㿠白，精神萎靡，头晕耳鸣，形寒肢冷，腰酸背痛，小便清长，夜尿频数，舌淡，苔白，脉沉细弱。

治法：温肾壮阳，补血调经。

方药：阳和汤合二仙汤加味。熟地黄20g，鹿角霜、鹿角胶、仙茅、女贞子各15g，白芥子、干姜、旱莲草、阳起石各10g，肉桂、麻黄、甘草各6g。全方共奏温补肾阳之功。如兼有脾虚者，合理中丸加减；月经量过多者，加补骨脂、菟丝子、杜仲各15g。

2. 肝肾阴虚

主症：月经周期延后，经量减少、色红质稠，渐至月经停闭不行，五心烦热，颧红唇干，盗汗，便秘，阴道干燥，舌红少苔，脉细数。

治法：补肾养肝，调补冲任。

方药：左归丸合一贯煎加减。熟地20g，山药、山茱萸、枸杞子、鹿角胶、菟丝子、杜仲各15g，沙参、川楝子、生地、麦冬各12g，当归10g，甘草6g。诸药合用既滋养肝肾，又调理冲任。

3. 气血两虚

主症：月经周期延迟、量少、色淡红、质薄，渐至经闭不行，面色萎黄，神疲乏力，头晕眼花，心悸气短，舌淡苔薄白，脉沉缓或细弱。

治法：益气养血调经。

方药：人参养荣汤加减。党参、黄芪各20g，白术、茯苓、熟地黄各15g，当归、白芍、五味子各10g，陈皮、肉桂、甘草各6g。诸药配伍，共奏气血双补以调经之功。若见心悸失眠、多梦者，宜养心阴，方用柏子仁丸。

4. 气滞血瘀

主症：月经停闭不行，胸胁胀痛，精神抑郁，烦躁易怒，小腹胀痛拒按，舌紫黯，有瘀斑瘀点，脉沉弦而涩。

治法：理气活血，祛瘀通经。

方药：血府逐瘀汤加减。当归、生地、川芎、柴胡各15g，桃仁、赤芍、红花、枳壳各12g，甘草6g。全方既能活血化瘀养血，又能理气解郁。若肝郁甚者，可加陈皮6g，香附10g。

5.痰湿阻滞

主症:月经延后,经量少,色淡、质黏稠,渐至月经停闭,神疲倦怠,面浮肢肿,胸闷泛恶,纳少痰多,舌白苔厚腻,脉滑。

治法:健脾燥湿,豁痰调经。

方药:二陈汤合苍附导痰汤。陈皮、天南星各 10g,茯苓、半夏、枳实各 12g,生姜、甘草各 6g。诸药合用有健脾燥湿豁痰以调经之效。若脾虚甚者,加用四君子汤以加强健脾之功。

(二)中药人工周期疗法

根据不同时期,用中药调整月经周期,这种方法叫作中药人工周期疗法。应用中药人工周期疗法,先补后攻,攻补兼施,能够助排卵,改善症状,调整月经周期,取得了较好的临床疗效。

1.卵泡期

滋肾养血,调理冲任,以促进卵泡发育。药用:生地、熟地、菟丝子、补骨脂、续断等。

2.排卵前期

滋养精血,辅以助阳调气活血。药用:山茱萸、桑寄生、杜仲等。

3.黄体期

温补肾阳。药用:二仙汤加鹿角霜、蛇床子等。

4.行经期

调整冲任,通经活血。药用:当归、丹参、蒲黄、川续断、细辛、香附、牛膝等。

以上方药根据临床随症加减治疗,效果尚佳,连服 3~6 个周期为 1 个疗程。

(三)特色专方

1.补肾养肝汤

当归、鸡血藤各 20g,熟地黄、菟丝子、白芍药、枸杞子、丹参各 15g,川芎、淫羊藿、仙茅、川牛膝各 10g,甘草 6g。每日 1 剂,水煎 2 次,取汁 500mL,早、晚分 2 次服,每疗程 25 日,有补益肝肾之效。对于治疗肝肾阴虚者,效果佳。

2.滋肾固经汤

由炙黄芪、熟地、女贞子、桑椹子、肉苁蓉、淫羊藿、河车、当归、丹参等组成。每日 1 剂,水煎服,分早、晚两次服用。功效:滋肾养阴,调理冲任。用于肝肾阴虚者。

3.补肾养经汤

覆盆子、菟丝子、枸杞子、太子参、当归、黄芪、川续断、女贞子、紫河车粉(冲服),每日1剂,水煎服,分 2 次服用。全方共奏补肾调经之效,连用 3 个月经周期。

4.柴胡疏肝散

陈皮 6g,柴胡 6g,川芎 5g,香附 5g,枳壳 5g,芍药 5g,甘草 3g。功效:疏肝解郁,行气调经。每日1剂,水煎服,分早、晚2次服用,用于肝郁气滞者。

5.五子二仙汤

五味子12g,覆盆子12g,车前子12g,枸杞12g,菟丝子12g,当归9g,巴戟9g,仙茅9g,淫羊藿9g,黄柏9g,知母9g。每日1剂,水煎服,分2次温服。既有益肾填精,又有调经之功,适用于肾虚者。

6.一贯煎

生地黄、沙参、麦冬、枸杞子、川楝子、当归、女贞子、柴胡、白芍、牡丹皮、甘草组成。每日1剂,水煎服,分2次温服。诸药以滋肾养肝,用于肝肾阴虚者。

7.滋肾益冲抗衰汤

熟地、巴戟天、当归、鹿角片(先煎)、龟甲(先煎)、牛膝、茺蔚子各12g,灵芝、枸杞子、菟丝子、怀山药、淫羊藿、太子参、丹参各15g,知母、黄柏各10g,紫河车(研粉吞)6g。1天1剂,煎汁分2次服,3个月为1个疗程。具有补肾养血活血之效,适用于肾虚者。

(四)中药成药

1.益肾养元丸

菟丝子,女贞子、枸杞子、紫河车、西洋参、丹参等药物组成。将上述药物按工艺制成梧桐子大小浓缩丸,每日3次,每次5g(约18~20粒)。功效:补益肝肾,健脾益气。用于脾肾肝虚者。

2.乌鳖口服液

主要由炙鳖甲、制首乌、川续断、白术、枸杞子、茯苓等组成。每支10mL,含生药14g,每日口服2次,每次1支。3个月为1个疗程,有滋阴补肾之功。

3.归肾丸

由熟地250克,山药120克,山茱萸肉120克,茯苓120克,当归90克,枸杞120克,杜仲(盐水炒)120克,菟丝子(制)120克组成。功效:滋补肾阴,适用于肝肾阴虚者。

4.调肝补肾通经丸

生地黄、熟地黄、山茱萸、山药、茯苓、牡丹皮、泽泻、菟丝子、覆盆子、五味子、柴胡、郁金、香附、鸡血藤、丹参、黄芪、薄荷组成。诸药合用补肾调肝,用于肾虚肝郁者。

5.逍遥丸

柴胡、当归、白芍、白术(炒)、茯苓、薄荷、生姜、甘草(炙)等组成。口服,一次1丸,一日2次。功效:疏肝健脾,养血调经,用于肝郁气滞者。

6.河车大造胶囊

口服,一次3粒,每日3次。滋阴清热,补肾益肺。用于肺肾两亏,虚劳咳嗽、潮热骨蒸,盗汗遗精,腰膝酸软等阴虚症状。

7.滋肾育胎丸

菟丝子、桑寄生、白术、杜仲、续断、人参、熟地黄、何首乌、艾叶、阿胶(炒)、鹿角霜等15味。补肾健脾,益气培元,适用于脾肾阳虚者。

8.坤泰胶囊

熟地黄、黄连、白芍、黄芩、阿胶、茯苓等药物组成。口服,一次4粒,每日3次,2～4周为一疗程。滋阴清热,安神除烦,用于阴虚火旺者。

(五)针灸疗法

针灸对垂体分泌功能及生殖内分泌功能的影响主要是针灸能激活脑内多巴胺系统,调整脑-垂体-卵巢的自身功能,使生殖内分泌恢复正常,调整生理的动态平衡,因而对人体垂体促性腺激素的作用比较持久,停止治疗后较长时间内效应明显。大量研究表明针灸治疗卵巢功能早衰取得了较好的临床疗效,且无不良反应,是治疗本病较有效的方法。

基本取穴:关元、中极、子宫、大赫、肾俞、归来及胸5至腰4夹脊穴等。督脉起始于胞中,为督领经脉、阳脉之海,在全身中起到统率作用。肾阳亏虚者加气海、命门、次髎、涌泉等;肝肾阴虚者加肝俞、三阴交、阳陵泉、太溪、风池等;气血两虚者加脾俞、足三里、血海、三阴交等;气滞血瘀者加肝俞、太冲、合谷、四关等;痰湿阻滞者加丰隆、足三里、阴陵泉、中脘等穴。各穴均直刺,施补泻手法,肾阳亏虚型、气血两虚均以补法为主;肝肾阴虚型行平补平泻;气滞血瘀型、痰湿阻滞型以泻法为主;治疗隔日1次,3个月为1个疗程,2个疗程为限,每疗程之间休息1周。有酸麻胀等得气感觉后加用电针,选用连续波,频率20Hz,电流强度1～4mA,以患者耐受为度,留针20分钟。15次为1个疗程。临床证实,针灸治疗卵巢功能早衰具有可靠的疗效。

(六)其他特色疗法

1.艾灸

取穴:关元、肾俞、中极、次髎、足三里、气海、三阴交等穴。各3壮,隔日1次,10次后停1周,再继续行艾灸治疗,20次为1疗程。艾灸能起到调理脾胃、补益肾气以加强人体正气,调补气血,温通血脉的作用。临床观察艾灸穴位可起到平衡阴阳,提高机体免疫力,强身健体,以促早衰脏器恢复正常之目的。单纯艾灸治疗卵巢功能早衰的效果没有结合中药内服治疗的疗效显著,两者配合治疗起到协同治疗作用。

2.衬垫灸法

治疗取关元、气海、大赫、内关、公孙、足三里、三阴交、太冲、太溪等穴位。制作:用干净的白布5～6层,取干姜15g煎汤300mL左右,与面粉调成薄浆糊,把

5~6层白布制成硬衬,晒干后剪成10cm左右的方块备用。患者仰卧于治疗床上,医生右手持已经点燃的艾条,左手持衬垫放在施治的穴位上,将艾条点燃的一端按压在衬垫上,约5秒,施治的穴位即觉灼热,此时立即提起艾条,称为"一壮"。然后将衬垫稍转动一下,再放在原穴位上,再将艾条点燃的一端按压衬垫上,约5秒,原穴位上又觉灼热,立即提起艾条,称为"二壮"。如此施治5次,即"五壮"后,再更换其他穴位,以施灸的穴位的皮肤出现红晕为限。每周治疗3次,12次为1个疗程,治疗4个疗程,疗程间隔1周,如遇来经,则待经净再行治疗。

3.耳穴贴压法

现代医家及研究者对耳穴与经络脏腑的关系进行了大量的研究,表明耳穴不仅与经络脏腑有相关性,而且具有相对特异性,按压耳穴能影响相应的脏腑功能活动。临床研究证实了耳穴贴压法能有效改善女性卵巢功能早衰的临床症状,调整自主神经系统功能和血清内分泌激素。

取穴以子宫、卵巢、内分泌、肾、脑垂体等为主穴,交感、神门、皮质下、促性腺激素点为配穴,另据辨证酌加肝、脾、心等穴。隔日1次,20次为1个疗程。神经系统是耳穴与内脏、肢体联系的重要途径,研究显示了耳穴贴压法能够明显改善女性患者烘热汗出、烦躁易怒、阴道干涩、失眠、心悸等一系列临床症状。这说明了耳穴贴压法能对机体神经内分泌系统起到整体调节作用,使机体的自主神经系统、内分泌系统趋于更健康的稳态。

4.隔姜灸

主穴有关元、卵巢穴、三阴交、血海、神阙穴等。取生姜一块,选新鲜老姜,沿生姜纤维纵向切取,切成厚约0.2~0.5cm厚的姜片,大小可据穴区部位所在和选用的艾炷的大小而定,中间用三棱针穿刺数孔。施灸时,将其放在穴区,置大或中等艾炷放在其上,点燃。待患者有局部灼痛感时,略略提起姜片,或更换艾炷再灸。一般每次灸5~10壮,以局部潮红为度。灸毕用正红花油涂于施灸部位,一是防皮肤灼伤,二是更能增强艾灸活血化瘀,散寒止痛功效。

5.俞募穴埋线

俞募穴(腧募穴),是五脏六腑之气聚集输注于胸背部的特定穴,相应脏腑的疾病。利用俞募穴埋线法可使经气由阳行阴,由阴行阳,阴阳互通,腹背前后相应,从而达到阴阳相对平衡和维持正常的生理功能。

取穴:肝俞、脾俞、肾俞、心俞、期门、章门、京门、巨阙等。操作:常规皮肤消毒后,取一次性医用6号注射针头作套管,长40mm,直径0.3mm,一次性不锈钢毫针(剪去针尖)做针芯。将"4-0"号医用羊肠线剪成2cm线段若干,浸泡在75%酒精内备用。将针芯退出少许,用无菌手术钳将羊肠线放入针头内,左手拇、食指将穴位局部皮肤撑开,使之绷紧(勿碰触到消毒区域),右手持针垂直穴位快速刺入,出现针感后,将针芯向前推进,边推针芯,边退针管,将羊肠线植入穴位的肌肉层,最后将针芯及针管退出,用医用脱脂棉签按压局部 5 秒(如有出血,按压至止血,再将针孔处消毒,用医用输液贴覆盖局部 1~2 小时),14 天埋线 1 次。

6.按摩

穴位按摩,可有效改善卵巢早衰后体内激素变化,可按摩以下的穴位:①血海:两个大拇指重叠按压这个穴位,以感到酸胀感为宜;《素问·上古天真论》王冰注:"冲为血海。"其气血输注出入的重要穴位,上在大杼穴,下出于上巨虚和下巨虚穴。其症候:"血海有余,则常想其身大,佛然不知其所病;血海不足,亦常想其身小,狭然不知其所病"。②三阴交:以感到酸胀感为宜。③涌泉:在床上取坐位,双脚自然向上分开,或取盘腿坐位;然后用双拇指从足跟向足尖方向涌泉穴处,做前后反复的推搓或用双手掌自然轻缓的拍打涌泉穴,最好以足底部有热感为适宜。④关元、气海、神阙穴:指腹轻柔按压此穴。

7.足底反射法

全足施术,重点加强垂体、小脑及脑干、大脑、甲状腺、甲状旁腺、生殖腺、心肺、脾胃、小肠、肝胆、上下身淋巴结、下腹部肩脚骨等反射区。手法轻重结合,每次治疗 45 分钟,开始治疗前喝温开水,边做足部按摩边喝水,按摩后及时排出小便。足底反射法治疗卵巢功能早衰具有较好的临床疗效。

第四节　多囊卵巢综合征

中医学中本病尚无确切名称,根据本病临床症状,多囊卵巢综合征可归属于"月经后期""闭经""崩漏""癥瘕""不孕"等范畴。

一、病因病机

本病的发生多因素体先天不足、饮食不节、情志不调等导致脏腑功能失常,气血不畅,冲任二脉受损,胞宫血海不宁,从而难以受孕。主要病机是肾虚、痰湿阻滞、气滞血瘀、肝郁湿热。

(一)肾虚

肾藏精,主生殖,胞络系于肾,"冲任之本在肾""经水出诸肾";肾气盛是天癸至的先提条件;肾阴虚,癸水不足,冲任血虚,胞宫失于濡养则经水渐少,卵子发育不能成熟;冲任的通盛又以肾气盛为前提,冲任之本在肾;先天禀赋不足或后天损伤肾气,肾气衰,则冲任不养,精亏血竭,致月经后期甚则闭经不孕。

(二)痰湿阻滞

朱震亨的《丹溪心法》云:"肥盛妇人,禀受甚厚,恣于饮食,经水不调,不能成胎,谓之躯脂满溢,痰湿闭塞子宫故也。"故患者素体肥胖或饮食不节,恣于肥甘厚味,脾虚不运,气化不利,水液代谢失常,导致水液停留。聚而成痰,痰湿阻滞气机,气血运行不畅,阻滞胞宫。可致闭经、不孕;正如:"自气成积,自积成痰,痰夹瘀血,遂成窠囊。"

(三)气滞血瘀

七情内伤,肝气郁结,气机阻滞,气滞日久,三焦气化失常,血行不畅,瘀血渐生,阻于胞宫,经血凝滞,久而成瘀,瘀血内阻,胞脉阻滞,导致不孕、癥瘕等症;肝为风木之脏,易横逆克土,则脾胃受制,运化失司,痰湿脂膜积聚,发而为肥胖。

(四)肝经郁热

肝乃将军之官,性喜条达,若抑郁忧思,情志不畅,肝气郁结,气机疏泄失常,郁久化热,肝气横逆犯脾,脾虚湿盛,湿热壅阻,下注冲任,冲任失调,故见闭经、不孕、面部痤疮、多毛、伴见烦躁易怒等。

由此可知,本病缘于先天不足,肾气亏虚,后天失养,脾虚聚湿成痰,情志不畅导致肝气不舒,久而凝滞成瘀,而至冲任失调。本病以肾虚为本,痰瘀为标。病位肾、肝、脾。

二、临床表现

(一)症状

典型症状和体征对诊断多囊卵巢综合征有重要参考价值,而有些表现与内分泌疾病关系密切。主要临床症状如下:

1. 月经失调

主要表现是闭经,绝大多数是继发性闭经,闭经前常有月经稀发或月经过少,部分患者则表现为无排卵型功能失调性子宫出血。

2. 不孕

多为排卵障碍而引起的原发性不孕。

3. 毛发改变

不同程度的多毛,毛发多分布于唇周、胸、下腹正中等男性毛发分布区。

4. 黑棘皮病

雄激素过多的特征之一,即项背部、腋下、乳房下、阴唇、腹股沟皮肤增厚,对称性出现灰褐色色素沉着。

（二）体征

女性体型中等程度肥胖或无明显肥胖，有或无黑棘皮病（颈项后皮肤呈灰褐色素沉着）、痤疮，毛发显露粗而黑；乳房发育、有无挤压溢乳；妇科检查可触及一侧或两侧卵巢增大，大约12％的患者无临床症状。

三、辅助检查

（一）内分泌激素测定

内分泌激素测定是临床诊断的重要指标，血清 LH 升高，FSH 正常或降低，LH/FSH≥2。血清睾酮、游离睾酮、双氢睾酮水平升高，性激素结合蛋白降低。血清雌激素测定为正常或稍增高，其水平无周期性变化，$E_1/E_2>1$。尿 17-酮类固醇正常或轻度升高，正常时提示雄激素来源于卵巢，升高则提示肾上腺功能亢进。

（二）彩超检查

双侧卵巢均匀性增大，但同时注意有 20％～30％ 的 PCOS 患者卵巢体积正常，还应该注意卵巢内部解剖结构变化，显示卵巢包膜回声增强，卵巢皮质内有 6～16 个小囊泡上直径<10mm 的卵泡，围绕卵巢边缘；连续监测卵泡发育，无优势卵泡增大、成熟及排卵；子宫内膜为无排卵的休整型，表现为单线状的强回声。

（三）胰岛素释放和葡萄糖耐量试验

葡糖糖耐量试验及空腹胰岛素水平测定具体做法为清晨空腹取血，查血中胰岛素和血糖水平，然后口服葡萄糖 75g，分别于服糖后 30 分钟、1 小时、2 小时、3 小时取血，查血中胰岛素水平和血糖水平。正常空腹胰岛素值为 5～25IU/L，如服葡萄糖后>160uU/L 为异常，不论肥胖与否，超过半数的 PCOS 患者均有空腹血糖、胰岛素升高或糖耐量异常。

（四）基础体温测定

患者应每日清晨醒后，起床前测试舌下体温 5 分钟，至少持续一个月经周期，并记录在坐标纸上，本病基础体温曲线呈单相型，提示无排卵或表现黄体功能不足。

（五）诊断性刮宫

在月经前数日或月经来潮 6 小时内进行诊断性刮宫，病理诊断结果为子宫内膜呈增生期或增生过长，无分泌期变化。

（六）腹腔镜检查

可见卵巢增大，包膜增厚，表面光滑，呈灰白色，有新生血管。包膜下显示多个卵泡，但没有排卵征象（排卵孔、黄体）。

四、诊断与鉴别诊断

(一)诊断标准

(1)临床表现为月经稀发或闭经,可有多毛、痤疮、肥胖、不孕。

(2)卵泡早期血清 LH/FSH≥2.5,LH>10mIU/L。

(3)血清 T≥80ng/dL(2.8nmol/L)。

(4)B超提示多囊卵巢(每侧卵巢探及8个以上直径<10mm的小卵泡,排列在卵巢间质的四周,间质部回声增强)及卵巢无排卵表现。

具备(1)和(2)或(和)(3),或(1)和(4),即可诊断。

(二)鉴别诊断

1. 卵巢男性化肿瘤

多为单侧实性肿瘤,具有进行性增大及短期内出现明显变化的特点。血中睾丸酮含量明显增加,常超过10nmol/L。当瘤体较小时难以区别,可行腹腔镜检查及卵巢组织病理检查。

2. 肾上腺皮质增生或肿瘤

当血清硫酸脱氢表雄酮值>18.2μmol/L,应与肾上腺皮质增生或肿瘤相鉴别。肾上腺皮质增生患者对ACTH兴奋试验反应亢进,做过地塞米松抑制试验抑制率≤0.70,肾上腺皮质肿瘤患者对这两项试验反应均不明显。

3. 甲状腺功能亢进或低下

两者血中性激素结合蛋白(SH-BG)水平相应的增高或降低,从而导致雄激素的腺外转化率增高,雄激素水平增高并失去周期性变化,抑制排卵,产生类似PCOS的表现,通过测定甲状腺素可以鉴别。

4. 高泌乳素血症伴发PCOS

除PCOS表现外,可伴双侧乳房溢乳,血中PRL及硫酸脱氢表雄酮水平升高,但经服溴隐亭治疗,在泌乳素下降的同时硫酸脱氢表雄酮也随之降低。

5. 原发性卵巢功能低减或卵巢早衰

可表现月经不调、闭经或不孕,血中雌激素水平低,睾酮正常或偏低,血FSH水平升高,有潮热等更年期症状,阴道黏膜潮红,B超检查显示卵巢体积小,隐约可见卵泡。

6. Cushing综合征

表现为肥胖、痤疮、月经不调和糖耐量异常,根据测定血皮质醇浓度的昼夜节律,24小时尿游离皮质醇,小剂量地塞米松抑制试验确诊。

五、治疗

(一)基础治疗

1.肥胖是 PCOS 患者常见的伴随症状,PCOS 不孕症患者中有 50%~75% 为肥胖症,大部分患者伴有无排卵性不孕症,因此减低体脂是肥胖型 PCOS 患者的一线治疗方案,理想的体重减轻至少要达到 5%。加强体育锻炼。根据患者体重负荷,选择适合的体育锻炼项目,如跑步、打羽毛球等;如果体重指数(BMI)超过 28 时,过度体育锻炼易导致双膝关节受累,可以选择游泳,瑜伽等锻炼。

2.PCOS 患者宜长期限制热量摄入,选用低糖、高纤维饮食,以不饱和脂肪酸代替饱和脂肪酸。患者体重减轻后,能够极大改善胰岛素抵抗或高雄激素血症。有研究发现,碳水化合物、脂类和蛋白质摄入能量比例为 4:3:3,血糖指数(GI)较低及富含多不饱和脂肪酸(PUFAS)的饮食结构,宜减少摄入高热量、高脂肪的食物,多食蔬菜、水果、粗纤维食品。当降低体重的 5%~10% 可提高胰岛素敏感性,一定程度降低血浆胰岛素、雄激素水平,提高血浆性激素结合球蛋白的浓度,从而改善患者的月经,增加排卵和妊娠率。

3.PCOS 患者常合并有肥胖、多毛、痤疮的症状,容易产生心理问题,如抑郁、自卑、焦虑等,因此治疗时医生、社会、家庭应给予患者鼓励和支持,要注意对患者进行精神安慰、心理疏导和辅助治疗。

(二)辨证论治

1.肾虚

临床证候:月经周期延长,经量少,色淡质黏腻,或月经稀发量少,渐至闭经,婚后不孕,伴形体肥胖,形寒肢冷,小腹冷痛,腰酸乏力,面色㿠白,舌淡胖,苔白滑,脉沉细或沉滑。

治法:补肾填精,调补冲任。

方药:金匮肾气丸加减。熟地黄 15g,山药 15g,山萸肉 15g,牡丹皮 15g,泽泻 15g,茯苓 20g,桂枝 9g,苍术 20g,香附 20g,陈皮 10g,半夏 10g,胆南星 10g,枳壳 10g,神曲 10g。腰酸乏力者,加补骨脂 10g、淫羊藿 10g、淫羊藿 10g。肾阴虚内热者,加知母 10g、黄柏 10g、旱莲草 20g、女贞子 20g;肾阳虚偏盛者,加鹿角胶 10g、肉桂 10g、杜仲、菟丝子 15g 益肾固本。

2.痰湿阻滞

临床证候:胸脘痞闷,口甜黏腻,喉中有痰,闭经月经量少色淡,体型肥胖,多毛皮糙,肢体困重,嗜睡乏力,舌质红苔黄腻或滑,脉滑数。

治法:豁痰除湿,理气调冲。

方药:苍附导痰汤加味。香附、苍术各 10g,枳壳 20g,陈皮 20g,胆南星 10g,甘草 5g、神曲 10g、生姜 10g、当归 10g、川芎 10g。形体肥胖者，加莱菔子 15g、厚朴 6g、大腹皮 15g；少腹隐痛者，加延胡索 9g、川楝子 15g、赤芍 9g、吴茱萸 3g；失眠者，加首乌藤 15g、柏子仁 20g。全方以二陈汤为基础清化痰湿，痰湿得化，气机畅达，则血脉调和。苍术燥湿健脾，枳壳、香附理气散结，以开胸胁之痰，胆南星辛烈，专走经络，助二陈汤除湿化痰，以通血脉，此乃辛开苦降、祛湿豁痰之良方。

3. 肝经郁热

临床证候：月经稀发量少，或闭经，不孕，体型肥胖，乳房、胸胁、小腹胀痛，性情急躁易怒，面部、胸背部痤疮，色红、有脓，消退后皮肤可见瘢痕，舌红，苔黄腻，脉弦滑或数。

治法：疏肝解郁、清热泻火。

方药：丹栀逍遥散合龙胆泻肝汤加减。熟地 15g、当归身 10g、白芍 10g、山萸肉 15g、茯苓 15g、山药 15g、柴胡 10g、山栀 10g、丹皮 10g、泽泻 10g，月经期原方去栀子、牡丹皮加香附 10g、三七 3g、丹参 20g；月经后期原方加二至丸或二仙丹连服 14 天；经前期原方加入鹿角霜 15g、鸡血藤 30g、萼梅花 10g、川牛膝 15g，服药至月经来潮。

4. 气滞血瘀

临床证候：婚久不孕，月经多后推或稀少，经来腹痛，经色紫黯，有血块，形体壮或肥胖，毛发浓密颜面痤疮，精神抑郁，乳房作胀，脉数，舌红苔薄黄。

治法：疏肝理气、活血化瘀。

方药：血府逐瘀汤加减。生地黄 20g、当归 15g、红花 10g、桃仁 10g、川芎 15g、牛膝 10g、桔梗 10g、柴胡 10g、枳壳 15g、郁金 10g、甘草 5g。方以柴胡、郁金疏肝解郁；桃仁、红花、川芎活血化瘀；牛膝引血下行，生地、当归养血活血。若偏于气滞，症见胸胁及少腹胀甚，上方加莪术 9g、青皮、木香各 6g；偏于血瘀，症见少腹疼痛拒按者，加姜黄、三棱各 9g；若气郁化火，症见口苦、心烦、胸胁胀满，舌红苔黄，脉弦而数，加黄芩、栀子各 9g 以清肝泻火。

(三) 特色专方

1. 启宫丸

橘红 12g、半夏曲 60g、茯苓 30g、炙甘草 12g、苍术 60g、香附 60g、神曲 30g、川芎 60g。上药研末，以粥为丸，每次用白开水冲服 10 克。如心悸者，加远志以宁其心。此方系《医方集解》治疗肥人不孕名方，本方具燥湿化痰，和血除郁功效。如月经后期或闭经者，可加，温肾之品，如鹿角片、淫羊藿、巴戟天之属。长期坚守，以巩固疗效。

某学者临床治疗妇人肥盛不孕，将此方随证加减，改为汤药：半夏 10g、茯苓 18g、苍、白术各 6g、泽泻 15g、当归 9g、白芍 10g、川芎 6~9g、香附 9g、神曲 10g、泽兰10g,橘红10g,水煎服,约服用20~30剂后,再以启宫丸常服,或边吃汤药边服启宫丸,常能收效。亦可改为汤剂,随症加味。

2.毓麟珠

人参、白术(炒)、茯苓、芍药(酒炒)各60g,川芎、炙甘草各30g,当归、熟地(蒸,捣)、菟丝子(制)各120g,杜仲(酒炒)、鹿角霜、川椒各60g,上药为末,炼蜜丸,弹子大,每服1~2丸,空腹时用酒或白汤送下,亦可为小丸吞服。本方源自《景岳全书》卷五十一,本方具有益气养血、补肾调经的功效,用于妇人气血俱虚,经脉不调瘦弱不孕。

3.苍附导痰丸

苍术10g,香附10g,制半夏10g,制南星10g,陈皮10g,枳壳10g,茯苓15g,甘草10g,生姜3片。酌加当归、川芎,或合四物汤去地黄加白术、艾叶。若月经后期或闭经者,可加巴戟天、鹿角片、淫羊藿;胸闷泛恶甚者酌加厚朴、蔻仁、竹茹;心悸甚者加远志;痰瘀互结成癥者加海藻、昆布、莪术。日1剂,水煎服,可连续服用7~14日。

4.少腹逐瘀汤

当归15g,白芍15g,川芎10g,蒲黄10g,五灵脂10g,没药10g,延胡索15g,肉桂10g,小茴香10g,干姜10g。酌加炮甲珠、皂角刺、青皮等。本方活血化瘀,调理冲任,主治多囊卵巢综合征形寒瘀血者。

5.归芍地黄汤

当归20g,白芍10g(酒炒),熟地黄15g,山茱萸10g,牡丹皮10g,山药10g,茯苓15g,泽泻10g,水煎服,每日1剂。女子以血为本,"以肝为先天"归芍地黄汤功可滋肾益精,养血柔肝,用以治疗肝肾阴虚婚久不孕者,有较好疗效。

6.多囊方

药物组成:生山楂15g,菟丝子12g,苍术、香附、川芎、制南星、石菖蒲、枳壳、五灵脂、淫羊藿、仙茅各10g,陈皮6g,治以补肾化痰佐以活血为法。

7.排卵汤

当归、丹参、桃仁、赤芍、皂刺、香附、菟丝子、羌活、甘草,7天为1疗程。有学者以肾立论治疗多囊卵巢综合征,3~6个月内优势卵泡发育成熟10例,6~9个月内优势卵泡发育成熟9例,9个月无优势卵泡发育2例,有效率为90.4%。

8.袁氏滋肾活血汤

基本方:熟地黄25g,山药25g,仙茅15g,淫羊藿25g,枸杞子25g,菟丝子25g,桑寄生15g,当归15g,柴胡15g,路路通25g,地龙10g,紫石英15g,泽兰15g,桃仁15g,川芎15g,鳖甲(先煎)10g。有学者在口服克罗米芬片基础上,加用袁氏滋肾活血汤治疗气滞血瘀型多囊卵巢综合征。

9.卵泡方

药用紫河车、菟丝子、覆盆子、当归、阿胶、黄精、续断、白术、川芎、杜仲、淫羊藿以滋补肝肾之阴、养天癸、调冲任为主,补充雌激素以促使卵泡逐步发育成熟,紫河车为血肉有情之品,具有益气养血、补肾填精的作用。其期使用"排卵方"加减,药物为路路通、山萸肉、枸杞子、当归、王不留行、桃仁、淫羊藿、熟地、石楠叶、鸡血藤等。经前期使用"黄体方"加减,药物组成为熟地、肉苁蓉、石楠叶、葛根、虎杖、菟丝子、淫羊藿、巴戟天、肉桂、紫石英,此法疗效显著,临床远期疗效较甚。

10.补肾降雄助孕汤

熟地、山萸肉、菟丝子、枸杞、紫石英、鹿角霜、白术、茯苓、清半夏、丹参、当归、茺蔚子、白芍、补骨脂、枳壳、炙甘草,方中熟地、山萸肉、菟丝子为君药,以补肾养精血,促进卵泡发育;紫石英、鹿角霜、补骨脂温肾助阳化痰湿而育宫,为臣药,补骨脂、紫石英等中药具有雌激素样作用,能克服克罗米芬所引起雌激素分泌不足的影响,提高子宫内膜对胚胎的接受性,白术、茯苓、清半夏健脾燥湿,以截生痰之源为佐药,半夏化痰软坚散结能改善PCOS患者的卵巢增大、包膜增厚以及中晚期的卵巢变硬、间质纤维化;丹参、当归、茺蔚子养血活血通络,一味丹参功同四物更有补血之效。

11.暖宫孕子胶囊

组方:当归、白芍、香附、熟地黄、阿胶、杜仲、续断、艾叶、川芎。功用:补益肝肾,养血调经。研究结果表明,采用暖宫孕子胶囊联合西医基础治疗多囊卵巢综合征疗效显著。

12.补肾调经汤

由紫石英24g,地龙12g,淫羊藿10g,肉苁蓉10g,当归12g,熟地黄12g,山茱萸10g,丹参10g,三棱10g,莪术10g,穿山甲10g,香附6g组成。冯光荣应用此方联合二甲双胍治疗多囊卵巢综合征实验室研究具有一定优势。

(四)中药周期疗法

中药周期疗法是在中医理论基础上,结合现代妇产科理论,并顺应肾中阴阳消长的生理变化而采用周期性用药的治疗方法,是中医治疗多囊卵巢综合征的特色重要手段之一。

补肾调周法是目前治疗多囊卵巢综合征调经助孕最常用的方法。依据月经周期中的4个阶段,分别于经后期补肾滋阴,经间期补肾通络,经前期补肾壮阳,月经期活血通经。

有学者认为月经周期的运动类似于一种圆周运动,行经期重阳必阴,转化开始,排出经血,标志着本次月经的结束,新的周期的开始;经后期阴长阳消,阴愈长阳愈消,推动月经周期的发展;经间期重阴必阳,转化开始,排出卵子,开始阳长的新时期；经前期阳长阴消，阳愈长阴愈消，推动经前期后移；行经期重阳必阴，又形成新的周期，如此循环往复，如环无端。这种阴阳消长的激烈运动维持在一定生理范围内，形成月节律性，从而也反映出月经的周期循环呈一定节律。行经期，旧血泄去，新血随生，是气血活动最显著的时期，整体趋势向下，治宜因势利导、顺水推舟；经后期，血海相对空虚，冲任暂时不足，应补肾填精，滋阴养血，及时补充卵泡发育初期的营养，使其发育成熟；经间排卵期，为重阴转阳期，应在补肾阳的同时加用益气活血药，以促进阴阳的顺利转化，促进卵泡发育并促使其外排；经前期为阳长阴消期，应在补肾基础上活血化瘀，引血下行，促使内膜脱落，月经常来潮。

有学者认为，应根据月经周期中各期的不同特点，予以阶段性、周期性、序贯式的用药。强调经后期以滋阴补肾为主，促卵泡发育；经间期以滋肾活血为主，以促卵泡排出；经前期以补肾温阳为主，以促黄体功能；行经期以活血通经为主，以利经血正常排出。在补肾的基础上，以活血通络，促排卵为主，使气血活动增强，排出卵子，为月经周期的正常和受孕奠定基础。

有学者认为补肾调周法是顺应月经周期中 7 期的。经后初期养血滋阴，以阴助阴；经后中期养血滋阴，佐以助阳；经后末期滋阴助阳，阴阳并重；经间排卵期在偏重补阴的基础上适量加用补阳之品，补肾助阳，佐调气血；经前期补肾助阳，维持阴长；经前后半期补肾助阳，养血理气疏肝，助阳健脾，疏肝理气。可见，中医补肾法贯穿于整个治疗过程的始终。

有学者总结"朱氏妇科"第三代传人朱南孙老师治疗多囊卵巢综合征的思路与方法，以"益肾温煦助卵泡发育，补气通络促卵泡排出"作为治疗总则，在月经来潮前 10 天主要用温肾阳益肾阴药，以求阴阳相济；月经中期加用益气通络药，并加大党参、黄芪量以增其动力，促动排卵。常用药为党参、黄芪、黄精、山药、砂仁、石楠叶、白术、莪术、皂角刺等。一般党参、黄芪的用量要大，以补气虚不足而增其动力。

有学者用滋癸汤补益肝肾治疗多囊卵巢综合征。由山茱萸、女贞子、旱莲草、菟丝子、熟地、白芍、紫石英、淫羊藿组成的滋补肝肾阴血为主，并在补阴药物之中加入紫石英、淫羊藿、菟丝子温润之品补阳益阴，阳中求阴。排卵期丹参、鳖甲、路路通活血通络促排卵；月经期去女贞子、旱莲草、白芍阴寒酸收之品，以防阴寒凝血，加川芎、当归、赤芍、丹参以行气活血通经。肝肾阴血充足，滋养天癸，阴平阳秘，诸证自除。

有学者采用人工周期疗法，治疗 PCOS，应用自拟中药方，药用：淫羊藿、仙茅、菟丝子、鹿角霜、旱莲草、女贞子、当归、川芎、益母草，炙甘草为主方加减，月经后期以滋补肾阴，调养冲任为主，方中加入枸杞子、何首乌；排卵前期，为静中生动之际，加入理气活血之品如丹参、泽兰、香附；排卵后期为阳气旺盛之时，方加补肾阳之杜仲、川续断、桑寄生、阿胶；经前期为血海满溢之际，应因势利导，使经血顺利外泄，方中酌加川牛膝、红花、桃仁、三棱、莪术。

有学者等卵泡期服用长卵泡汤:长卵泡汤组成:菟丝子、桑寄生、生地、熟地、淫羊藿、桑椹子、白芍、当归、赤芍、山萸肉、陈皮、炙甘草;卵泡近成熟时服用排卵汤:熟地、当归、白芍、山药、川续断、菟丝子、炒五灵脂、淫羊藿、丹参、炙甘草;黄体期服用黄体汤:黄芪、菟丝子、桑寄生、川续断、山药、阿胶(烊化)、炒白术、陈皮、苏梗、炙甘草;经期服用经期汤:当归、赤芍、泽兰、鸡血藤、益母草、制香附、炒五灵脂、制苍术、甘草。

有学者采用中药周期治疗法治疗多囊卵巢综合征,采用补肾活血方加减,月经后期加何首乌枸杞子;排卵前期加泽兰、丹参、香附;排卵后期加川续断、杜仲、桑寄生、阿胶;经前期加桃仁、红花、川牛膝、三棱、莪术;卵巢增大者,加昆布、夏枯草、山慈姑治疗2~4个疗程。

(五)针灸疗法

1.针刺调周法

针刺调周法是在中医基础理论基础上根据卵巢的生理周期改变,借鉴西医学的相应疗法,按照不同月经周期人体的气血变化特点,针刺不同的穴位进行周期治疗主要针刺的穴位以冲任二脉及局部取穴为主,并于经前期加血海、膈俞;排卵期加命门、血海;经后期加太冲、太溪,可使精血充盛,百脉调和,使肾—天癸—冲任—胞宫系统功能恢复正常。

有学者根据月经周期变化,前期治疗中药以补肾固冲为主,佐以化瘀调经,配合针刺中极、关元、合谷、三阴交、生殖区(头针)等穴位。后期以促排卵汤、促黄体汤结合针刺关元、中极、子宫、卵巢、肾俞、阴陵泉、足三里、三阴交等穴。

有学者选取天枢、大横、支沟、子宫、气海、三阴交、丰隆、肾俞、地机穴为基本穴,按补肝肾、健脾、调冲任原则加减选穴,脾肾阳虚型加肾俞、命门、脾俞、足三里;痰湿阻滞型加阴陵泉;气滞血瘀型加太冲、血海。詹氏等认为肥胖PCOS患者多为中心性肥胖,而腹部穴位敏感性差,故在天枢、大横穴位上加用电针以加强刺激,同时通过电针刺激腹部的节律性振动,也可加速肥大的脂肪细胞分解代谢。

有学者等采用针刺治疗39例,治以补肾疏肝健脾,兼以调理冲任,主穴:关元、中极、地机、横骨,虚证配合王乐亭老方:上脘、中脘、下脘、天枢、气海、足三里、内关;实证配合血海、太冲、环跳、中脘、归来,每月月经周期第5天开始治疗。

2.电针疗法

针刺加电针刺激支沟、四满、关元、带脉、血海、三阴交、太溪穴,同时配合耳穴子宫、内分泌、皮质下、脾、肾、卵巢。

有学者采用加味芎归二陈汤联合针灸(取大赫、三阴交、太溪等用补法;天枢、气冲、丰隆等,用泻法;中极、关元,用平补平泻法;血海穴,虚则施以补法,实则施以泻法)。

有学者采用电针治疗肥胖型 PCOS 22 例,以补肝肾、健脾、调冲任为原则,基本穴选用肾俞、地机、支沟、三阴交、丰隆、天枢、大横、子宫、气海,随证加减。

3.穴位注射法

有学者选用中极、关元、子宫(双)、三阴交(双)、气海等,从月经周期第 4 天始每日选择 2 个治疗穴位,将 75 单位 HMG 用生理盐水稀释至 2mL,快速注入皮下。从月经第 10 天开始超监测卵泡。根据卵泡发育情况,调整剂量。周期排卵率达 86.18%,总妊娠率为 68.17%。

4.穴位埋线法

穴位埋线疗法是根据病情需要将特制羊肠线埋藏于相应的经络穴位,利用羊肠线对穴位的持续性刺激作用,造成物理性的较强而持久的刺激,以使经络气血正常运行,机体阴阳和脏腑功能得以调整,而治疗疾病的一种方法。

有学者采用穴位埋线疗法治疗肥胖型 PCOS,取 3-0 号医用羊肠线在中极、地机、合谷、三阴交、太冲、丰隆穴埋线治疗。

有学者采用穴位埋线联合健脾祛痰中药组成的加减苍附导痰汤治疗肥胖型 PCOS,穴位埋线分 2 组取穴:①肝俞、中极、膈俞、足三里、三阴交、带脉、关元;②肾俞、脾俞、天枢、水分、阴陵泉、丰隆、卵巢。每次单取 1 组,两组交替,除中极、关元、水分外均双侧取穴。埋线治疗避开经期,每周 1 次,连续 3 个月。

5.耳针及艾灸疗法

有学者采用耳针(主穴为神门、卵巢、脾、三焦、内分泌、下丘脑)与中药自拟四四汤(怀牛膝 15g,薏苡仁 20g,柴胡 10g,白芍 10g,枳实 10g,黄柏 10g,生地黄 12g,川芎 15g,苍术 18g,甘草 10g)。并用治疗 PCOS 胰岛素抵抗。

第七章　代谢性疾病

第一节　痛风

痛风是长期嘌呤代谢紊乱和(或)尿酸排泄减少,血尿酸增高引起组织损伤的一组异质性疾病,临床以高尿酸血症、急性关节炎反复发作、慢性关节炎和关节畸形、痛风石沉积、肾实质性病变和尿酸石形成特点。上述临床表现可呈不同的组合,但仅有高尿酸血症,即使合并有尿酸性肾结石,亦不称为痛风。痛风是指高尿酸血症的同时,并发有炎症性关节炎或痛风石等病变的存在。根据血液中尿酸增高的原因,可分为原发性和继发性两大类。原发性痛风是由于先天性嘌呤代谢紊乱所致,继发性痛风是由于其他疾病、药物等引起尿酸生成增多或排出减少,形成高尿酸血症所致。

痛风,中医亦称痛风,又名白虎历节,是因饮食失宜、脾肾不足、外邪痹阻、痰瘀沉积所致的肢体痹病类疾病。

一、病因病机

中医认为本病的发生可分为外因和内因两个方面。风、寒、湿、热之邪侵袭人体肢节、经络、肌肉是发病的外在因素,而正气亏虚或先天不足是发病不可缺少的内在因素。

(一)风、寒、湿、热之邪侵袭

由于居处潮湿、涉水冒雨、长期水下作业、气候剧变、冷热交错等原因,以致风、寒、湿邪侵袭人体,流注经络、关节、肌肉而发病。感受风热之邪,与湿相并,导致风、湿、热合邪为患;素体阴虚有热或素体阳盛等内有蕴热之体,感受外邪之后,易从热化;风、寒、湿邪侵袭人体,日久不愈,郁而化热,均可导致风寒湿热之邪痹阻经络、关节、肌肉而发病。

(二)正气亏虚,先天不足

机体正气亏虚,卫外不固或先天禀赋不足,外无御邪之能,内乏抗病之力,复因久住湿地、汗出当风、冒雨涉水、热毒浸淫,风、寒、湿、热之邪得以内侵肌肉、筋骨、关节之间,邪气留恋,气血凝滞,脉络痹阻而成。《济生方》言:"皆因体虚,腠理空虚,受风寒湿气而成痹也"。痹证日久不愈,血脉瘀阻,津聚痰凝,由经络而病及脏腑,导致脏腑痹。《素问·痹论》说:"五脏皆有合,病久而不去者,内舍于其合也。"

二、临床表现

本病多见于男性,男、女之比为 20:1,各年龄段均可发病,但大部分在 40 岁以上,多见于中、老年,女性则多于更年期后发病,常有家族遗传史。

(一)无症状期

无症状期又称无症状高尿酸血症期,患者仅有血尿酸持续或波动性增高而无临床症状。从血尿酸增高至症状出现时间可长达数年至数十年,有些可以终生不出现症状。因此,高尿酸血症和临床痛风两者之间的界限,常常不易划分。但随着年龄增长,出现症状的比率增高,其症状出现与高尿酸血症的水平和持续时间有关。

(二)急性关节炎期

急性关节炎期是原发性痛风最常见的首发症状,劳累、受寒、饮酒、食物过敏、进食高嘌呤饮食、感染、创伤、手术等为发病常见诱因。患者常在午夜突然发病,每因疼痛而惊醒。最初发作时大多侵犯单一关节,以踇趾及第一跖趾关节为多见,其他受累关节根据发生的频率依次为足弓、踝、跟、膝、腕、指和肘关节,偶有双侧同时或先后发作,后期可发展为多关节炎。关节红、肿、热、痛,活动受限,大关节受累时可有关节腔积液。可伴有发热、头痛、血白细胞数增多、红细胞沉降率增高等。多数患者发病前无前驱症状,但部分患者于发病前有疲乏、周身不适及关节局部刺痛等先兆。初次发作常呈自限性,一般经过 1~2 天或多至几周后可自然缓解,关节功能恢复,此时受累关节局部皮肤可出现脱屑和瘙痒,为本病特有的症状,但非经常出现。急性期缓解后,患者全无症状,称为间歇期。此期可持续数月或数年,少数患者仅有 1 次单关节炎,以后不再发作,但多数患者在 1 年内复发。此后每年发作数次或数年发 1 次,相当一部分患者有越发越频的趋势,受累关节也越来越多,引起慢性关节炎及关节畸形,只有极少数患者自初次发作后没有间歇期,直接延续发展到慢性关节炎期。

(三)慢性关节炎期

多因急性关节炎未经治疗或虽治疗而未达到治疗目的,反复发作发展而来。表现为多关节受累,发作较频,间歇期缩短,疼痛日渐加剧,甚至发作后疼痛亦不能完全缓解。少数亦可累及肩、髋、脊柱、骶髂等关节。尿酸盐结晶可在关节附近肌腱、腱鞘、皮下结缔组织处沉积,形成黄白色赘生物,即所谓痛风石,可小如芝麻,大如鸡蛋或更大,以外耳轮、对耳轮、跖趾、指间、掌指、肘部为多见。痛风石初起质软,随着纤维组织增生,质地越来越硬。关节可因痛风石增大,关节结构及其软组织破坏,纤维组织及骨质增生而导致畸形和活动受限。关节畸形表现为以骨质缺损为中心的关节肿胀,无一定形状且不对称。痛风石经皮肤溃破可有白色粉末状尿酸盐结晶排出,所形成的溃疡不易愈合,但由于尿酸盐抗菌作用,继发性感染较少见。

(四)肾脏病变

1. 肾结石

痛风患者肾尿酸结石的发生率约为25%,其发生率高低与高尿酸血症程度和24小时尿中排出的尿酸量相关。结石体积大小不一,细砂粒状结石常无症状,常随尿排出而不为患者察觉。较大的结石可引起血尿、肾绞痛及尿路感染表现。由于尿酸结石可透过X射线,故一般腹部平片不能看到,需通过肾盂造影才能证实。

2. 痛风性肾病

由尿酸盐结晶沉积于肾组织引起。早期病变为间质反应和肾小球损害,可仅有蛋白尿和显微镜下血尿,且间隙出现,随着病程进展,蛋白尿转为持续性,肾功能尤其是浓缩功能受损,夜尿增多、尿比重偏低,进一步发展为肾功能不全。由于痛风常伴有高血压、动脉硬化、肾结石等疾患,所谓痛风性肾病可能是综合因素作用的结果。单纯痛风性肾病一般呈良性经过,由其导致肾衰竭者极为少见。

3. 急性肾衰竭

由于血尿酸急剧增高,大量尿酸盐结晶可在肾小管、肾盂及输尿管沉积,出现少尿甚至无尿,起病突然,可迅速发展为肾衰竭。如不及时处理,可因此致患者死亡。尿酸盐结晶在肾小管沉积引起的急性肾衰竭称为尿酸性肾病,须与痛风性肾病加以区别。

三、辅助检查

(一)血清尿酸测定

血尿酸增高,超过7.0mg/dL,但在急性期血尿酸增高的程度与临床症状的轻重不一定平行,缓解期可正常,甚至少数急性痛风发作的患者其血尿酸水平亦正常。须反复检查以免漏诊。

(二)尿液尿酸测定

对急性关节炎的诊断意义不大,因有半数以上痛风患者小便尿酸排出正常,但通过尿液检查了解尿酸排泄情况,对选择治疗药物及鉴别尿路结石是否由于尿酸增高引起有所帮助,正常饮食24小时尿酸排出量在600mg以下。

(三)滑囊液检查

急性发作期如踝、膝等较大关节肿胀时,可行关节腔穿刺取滑囊液进行旋光显微镜检查,可发现白细胞内有双折光现象的针形尿酸盐结晶。白细胞计数一般在1000～7000,有时可达50000,主要是分叶粒细胞,急性发作期检出率在90%。

(四)X线检查

受累关节X线片检查,早期无特征性改变。随着病情发展,病情加重至慢性关节炎期,在软骨缘邻近关节的骨质可有圆形或不整齐的穿凿样透亮缺损,为尿酸盐侵蚀骨质所致,为痛风的X线特征。

(五)痛风石特殊检查

对痛风结节可做活组织检查,或特殊化学检查鉴定,还可做紫外线分光光度计测定,及尿酸氧化酶分解测定。

四、诊断与鉴别诊断

(一)痛风诊断要点

关于痛风诊断国内尚无统一标准,一般多采用美国风湿病协会标准,美国Holmes标准以及日本修订标准。兹介绍美国风湿病协会关于急性痛风性关节炎的分类标准。

1. 滑囊液中查见特异性尿酸盐结晶。

2. 痛风石经化学方法或偏振光显微镜检查,证实含有尿酸钠结晶。

3. 具备下列临床、实验室和X线征象等12项中6项者。(1)1次以上的急性关节炎发作;(2)炎症表现在1天内达到高峰;(3)单关节炎发作;(4)患病关节皮肤呈暗红色;(5)第一跖趾关节疼痛或肿胀;(6)单侧发作累及第一跖趾关节;(7)单侧发作累及跗骨间关节;(8)有可疑的痛风石;(9)高尿酸血症;(10)X线显示关节非对称性肿胀;(11)X线摄片示骨皮质下囊肿不伴有肾髓质侵蚀;(12)关节炎症发作期间关节液微生物培养阴性。

总之,根据典型的关节炎发作表现、诱发因素、家族病史、发病年龄以及泌尿道尿酸结石病史等,可考虑为痛风。血尿酸增高,或滑囊液及痛风石活检发现尿酸盐结晶即可确定诊断。急性关节炎期诊断有困难时,可用秋水仙碱做诊断性治疗;若为痛风,服用秋水仙碱后症状迅速缓解。

(二)鉴别诊断

1. 痹证

为大关节疼痛,无痛风石,抗"O"升高,而血尿酸不高,病愈后关节不遗留强直变形。

2.尪痹

多见于青年女性,虽好发于小关节,但非突起,表现为游走性、对称性多关节肿痛,常有晨僵,类风湿因子阳性,血尿酸不高。

五、治疗

(一)论治原则

从中医学的概念上讲,这种在体内积聚过多而产生对机体毒害作用的物质就称为"毒"。朱丹溪认为"痛风乃浊毒瘀滞使然"。中医认为,痛风的病因——高尿酸血症乃湿浊之毒也,脾失健运,脾胃升清降浊失司;或久患者肾或年迈肾衰,肾气不化,分清泌浊无权,均致湿浊内生,久蕴不解,酿生尿酸浊毒;故痛风病机以脾肾亏虚为本,以湿浊内盛,久之湿痰瘀互结为标,湿浊内盛或湿浊化热,流注关节肌肉筋骨,闭阻经脉,即可出现关节痹痛;或湿浊流注内脏,可伴发石淋;水湿不化,水液内停可致水肿、关格等变证;或湿凝为痰,痰瘀互结而变生痛风石,治疗上宜标本兼顾。中医理论认为"湿为水之渐,水为湿之积",人身之中,主水在肾,制水在脾,脾虚则生湿,肾虚则水泛;同时认为"治湿不利小便非其治也","治湿不健脾非其本也";因此认为,临床治疗要坚守健脾、利湿、泄浊(热)之法,脾气健运,即可断湿浊内生之源;利湿泄浊,通利前后二窍,使已成之湿浊从二便而下,邪有出路,湿祛则热邪自清,湿祛则痰瘀无所由生。

(二)分证论治

1.湿热痹阻

证候:关节卒然红肿热痛,病及一个或多个关节。关节拒按,局部灼热,得凉则舒。伴发热,口渴,心烦。小便短黄。舌质红,苔黄或黄腻,脉滑数或弦数。

治法:清热利湿,通络止痛。

处方:四妙丸合白虎汤加减。

组成:苍术、黄柏、薏苡仁、知母、生石膏、木瓜等。

加减:热盛者加栀子、连翘、忍冬藤等,伤阴者酌加生地、麦冬、石斛等,肿痛明显者酌加络石藤、全蝎、蜈蚣、桑枝、延胡索等,下肢关节痛者加牛膝、独活,上肢关节痛者加桑枝、片姜黄、威灵仙等。

2.寒湿痹阻

证候:关节肿痛,屈伸不利,或见局部皮下结节或痛风石。伴关节喜暖,肢体重着麻木。小便清长,大便溏薄。舌质淡红或淡胖,苔薄白,脉弦紧或沉紧。

治法:祛风散寒,除湿通络。

处方:薏苡仁汤合乌头汤加减。

组成:薏苡仁、麻黄、独活、苍术、防风、桂枝、制川乌等。

加减:寒邪偏盛者加制附子、细辛、炮姜等;湿邪偏盛者加防己、萆薢、木瓜、羌活等;皮下结节或痛风石者酌加南星、炮山甲、白芥子等化痰通络之品。

3.痰瘀阻滞

证候:关节肿痛反复发作,时轻时重。或疼痛固定,或局部硬节,或见痛风石,或见关节畸形,屈伸不利,或关节局部皮色暗红,舌质暗红或胖大,边见瘀点瘀斑,舌苔白或黄,脉沉滑或弦涩。

治法:化痰散结,活血通络。

处方:复元活血汤合二陈汤加减。

组成:茯苓、陈皮、半夏、炮山甲、瓜蒌、桃仁、威灵仙等。

加减:关节疼痛明显者加莪术、红花、全蝎、乌蛇等,血瘀明显者加赤芍、丹皮、路路通、蒲黄等,皮下结节或痛风石加白芥子、胆南星等,关节肿甚加防己、木瓜、土茯苓、泽泻等。

4.脾肾阳虚

证候:关节肿痛持续。伴肢体及面部浮肿,气短乏力,腰膝酸软,畏寒肢冷,纳呆呕恶,腹胀便溏。舌质淡胖,苔薄白或白,脉沉缓或沉细。

治法:健脾温肾。

处方:附子理中汤加减。

组成:制附子、肉桂、白术、党参、茯苓、黄芪等。

加减:呕恶者加半夏、生姜等,肿甚加防己、泽泻、车前子等,阳虚寒甚者加干姜、巴戟天、肉苁蓉等。

5.肝肾阴虚

证候:关节疼痛反复发作,日久不愈,时轻时重。关节变形,可见结节,屈伸不利。伴腰膝酸软,耳鸣口干,肌肤麻木不仁,神疲乏力,面色潮红或颧红。舌质红或干红,苔薄稍津,脉弦细或细数。

治法:补益肝肾。

处方:独活寄生汤合左归丸加减。

组成:独活、桑寄生、白芍、熟地、知母、菟丝子、龟板、鳖甲等。

加减腰膝酸软明显者加鹿角胶、黄芪、川续断等,关节重着麻木者加防己、薏苡仁、鸡血藤等,皮下结节者酌加化痰通络之品如白芥子、炮山甲、胆南星等。

(三)特色治疗

1.专方专病

(1)院内痛风清洗剂

主要成分:苦参、金荞麦、虎杖、透骨草。

功能主治:清热祛湿,消肿止痛,用于痛风急性关节炎。

(2)七味散

治则:补气活血,舒筋通络,温筋祛湿。

方药:黄芪、丹参为君,木香、海风藤为臣,川牛膝为佐,杭白芍、生甘草为使。

随证加减:"行痹"加防风、秦艽、葛根;"痛痹"加乌头、芍药、麻黄;"着痹"加薏苡仁、苍术、羌活、独活;"热痹"加石膏、知母、桂枝;"久痹"气血亏虚加人参、茯苓等。

(3)外敷药方

治则:清热利湿,通络止痛。

方药:七叶莲100g,土三七200g,蜜通花100g,钩藤100g,海风藤100g,黄柏100g,大黄200g,蚤休100g,桂枝100g,透骨草100g,伸筋草200g,土茯苓200g,硼砂100g,冰片100g,姜黄100g。

临床应用:以上药研细末,治疗时酌取30~50g药末热水加醋调均匀,外敷痛楚包扎,嘱其药干后用温醋浸湿再包,3天为1个疗程,一般用药1~2个疗程症状明显减轻,患肢已无红肿疼痛。

(4)中成药

①痛风消颗粒:药物组成:附片、制草乌、黄芪、防己等。功能主治:驱寒除湿、益气祛风、舒经止痛。用于痛风性急性关节炎。用法用量:口服,一次15g,每日3次,饭后温开水冲服。

②蠲痹颗粒:药物组成:附片、川芎、桂枝、独活、透骨草、五加皮等。功能主治:温经散寒、祛风除湿、消肿止痛,用于风寒湿痹之关节肌肉疼痛不适等症,风湿性关节炎、类风湿关节炎、痛风性关节炎等疾病兼上述症候者。用法用量:口服,一次15g,一日三次,饭后温开水冲服,15天为1个疗程。

③风痛安胶囊:药物组成:防己、通草、桂枝、姜黄、石膏、薏苡仁、木瓜、海桐皮、忍冬藤、黄柏、滑石粉、连翘。功能主治:清热利湿、活血通络。用法用量:口服,一次3~5粒,每日3次。

2.针刺治疗

(1)五输穴的应用:五输穴是人体的特定穴,分布在四肢肘膝以下,与痛风病变部位吻合。痛风发病部位多在足肝、脾、肾经,取"病在脏者取之井,病变于色者取之荥,病时间时甚者取之输"之旨,按虚则补其母,实者泻其子之法,取主穴:行间(泻)、商丘(泻)、复溜(补);配穴:太溪、三阴交、肾俞、足三里用补法。

(2)齐刺法的应用:《灵枢·官针》云:"齐刺者,直入一,傍入二,以治寒气小深者。或曰三刺;三刺者,治痹气小深者也。"其是直针刺一针,再在两旁各侧刺一针的方法。一般用于病位虽深而范围较局限的疼痛症。

3.放血疗法

痛风以关节的红肿热痛为最常见症状,在急性期更加突出了湿、热、痰、瘀等邪实的表现。故祛邪就变成了主要矛盾,而使邪随血外出的放血疗法就成为多数人的选择。

(1)放血注意事项

①刺血的部位:多选择病变部位瘀肿疼痛处或其周围的腧穴。如肿胀的囊部、关节局部高度肿胀、充盈、青紫、怒张的络脉上、病变附近相关腧穴如行间、太冲、太白、陷谷、阿是穴等。

②出血量的控制:根据病变局部的红肿状态、疼痛程度和血尿酸值之高低来决定放血量,每次每穴掌握在5～10mL。

③放血的周期:根据病变的轻重程度和关节局部症状来决定临床放血周期,轻症每周1次,重症2天1次,一般4天1次。

(2)放血方法

①三棱针:三棱针作为放血的最常用针具,在临床应用很普遍,点刺肿胀的囊部后,可挤压出尿酸盐结晶。

②火针:火针作为特种针法治疗痛风有着独到之处。火针有着借火助阳、温通经络、开门去邪、散寒除湿、以热引热、行气散毒的作用,更加适合痛风的治疗,火针放血疗法更适宜于湿热蕴结型的患者。

③梅花针:用梅花针重叩患处皮肤出血(红肿处全部叩遍),以中度刺激叩刺至渗血并配合叩刺部位旁揉按以减轻拘挛。

④小针刀的运用:小针刀治疗在常规皮肤消毒后于受累关节最肿胀处及敏感痛点刺入,先行纵行切割,然后左右摇摆针尾,使局部尽可能分开,拔出针刀后立即应用真空拔罐抽吸,多可抽出暗红色瘀血,部分患者可拔出黄色黏油状物质,7天后根据病情可再次用上述方法行针刀治疗。

4.拔罐治疗

拔罐作为一种辅助手段的作用是增加出血量或分泌物,以加强祛邪的作用。在三棱针点刺后、梅花针叩刺后或小刀针刺割后均可用火罐、真空罐操作。

5.推拿治疗

(1)急性期:处于急性期的患者疼痛剧烈,活动受限,全身免疫力较低,推拿手法不宜太重。常用的手法有掖法、揉法、推法、按法等。主要目的在于缓解肌肉痉挛,减轻疼痛症状,促进局部血液循环,以利于炎症吸收。治疗后应尽量卧床休息,减少刺激,以免病情加重。发病1～2周后,是治疗的主要阶段,选用滚法、揉法、点法等,能舒筋通络,缓解疼痛。

(2)慢性期:缓解期和稳定期痛风患者的病程迁延时间较长,病情相对稳定,适当选用滚、揉、推、弹、拨、按等手法,能起到治疗疾病与预防疾病复发和减轻残疾率的作用。

6.痛风洗剂外洗

苦参30g,当归、乳香、没药、紫花地丁、黄芩各15g,海桐皮、乌梅、土茯苓各20g,栀子15～20g,青矾、白矾各6g。日1剂,水煎,浸泡患处或冷敷,每次30分钟,日3次。

7.中成药外敷

(1)四黄散:大黄、栀子各5份,黄柏4份,黄芩3份,共研细末,过80目筛适量,加温水调匀,铺桑皮纸上外敷患处,3日换药1次。

(2)消瘀散:蒲公英500g,土鳖虫200g,苏木100g,大黄220g,泽兰、当归、刘寄奴各250g,蒲黄、三七、没药各200g,丹参、老鹳草各300g,五灵脂650g。烘干研粉,过80目筛,装瓶备用。以梅花针重叩患处出血,加拔罐,出血5～20mL,约10分钟后取罐。取消瘀散适量,用蜂蜜和陈醋调成糊状,敷于患处,以纱布包扎固定,嘱患者定时用陈醋浇灌于纱布上,保持药物湿润,隔日治疗1次。

8.食疗

痛风患者在进行饮食治疗过程中,除了遵循低嘌呤膳食的原则之外,在食物的选择上还应注意选择具有特殊疗效的食物,根据中医辨证分型确定的一些食疗方剂。

(1)痛风性关节炎急性发作期的食物疗法:痛风病的急性发作应及时治疗,主要是控制症状。山慈姑内含有秋水仙宾等成分,从中医辨证的角度看,本方适用于湿热型的急性痛风发作期。用法:将山慈姑3～6g煎汁,加适量蜂蜜调服。

(2)痛风间歇发作期的食物疗法:间歇发作期的治疗主要是使尿酸维持正常水平,保护肾脏功能,防治痛风性肾病。此期间可服土茯苓粥。土茯苓粥:土茯苓30g,生薏苡仁50g,萆薢15g,川牛膝10g,粳米100g。用法:先用粳米、生薏苡仁煮粥,再加入其他药(碾粉)混匀煮沸食用。土茯苓,味甘、淡,性平。既能解毒,又能化湿浊,利小便,从而调节嘌呤的代谢紊乱,配合萆薢等其他药物联合应用,能起到缓解或根治的效果。

(3)慢性痛风性关节炎期的食物疗法:痛风性关节炎若发展成慢性则很难恢复。主要治则是避免反复发作,保护损伤肾脏及关节功能,在此期间可以服用百合薏苡仁粥。百合薏苡仁粥:百合、薏苡仁、粳米各16g,用法:将三味洗净后放锅中煮粥,每日分中、晚两次服完,为痛风患者主食,连服,症状改善后仍须坚持,每周至少1～2次,达到预防痛风复发的目的。

(4)痛风病晚期的食物疗法:晚期痛风病患者多数已形成痛风性肾病,对晚期痛风性肾病应积极控制高尿酸症,使尿酸长期维持在正常水平,保护肾脏,防止尿酸性肾病的进一步发展。这个时期多见肝肾亏虚证,故选择补益肝肾的食疗方剂。菟丝子羊脊骨汤:羊脊骨 1 根,肉苁蓉 25g,菟丝子 18g,调料适量。用法:将菟丝子酒渍 3 天,晒干,为末。肉苁蓉酒渍 1 夜。羊脊骨洗净,斩块。将肉苁蓉、羊脊骨放入锅中,加清水适量,文火煮 2~3 小时,调入菟丝子末,调味即可,空腹随量饮用。本食疗方能补益肝肾,对于肝肾亏损型痛风晚期尤为适宜。

(5)痛风合并结石:若是结石过大,可选择手术切除,若结石尚小可试用以下两方。

①鲜茅根饮:鲜茅根(去芯)30g,滑石粉 30g。用法:鲜茅根洗净后,用刀背轻轻敲扁,去除硬芯;滑石粉用布包,将两者一起放入保温杯中,以沸水冲泡 30 分钟,代茶饮。

②玉米须金钱草饮:玉米须 100g,金钱草 50g。用法:鲜玉米须和金钱草加水适量,煎煮 1 小时滤出药汁,代茶饮用。

此外,还可以饮用大量的果汁、菜汁,促使尿液 pH 升高,协助痛风结晶溶解从尿液排出;同时果菜汁中含有丰富的维生素 B,可改善痛风的症状。

第二节 血脂异常和脂蛋白异常血症

高脂血症的中医病名在中医学古代文献中虽无"血脂异常"的病名,但对其生理、病理早有所认识,早在《内经》中已有类似的记载。现代中医学者从病机病名角度认为,高脂血症属于"痰浊""血瘀""湿浊"范畴。从病证角度认为,本病存在于中医"肥胖""眩晕""中风""心悸""胸痹"等病证之中。血脂犹如营血津液,为人体水谷所化生的精微物质。一旦脏腑功能失调,水津停而成饮。凝聚成痰,精化为浊,痰浊水湿内聚,就会出现血脂升高,过量之血脂,实为痰浊也。其发病与肝脾肾功能失调密切相关,痰湿、痰热、痰瘀内生,气滞瘀积阻塞脉道,清阳不升,浊阴不降,是产生本病的关键病理基础。

一、病因病机

(一)发病因素

从中医学角度看,"高脂血症"与人体内部之"湿""痰""浊邪""瘀血"等病理产物之蓄积有关。多由于"膏粱厚味""脾运不健"等因素,使体内水湿停滞,聚炼成痰,郁而化为脂浊。其中医病因多有饮食因素,情志因素,体质因素,劳倦无度等。

(二)病机及演变规律

1.脾失健运,痰湿内生;肾虚开合不利,水湿内停;肝气郁结,气滞血瘀;痰湿血瘀,留滞脉络;本虚标实,虚实夹杂。

2.痰浊瘀血密切相关。饮食肥甘厚味,或者肝、脾、肾功能的失调,导致代谢障碍,津液失化,停聚为水湿痰饮。日久累及血分则脉道失畅,瘀血形成。

3.肝脾肾不足是高脂血症发生的病理基础,痰浊血瘀是高脂血症发生、发展、转归和预后的基本病理。

中医学中虽无血浆脂质这一概念,但对人体脂膏的论述却与之相类似。我们认为脂膏是维持人体生命活动的重要物质,是津液及血液的组成成分之一,来源于饮食水谷,与津液的其他成分可以互相转化。其正常代谢及生理功能的发挥与脾的运行、肺的敷布、肝的疏泄、肾的蒸腾汽化有密切的关系。若肝脾肾功能失常或过食肥甘厚味,则脂膏不能为人体所用,反而蓄积增多为害。因为:①脂膏过多可直接导致形体肥胖;②脂膏过多可影响津液的正常代谢,导致浊脂生痰;③血中脂膏过多,日久浸润脉道,阻碍血流而致瘀血内生。若痰浊瘀血痹阻血脉,加之形体肥胖,则极易发生胸痹、心痛、中风等诸多病证。

(三)病位、病性

高脂血症乃肝、脾、肾三脏之虚为本,痰浊、瘀血为标的病证。

(四)分证病机

1.肾气不足

肾为先天之本,肾主水,主津液。人年逾四十,肾气由盛渐衰,水湿失运,痰湿内生,凝聚为脂或因肾阴亏虚,虚火内生,虚火炼液成痰浊,痰浊日久不去,郁阻气血而引发血脂异常。膏是津液之稠浊者,是血的成分之一,与肾的主宰关系非常密切,肾阳虚,水凝为痰,肾阴虚,炼液为痰,肾气虚,脂浊停留。肾阳虚失于温煦,可致脾失健运,精化为浊,是血脂异常的主要原因。

2.脾虚失运

脾胃为后天之本,脾主运化,若外因过食膏粱厚味或嗜酒过度损伤脾胃,内因脾气亏虚,脾失健运,则水谷精微不能正常转疏敷布,聚而为痰为饮,壅塞脉道,血运受阻,渐至痰浊瘀血互结而发为。膏脂本身是食物之精华,当脾胃功能失调时,食物的运化随之失常,精微物质转化为过多膏脂,即所谓"过则为淫。淫则为灾"。

3.肝郁气滞化火

肝主疏泄。调畅气机。若肝胆疏泄无权,一则胆汁排泄不畅。难以净浊化脂;二则肝木克脾土,影响脾胃的升清降浊和运化功能,脾运失职则气血乏源,痰浊内生,无形之痰浊输注于血脉而成本病;三则肝主疏泄,气行则津行,气滞则湿阻。"从肝论治血脂异常"的学术观点,明确血脂异常病机是肝失疏泄、延及脾肾为本,脂浊内生为标,属本虚标实之证,强调肝失疏泄是导致血脂异常病机演变的重要机制。

4. 气滞血瘀

阳气虚损,鼓动无力,血运缓慢;或肝郁气滞,血运受阻或痰浊滞留,心脉痹阻,日久瘀结。

5. 痰瘀互结

痰湿内生,膏脂浊化聚集增多,致血液黏稠,循行缓慢,脉络瘀而不畅,瘀血渐生,痰浊、瘀血胶着脉道,混结为患。气血运行不畅。唐荣川曾在《血证论》中说:"血不利则水生。水不利则生痰。"指出瘀亦可致痰,瘀血日久,阻碍气机的升降出入。致津液停滞成痰,痰瘀互为因果,相互转化,最终痰瘀同病,产生变证。痰、瘀既是病理产物,又是致病因素。痰和瘀之间存在因果关系,痰、瘀在血脂异常发病过程中呈病理相关性和病理渐进关系,并贯穿血脂异常病程始终。

二、辨病

(一)症状

本病主要表现在两大方面:①脂质在真皮内沉积引起的黄色素瘤;②脂质在血管内皮沉积引起的动脉粥样硬化,产生冠心病和周围血管病。另外,严重的高甘油三酯血症还可引起急性胰腺炎等其他病症。高脂血症患者可表现出头晕、嗜睡、胸闷甚或胸痛、食欲缺乏、脘腹胀满、肢体困倦、乏力等症状或体征,也可表现出胸闷、胸痛、头痛、肢体倦怠、麻木等症状或身体瘀斑,舌质紫暗,有瘀斑,脉涩的体征。

(二)体征

不同形态的黄色瘤可见于不同类型的高脂血症,而在同一类型的高脂血症者又可出现多种形态的黄色瘤,经有效的降脂治疗,多数黄色瘤可逐渐消退。除了各种黄色瘤外,还有两个体征也有助于高脂血症的诊断,即角膜弓和脂血症眼底改变。由于高脂血症时黄色瘤的发生率并不十分高,动脉粥样硬化的发生和发展则需要相当长的时间,所以多数高脂血症患者并无任何症状和异常体征发现。而患者的高脂血症则常常是在进行血液生化检验(测定血胆固醇和三酰甘油)时被发现的。

(三)辅助检查

1. 血脂检查

血脂常规检查胆固醇、三酰甘油及脂蛋白,以证实高脂血症的存在。由于影响血脂水平的因素较多,为了保证检测结果的真实性,在采血前应注意:①保持平常饮食,并禁酒一周以上,体重相对恒定;②无急性疾病,急性心肌梗死后至少6周才能采血;③未服过降低血脂或对血脂有影响的药物,如避孕药、雌激素、肾上腺皮质激素等;④血浆标本应在进餐后12~16小时采取。

2.其他检查

家族性混合型高脂血症和家族性高甘油三酯血症存在胰岛素抵抗,其血浆胰岛素水平升高,临床上可表现为糖耐量异常,Ⅲ型高脂蛋白血症常合并有糖尿病;家族性混合型高脂血症可伴有高尿酸血症,Ⅲ型高脂蛋白血症患者可伴有甲状腺功能减低。

三、类病辨别

继发性高脂蛋白血症多伴有原发病的病史和特点,如糖尿病、甲状腺功能低下、肾病综合征、肥胖症、皮质醇增多症、梗阻性肝病等以及一些药物如利尿剂、乙醇、雌激素等的应用史(表 7-2-1,表 7-2-2)。

表 7-2-1　常见高脂血症的鉴别诊断

	高脂血症类型	
	原发性	继发性
胆固醇升高	家族性高胆固醇血症	甲状腺功能减退症
	家族性载脂蛋白 B100 缺陷症	肾病综合征
三酰甘油升高	家族性高甘油三酯血症	糖尿病
	脂蛋白脂酶缺乏症	酒精性高脂血症
	家族性载脂蛋白 CⅡ 缺乏症	雌激素治疗
	特发性高甘油三酯血症	
胆固醇及三酰甘油均升高	家族性混合型高脂血症	甲状腺功能减退症
	Ⅲ型高脂蛋白血症	肾病综合征
		糖尿病

表 7-2-2　四种原发性高脂血症的鉴别要点

	家族性高胆固醇血症	家族性高甘油三酯血症	家族性混合型高脂血症	Ⅲ型高脂蛋白血症
早发性冠心病	++	+-	++	++
跟腱黄色瘤	+	-	-	+-
掌纹黄色瘤	-	-	-	+
结节性黄色瘤	+	-	-	+
载脂蛋白 B 过多产生	-	-	+	-
LDL 受体功能障碍	+	-	-	-

续表

	家族性高胆固醇血症	家族性高甘油三酯血症	家族性混合型高脂血症	Ⅲ型高脂蛋白血症
载脂蛋白E变异	—	—	—	＋
20岁前出现高脂蛋白血症	＋	＋	—	—

注：＋表示存在；＋－表示可能存在；－表示不存在。

四、治疗

(一)治疗原则

从血脂异常的病理基础着手。治本从调理肝、脾、肾三脏功能入手，治标多从痰浊、血瘀、气滞入手。标本兼治，通过扶正。增强脏腑功能。改善脂质代谢，通过化痰直接消脂。并重用活血祛瘀药，兼以除浊，促进排泄，从而确保有效降脂作用。

(二)分证论治

1.肾气不足

证候：体倦乏力，腰酸腿软，腹胀纳呆，耳鸣眼花，尿少浮肿，舌淡，苔薄白，脉沉细。

治法：补肾固本。

处方：补肾降脂汤(本科室经验方)。

组成：淫羊藿、巴戟、枣皮、泽泻、玉竹、茺蔚子、党参、黄芪、山药、白术、山楂。

加减：肝肾不足者可加枸杞子、女贞子、桑寄生、何首乌等，头重眩晕、水肿者加大茯苓、泽泻用量。

2.脾虚湿盛

证候：体胖虚松，倦怠乏力，胸脘痞满，头晕目眩，肢重或肿，纳差或伴便溏。舌胖，苔白厚，脉濡。

治法：益气健脾，除湿化痰。

处方：参苓白术散合二陈汤加减。

组成：党参、黄芪、茯苓、白术、扁豆、山药、半夏、陈皮、薏苡仁、生山楂、荷叶、泽泻。

加减：兼饮食积滞加炒麦芽、焦山楂、莱菔子，胸闷胸痛加瓜蒌，眩晕加天麻、白术、胆南星，肢体肿加黄芪、扁豆、薏苡仁、莲米。

3.肝郁化火

证候：烦躁易怒，面红目赤，头痛头晕，口干咽燥，尿黄便干，舌红，苔黄腻，脉弦。

治法:清肝泻火。

处方:候氏黑散加减。

组成:菊花、白术、细辛、茯苓、牡蛎、防风、桔梗、人参、矾石、黄芩、当归、干姜、川芎、桂枝。

加减:可加茵陈、决明子、葛根;如肝阳上亢,出现眩晕加钩藤、天麻、茺蔚子。

4.气滞血瘀

证候:面色晦暗或有褐色斑点,肢体麻木,肌肤甲错,舌质紫暗或有瘀斑、瘀点,脉细涩。

治法:化瘀散结,通络降脂。

处方:血府逐瘀汤加减。

组成:红花、当归、生地黄、川芎、赤芍、牛膝、桔梗、柴胡、枳壳、丹参。

加减:腹痛加乳香、没药,有癥块加三棱、莪术,瘀血可加穿山甲、水蛭、三七等。

5.痰瘀阻络

证候:眼睑处或有黄色瘤,胸闷时痛,头晕胀痛,肢麻或偏瘫。舌黯或有瘀斑,苔白腻或浊腻,脉沉滑。

治法:活血祛瘀,化痰降脂。

处方:通瘀煎加减。

组成:当归、红花、桃仁、山楂、丹参、泽泻、泽兰、蒲黄(包煎)、三棱、莪术、海藻、昆布。

加减:①痰瘀兼脾胃湿热者,上方合半夏泻心汤或小陷胸汤化裁;②痰瘀兼肝郁气滞:上方合逍遥散化裁;③痰瘀兼脾气亏虚:上方加党参,重用白术;④痰瘀兼气阴两虚:上方合生脉散化裁;⑤痰瘀兼肾气亏虚:上方合金匮肾气丸化裁。

(三)中医特色治疗

1.专方专药

(1)复方山楂煎剂:山楂50g,玄参15g,菊花15g,红花15g,丹参30g,麦芽40g。每日1剂,用文火水煎取汁300mL,分3次服用,3周为1个疗程,适用于食积血瘀者。

(2)首乌降脂汤:何首乌30g,代赭石30g,牛膝15g,泽泻15g,山楂根15g,丹参20g,石决明20g。每日1剂,水煎早晚分服。气虚加黄芪30g,黄精20g,炙甘草10g;痰湿内阻加胆南星12g,半夏9g;气虚瘀阻加黄芪30g,炒蒲黄15g;头痛剧烈加川芎9g,白芷9g;恶心呕吐加砂仁壳9g,竹茹9g。

(3)清脂五味汤:生黄芪30g,生山楂30g,泽泻30g,红花10g,桃仁10g。水煎2次,取汁200mL,每次100mL,每日2次口服,适用于湿瘀互结型高脂血症。

(4)三泽汤:泽泻 15g,泽兰 20g,泽漆 10g,莱菔子 20g,明矾 10g。阴虚者加南沙参 15g,生、熟地各 15g,何首乌 10g,玄参 10g;阳虚加附子 6g,桂枝 10g;气虚加党参 10g,黄芪 15g,黄精 15g,白术 15g;痰多加白芥子 10g,胆南星 6g;瘀重加丹参 10g,桃仁 10g,红花 10g。水煎 2 次,取汁 300mL,每次 100mL,每日 3 次口服。

(5)中成药

①血脂康胶囊:除湿祛痰,活血化瘀,健脾消食,用于脾虚痰瘀阻滞症的气短、乏力、头晕、头痛、胸闷、腹胀、食少纳呆等,高脂血症,也可用于由高血脂症及动脉粥样硬化引起的心脑血管疾病的辅助治疗。用法:口服,一次 2 粒,一日 2 次。

②荷丹片:其组成为荷叶、丹参、山楂、番泻叶、盐补骨脂。功效主治:化痰降浊。用于高脂血症属痰浊挟瘀症候者。用法:口服,一次 2 片,每日 3 次,饭前服用,8 周一个疗程,或遵医嘱。

③通脉降脂丸:其主要成分为黄芪、灵芝、山楂、三七、益母草、水蛭等。方中黄芪健脾益气,利水消肿;灵芝补养阴血,补气健脾;灵芝、益母草调补肝肾;三七活血化瘀;益母草活血利水消肿;水蛭逐瘀通络;山楂活血散瘀,行气化滞等。用法:10g,2 次/日,口服。

2.针灸疗法

主穴:内关、足三里、阳陵泉、丰隆、三阴交、肾俞、涌泉、大椎、厥阴俞、太白、曲池等穴位。

配穴:头晕耳鸣加太冲、风池,头痛头晕加太冲、率谷、百会,胸闷胸痛加郄门、膻中。主穴交替使用,采用平补平泻的方法,留针 20 分钟,隔日 1 次,6 周为 1 个疗程。选穴、治疗原则应为:补肾养肝、疏肝利胆、健脾化痰、祛瘀行瘀。

按子午流注纳子法于每辰时(上午 7~9 时)取足阳明胃经本穴足三里,得气后行平补平泻手法留针 15 分钟,10 次为 1 个疗程。

针灸可以确切地降低胆固醇、甘油三酯、β-脂蛋白和磷脂在血液中的含量,近年的研究证明,对高脂血症患者应用电耳针,可降低血脂和改善血液流变性。针灸对冠心病患者血浆内皮素有调节作用,能改善血液循环,减轻氧自由基等有害刺激对血管内皮细胞的损伤。隔药饼灸可降低患者 TC、TG,对脂蛋白和载脂蛋白有良性调节作用。关于针灸降脂的机制,动物实验表明,它可能与针灸加强胃肠蠕动,使饮食在体内分解排泄加快,减少其在胃肠道停留时间,从而减少肠道对脂类物质的吸收以及提高脂蛋白酶的活性等因素有关。针灸在临床治疗上具有双向调节作用,通过全身经络的传导,调整气血和脏腑的功能,且针灸特定穴位有增加机体抵抗力和提高免疫力的作用。但很多人对于针刺不能耐受,难以坚持长期治疗。今后,如能进一步加强研究设计的科学性、严密性,特别突出对特定穴位的研究,达到取穴精而效果更理想的目的,进行穴位、疗程等各种组合筛选,找出降脂效果好、重复性强的最佳治疗方案,将其推广至临床治疗中,发挥中医治未病的优势。

3.背俞穴刺血疗法

首先,针刺通过对背俞穴的良性刺激,可以改善局部组织的代谢,同时通过神经系统调整内脏功能,调动起自身潜在的抗病能力,实现背俞穴对内脏和全身的良性调节作用。其次,经现代研究证实,刺血疗法能够有效地改善高血压患者血液循环,降低血液黏稠度。对血液成分进行良性调节,刺激血管引起血管平滑肌细胞复杂的信号传导变化,产生细胞内、细胞间及血管中部和整体的调节反应,并且引出的血液为脂质成分高的血,从而达到了降血脂、降低血液黏稠度的目的。再次,拔罐后,罐内形成的负压可以使局部毛细血管充血,甚至破裂,表皮瘀血,出现自体溶血现象,随即产生一种类组胺的物质,随体液周流全身,形成一种良性刺激作用,刺激各种器官,增强其功能活动。

通过对背俞穴的针刺、放血、拔罐等治疗,不但起到祛瘀血、化痰浊、调脏腑之功效,标本兼治,使气血阴阳、脏腑功能趋于平和,使脂质代谢恢复平衡,而且有效地减少甚至避免了不良反应,达到了治疗高脂蛋白血症的目的。

4.艾灸

穴位:神阙、足三里(双侧)。每穴每次10分钟,隔日1次,6周为1个疗程,连续治疗2个疗程(12周)。适宜的灸温刺激是艾灸"调脂通脉"的关键因素。高脂血症属于中医学中"痰""瘀"的范畴,病机实质为本虚标实,与阳不化"气",阻聚成"痰""瘀"有关。本试验根据课题组多年临证经验,选穴足三里、神阙。足三里穴为足阳明胃经经穴,足阳明经为多气多血之经,其穴主血所生病,善治脾胃疾患及气血、血脉等方面的病症。灸之温阳益气,健脾化痰,通调血脉。神阙穴,即"脐中",生命之根蒂,联通百脉,经气所汇,五脏六腑之根本,灸之能通血脉,补气血,温脾肾,调阴阳。两穴相配,共奏温通气血、培元固本、健脾益肾、涤痰化瘀、通脉调脂之功。艾灸在温补阳气、温通经络、温化痰饮、温运血行方面具有针刺所不及的优势。

5.耳针、耳穴贴压法

选穴:胰、肝、小肠、前列腺,痰湿内困加脾、胃,阴液耗伤加三焦、大肠,肝阳上亢加神门,气阴两虚加肾、内分泌,胃中蕴热加外鼻、肺,肠燥便秘加大肠、肺,脾胃阳虚加脾、胃,肺脾气虚加脾、肺。进行耳穴针灸。

取肝、脾、肾、内分泌、神门穴,以王不留行籽贴敷上述诸穴,每日自行按压3次,每次每穴按压60秒。隔日换贴1次,两耳交替,7天为1个疗程,共治疗8个疗程。耳穴贴压疗法可改善高脂血症患者的体重指数和腰臀比。而耳穴治疗报道案例少,疗效缺乏可靠性。本研究发现,对血脂边缘升高、血脂异常危险分层属低危的患者进行耳穴贴压、食疗的干预,患者依从性较好,在降脂方面有一定的作用。

6.气功疗法

主要功法:强壮功。自然呼吸法,坐式,意守丹田。辅助功法:太极内功。保健十三式,绕步运化功、五禽戏等。以心静体松、动静结合为要领基本功法,每次20~30分钟,每日1~2次。或坚持每天早、晚各1次禅密功或大雁功,每次20分钟。练功1年后,有促进脂质代谢的积极作用。

松功:选择任何体位,只要自然舒适即可,呼吸平静自然,吸气默想"静"字,呼气默想"松"字,然后依次从头、肩、上肢、胸、背、腹、腰、臀、大小腿、双脚放松,最后意守双脚,每放松一遍约5分钟,最后从头开始向下,直至双脚、全身放松,要缓慢反复进行。

静功:取仰卧、平坐、盘坐位,做到虚灵顶劲,沉肩坠肘,尾闾正中,舌抵上腭,鼻吸鼻呼,吸气要使真气"气沉丹田",呼气顺其自然,意领真气沿任脉向下到丹田。

现已有不少研究表明,健身气功对脂代谢具有积极的影响。气功锻炼可以不同程度的改善中老年人的血脂及自由基代谢状况,防治高脂血症,从而降低了心血管等疾病的危险性。

7.穴位注射

穴位注射组在足三里、丰隆注射丹参注射液(1毫升/穴),每日一对穴位,交替选用;毫针针刺组每日针刺足三里、丰隆,垂直进针,上下轻轻提插数次,待局部有得气感后,抽无回血,快速推注药物。平补平泻,留针15分钟。10次为1疗程,共治2个疗程。用穴位注射疗法治疗高脂蛋白血症有其独特的优势:穴位注射治法易于掌握,并且穴位注射用药量减少,减轻患者的经济负担,符合当前社会降低患者医疗费用的需求;穴位注射治疗疗程短,疗效高,操作简便,并能有效防止病变恶化,为心脑血管疾病的治疗带来新的契机,为高脂血症患者提供有效、安全、无毒副反应的治疗方法。

8.按摩疗法

揉内关,先左后右;揉屋翳、渊腋、辄筋各穴,重点揉左侧,每穴揉30次;摩肾堂,运膏盲各50次;肾虚者加揉三阴交、涌泉穴;失眠便秘者仰卧作顺时针方向摩腹;气血两虚者摩中脘、天枢、气海穴,按脾俞、胃俞、足三里;痰浊甚者揉天突、膻中。每日2次。

9.食疗

治疗高血脂食物选择要点:节制主食,体重超重或肥胖者尤应注意节制,忌食纯糖食品及甜食,多食用鱼类(尤其是海产鱼类)、大豆及豆制品、禽肉、瘦肉等能提供优质蛋白,而饱和脂肪酸、胆固醇较低的食物。控制动物肝脏及其他内脏的摄入量,对动物脑、蟹黄、鱼子等要严格限制。用植物油烹调,尽量减少动物油脂摄入。多食用蔬菜、水果、粗粮等,保证适量食物纤维、维生素、无机盐摄入。尤应多食用含尼克酸、维生素 C、维生素 E、维生素 B_6 等丰富的食品。

(1)降脂减肥茶:干荷叶 10g,生山楂 15g,生薏苡仁 10g,花生叶 10g,橘皮 5g,茶叶 15g。取上药共研为细末,沸水冲泡代茶饮。有醒脾化湿、降脂减肥功用,适用于痰湿困阻的高脂血症或肥胖症。

(2)三花橘皮茶:玫瑰花、茉莉花、玳玳花、荷叶各 12g,橘皮 8g。共研为细末,开水冲泡,代茶饮,有健脾理气、利湿消脂功效,适用于脾湿、肝郁气滞者。

(3)首乌黑豆炖甲鱼:首乌 30g,黑豆 60g,甲鱼(鳖)1 只,红枣 6 枚,生姜 3 片。先将甲鱼洗净内脏,切块,略炒,同黑豆、首乌、黑枣(去核)、生姜一起放进盅内隔水炖熟,调味后,饮汤吃肉佐膳。本方补益肝肾,消瘀降脂,适用于高脂血症、冠心病、慢性肝炎等病。

(4)决明蜂蜜饮:决明子(炒)30g,蜂蜜 30g。先将决明子捣碎,水煎取汁,冲入蜂蜜搅匀,代茶。有润肠通便降脂功效,适用于高脂血症肠燥便秘,但虚寒证忌用。

(5)冬菇木耳瘦肉汤:瘦肉 250g,冬菇 30g,黑木耳 15g,银耳 15g。将冬菇浸软,洗净,剪去菇脚;黑木耳、银耳浸软,洗净,除去蒂部杂质;瘦肉洗净,切块,去油脂,用开水拖过。把全部用料一齐放入锅内,加清水适量,文火煮 1～2 小时,调味即可。随量饮汤食肉。本方有养阴益胃、润燥生津功效,适用于高脂血症属气阴两虚者。

五、转归与预后

饮食与非调脂药物治疗 3～6 个月后,应复查血脂水平,如能达到要求即继续治疗,但仍须每 6 个月至 1 年复查一次,如持续达到要求,每年复查一次。药物治疗开始后 4～8 周复查血脂及 AST、ALT 和 CK,如能达到目标值,逐步改为每 6～12 个月复查一次,如开始治疗 3～6 个月复查血脂仍未达到目标值,则调整剂量或药物种类或联合药物治疗,再经 4～8 周后复查。达到目标值后延长为每 6～12 个月复查一次,生活方式改变和降脂药物治疗必须长期坚持,才能获得临床益处。对心血管病的高危患者,应采取更积极的降脂治疗策略。在药物治疗时,必须监测不良反应,主要是定期检测肝、肾功能和血肌酸激酶。用药期间如有其他可能引起肌溶解的急性或严重情况,如败血症、创伤、大手术、低血压和抽搐等,应暂停给药。

一般高脂血症预后尚好,只要早期发现、早期合理用药,大多可在短期内控制。但因本病早期症状常被忽视,一旦出现严重的并发症则预后欠佳。

六、预防与调护

高脂血症对人体的危害极大,它会加大血液黏稠度,危害微循环,形成动脉粥样变化,使冠状动脉血管管腔变窄,血流变慢,心肌灌注量减少,造成心肌缺血,引起心绞痛、心肌梗死等;高血脂还会导致高血压、脑卒中;高血脂会引起肝损伤,导致肝硬化影响肝功能;高血脂会导致机体酸化,引起缺钙和骨质疏松;高血脂会导致人的抵抗力降低,使机体易受细菌和病毒的侵袭。因此,日常我们要做好高脂血症的预防与调理。居室要环境安静,空气流通,光线充足。生活规律,起居有常。劳逸结合,适当参加运动或活动。消除紧张情绪,保持心情舒畅,积极配合治疗。限制总热量,使体重恢复或接近正常。饮食宜吃清淡、低脂、低盐之品,多吃新鲜水果、蔬菜。可吃山楂、何首乌、黄瓜、洋葱、生姜等降脂之品,忌吃油腻、胆固醇含量高的食品,戒烟、酒。脾虚痰湿型饮食以低胆固醇为宜,可用玉米油烹调,日常增加清淡滋养之品。痰热内蕴型少吃甜食,忌食辛辣刺激之品。肝胆湿热型少吃厚味、甜食,多吃化湿祛痰之品。肝肾阴虚型可吃黑芝麻等滋阴补肾之品。气滞血瘀型饮食宜少食多餐,多维生素、低胆固醇之品,保持大便通畅,养成良好的排便习惯。

第三节 肥胖症

肥胖症是一组常见的、古老的代谢症候群。当人体进食热量多于消耗热量时,多余热量以脂肪形式储存于体内,其量超过正常生理需要量,且达一定值时遂演变为肥胖症。体重指数(BMI)为体重(kg)除以身高(m)的平方,是评估肥胖程度的指标。在欧美,BMI$\geqslant$25kg/m^2 为超重,BMI$\geqslant$30kg/m^2 为肥胖。亚太地区人群根据 BMI 不同可分为:健康 18.5~22.9kg/m^2,超重 23~24.9kg/m^2,1 度肥胖 25~29.9kg/m^2,2 度肥胖 30~34.9kg/m^2,3 度肥胖>35kg/m^2。如无明显病因可寻者称单纯性肥胖症,具有明确病因者称为继发性肥胖症。

现代医学的肥胖症属中医学肥胖病范畴。历代医籍对肥胖病的论述非常多。对本病的最早记载见于《素问·阴阳应象大论》有"肥贵人"及"年五十,体重,耳目不聪明"的描述。在证候方面,《灵枢·卫气失常》根据人的皮肉气血的多少对肥胖进行分类,分为"有肥,有膏,有肉"三种证型。此外,《素问·奇病论》中有"喜食甘美而多肥"的记载,说明肥胖的发生与过食肥甘,先天禀赋,劳作运动太少等多种因素有关。后世医家在此基础上认识到肥胖的病机还与气虚、痰湿、七情及地理环境等因素有关,如《景岳全书·杂证谟·非风》认为肥人多气虚,《丹溪心法》《医门法律》认为肥人多痰湿。在治疗方面,《丹溪心法·中湿》认为肥胖应从湿热及气虚两方面论治。此外,前人还认识到肥胖与其他多种病证有关,《内经》认识到肥胖可转化为消渴,还与仆击、偏枯、痿厥、气满发逆等多种疾病有关。

一、病因病机

肥胖症按其临床表现,隶属于中医学"肥胖"的范畴。肥胖是由于多种原因导致体内膏脂堆积过多,体重异常增加,并伴有头晕乏力、神疲懒言、少动气短等症状的一类病证。

(一)病因

1.先天禀赋

肾为先天之本,主水之脏,助脾化生精微;脾为后天之本,主运化水液、水谷精微,充养于肾,二者在生理上相互促进,协同作用,病理上亦是互为因果。肾阳不足,火不暖土,脾阳亦不足,则运化转输水谷精微功能下降;后天失养,损及肾本,肾精亏损,肾气虚弱,水液蒸腾汽化不利,水湿泛滥,从而为膏为湿为痰,分布于肌肤、腠理、脏腑发为肥胖。加之贪食不节,嗜食肥甘厚味,加重脾肾功能失调,湿聚脂积,气血瘀阻,最终痰湿瘀阻留滞周身肌肤之间,腹膜之中,脏腑之内,肥胖病生。

2.饮食不节

脾主身之肌肉,脾胃升降转输运化水谷精微而营养周身,使机体发达丰满,《素问·通评虚实论》曰:"甘肥贵人,则膏粱之疾也。"中医认为"肥者令人内热,甘者令人中满",若长期饮食过量,嗜食肥甘或醇酒厚味,脾胃消化吸收的水谷精微超过了正常人体所需,剩余的水谷精微转输化为膏脂,分布于皮肤腠理脏腑等发为肥胖,正所谓气血有余,化为膏脂。同时,由于水谷精微的过量摄入,超过脾胃运化功能,容易湿热内生,痰热湿浊停聚;水谷运化失司,膏脂堆积,食积湿滞,壅阻气机,使得痰湿内生,日久则痰瘀互结,逐渐导致肥胖。另外,腹部居于中焦,若脾主运化功能失调,所化生的水谷精微无法运输全身以营养机体,反而会化生脂肪,囤积于中焦腹部,从而加重肥胖的形成。

3.七情所伤

五脏皆能藏神,七情内伤,脏腑功能失调,升降失序,导致代谢紊乱发生肥胖。七情感而不发,郁结在心,常导致肝郁气滞,清代医家魏之琇"七情之病必由肝起"之说,提出情志失调以肝脏最为明显。肝脏疏泄失司,气机紊乱,气血运化失常,肝气郁滞横逆犯脾,从而影响脾胃运化气机升降转输;肝肾同源,肝阴不足,下及肾阴,致肾阴不足,水液代谢障碍,水谷精微不能正常化生为气血津液,而为膏为湿为痰为浊而发生肥胖。还由于肝胆互为表里,肝脏疏泄功能异常,胆汁分泌失职,不能净浊化脂,浊脂代谢失常在体内蓄积,而成肥胖。此外,情志失调,肝失疏泄,则气机郁滞,脾失健运,气郁化火,则胃纳更强,形成肥胖。

4.劳逸失度

长期不良的生活方式也会导致肥胖，《素问·宣明正气论》言："久卧伤气，久坐伤肉。"缺乏体力活动，机体气机不得鼓动激发，气化功能减弱，则气虚脾虚，脾气虚弱，运化失司，痰浊内生，水湿内停，形成肥胖；另外，久坐久卧必使气血运行缓慢，气机郁滞，运化无力，膏脂内聚，蕴积肌腠，发为肥胖。

5.年老体衰

《素问·阴阳应象大论》曰："年四十而阴气自半也，起居衰矣。"中年以后，肾气渐衰，肾阳不足则不能化气行水，脾土失其温煦而健运失司，又过食肥甘，运化不及，以致水液内停，湿浊内聚，痰淤渐生，发生肥胖。

6.久病正虚

《素问·痹论》曰"病久入深，荣卫之行涩，经络时疏"，久病致正气亏耗，气血阴阳虚衰，阳虚而阴寒内生，阴虚则血行涩滞，痰浊、脂瘀变生肥胖，属于继发性肥胖。

(二)病机

病机总属阳气虚衰、痰湿偏盛。脾气虚弱则运化转输无力，水谷精微失于输布，化为膏脂和水湿，留滞体内而致肥胖；肾阳虚衰，则血液鼓动无力，水液失于蒸腾汽化，致血行迟缓，水湿内停，而成肥胖。

病位主要在脾与肌肉，与肾虚关系密切，亦与心肺的功能失调及肝失疏泄有关。

本病多属本虚标实之候。本虚多为脾肾气虚或兼心肺气虚，标实为痰湿膏脂内停或兼水湿、血瘀、气滞等，临床常有偏于本虚及标实之不同。前人有"肥人多痰""肥人多湿""肥人多气虚"之说，即是针对其不同病机而言。

本病病变过程中常发生病机转化，一是虚实之间的转化，如食欲亢进，过食肥甘，湿浊积聚体内，化为膏脂，湿浊化热，胃热滞脾，形成肥胖，但长期饮食不节，可损伤脾胃，致脾虚不运，甚至脾病及肾，导致脾肾两虚，从而由实证转为虚证；而脾虚日久，运化失常，湿浊内生或土壅木郁，肝失疏泄，气滞血瘀或脾病及肾，肾阳虚衰，不能化气行水，可致水湿内停，泛溢于肌肤，阻滞于经络，使肥胖加重，从而由虚证转为实证或虚实夹杂之证。二是各种病理产物之间也可发生相互转化，主要表现为痰湿内停日久，阻滞气血运行，可致气滞或血瘀。而气滞、痰湿、瘀血日久，常可化热，而成郁热、痰热、湿热、瘀热。三是肥胖病变日久，常变生他病。《内经》中已经认识到肥胖与消瘅等病证有关，极度肥胖者，常易合并消渴、头痛、眩晕、胸痹、中风、胆胀、痹证等。

二、临床表现

(一)一般表现

单纯性肥胖可见于任何年龄,一般呈体重缓慢增加(女性分娩后除外),短时间内体重迅速地增加,应考虑继发性肥胖。男性脂肪分布以颈项部、躯干部和头部为主,而女性则以腹部、下腹部、胸部乳房及臀部为主。轻至中度原发性肥胖可无任何自觉症状,重度肥胖者则多有怕热,活动能力降低,甚至活动时有轻度气促,睡眠时打鼾。

(二)并发症

单纯性肥胖可引起许多不良的代谢紊乱和疾病。

1. 肥胖症与心血管系统

肥胖可致心脏肥大,部分肥胖者存在左室功能受损和肥胖性心肌病变。高血压在肥胖患者中非常常见,也是加重心、肾病变的主要危险因素,体重减轻后血压会有所恢复。

2. 肥胖症的呼吸功能改变

肥胖患者肺活量降低且肺的顺应性下降,可导致多种肺功能异常,临床以嗜睡、肥胖、肺泡性低换气症为特征,常伴有阻塞性睡眠呼吸困难。由于腹腔和胸壁脂肪组织堆积增厚,引起活动后呼吸困难,严重者可导致低氧、发绀、高碳酸血症,甚至出现肺动脉高压导致心力衰竭。此外,重度肥胖者,尚可引起睡眠窒息,偶见猝死的报道。

3. 肥胖症的糖、脂代谢

肥胖症脂代谢活跃的同时多伴有代谢的紊乱,会出现高甘油三酯血症、高胆固醇血症和低高密度脂蛋白胆固醇血症等,易导致动脉粥样硬化,糖代谢紊乱表现为糖耐量的异常甚至出现临床糖尿病。

4. 肥胖与肌肉骨骼病变

最常见的是骨关节炎,由于长期负重造成,使关节软骨面结构发生改变,膝关节的病变最多见。肥胖患者中大约有10%合并有高尿酸血症,容易发生痛风。

5. 肥胖的内分泌系统改变

脂肪组织可以分泌雌激素,所以肥胖女孩常见月经初潮提前。成年女性肥胖者常有月经紊乱,卵巢透明化增加,出现多毛,无排卵性月经或闭经。青少年肥胖者,不育症的发生率增加,常伴有多囊卵巢并需手术治疗或伴有卵巢功能衰退和FSH水平升高提早出现。男性伴有性欲降低和女性化,并且与雌激素相关肿瘤的发病率明显增高。另外,体脂堆积可引起胰岛素抵抗、高胰岛素血症。

6. 其他

由于静脉循环障碍,易发生下肢静脉曲张、栓塞性静脉炎、静脉血栓形成。患者皮肤上可有淡紫纹或白纹,分布于臀外侧、大腿内侧、膝关节、下腹部等处,皱褶处易磨损,引起皮炎、皮癣,乃至擦烂,平时汗多怕热、抵抗力较低而易感染。

三、辅助检查

肥胖患者一般应做相关检查,以便与相关疾病进行鉴别,明确是否存在并发症,并明确肥胖的病因。

1. 血脂检查:包括胆固醇、甘油三酯、高密度脂蛋白测定。

2. 血糖检查:包括葡萄糖耐量试验,血胰岛素测定。

3. 脂肪肝检查:B超、SGPT。

4. 水代谢检查:抗利尿激素测定。

5. 性激素测定:雌二醇、睾酮、FSH、LH。

6. 检查血皮质醇、T_3、T_4、TSH 等用以除外间脑性、垂体性、肾上腺皮质功能、甲状腺功能和自主神经紊乱等。

但注意由于肥胖症引起的一系列内分泌功能障碍也可引起上述检查不正常。为除外继发性肥胖,可考虑做下述检查以鉴别诊断:

(1) X线检查:蝶鞍是否扩大、骨质有无明显破坏。

(2) 心血管检查:心电图、心功能、眼底等。

(3) 肥胖患者的常规检查项目:实测体重、体重指数、肥胖体型、脂肪百分率、B超测定皮脂肪厚度、测血压。

四、诊断与鉴别诊断

(一)诊断标准

1. 临床症状

初期轻度肥胖仅体重增加20%~30%,常无自觉症状,中重度肥胖常见伴随症状,如神疲乏力,少气懒言,气短气喘,腹大胀满等。

2. 实验室诊断标准

肥胖症的诊断主要根据体内脂肪堆积过多和(或)分布异常。

(1) 体重指数(BMI):是较常用的衡量指标。体重指数(BMI)=体重(kg)/身高$(m)^2$。WHO提出BMI≥25为超重,≥30为肥胖。亚太地区肥胖和超重的诊断标准专题研讨会依据亚洲人往往在BMI相对较低时,就易出现腹型或内脏肥胖并显示患者高血压、糖尿病、高脂血及蛋白尿的危险性明显增加,故提出BMI≥23为超重,BMI≥25为肥胖。

(2)理想体重:理想体重(kg)=身高(cm)-105 或身高减 100 后再乘以 0.9(男性)或 0.85(女性)。实际体重超过理想体重的 20% 者为肥胖,超过理想体重的 10% 又不到 20% 者为超重。

(3)体脂的分布特征:可用腰围或腰臀围比(WHR)来衡量。腰围为通过腋中线肋缘与髂前上棘间的中点的径线距离;臀围为经臀部最隆起处部位测得的距离,腰臀比(WHR)为腰围与臀围的比值。腰围男性≥90cm,女性≥80cm,腰臀比 WHR>0.9(男性)或>0.8(女性)可视为中心型肥胖。

(4)内脏脂肪型肥胖的判定:BMI 在 25 以上,立位自然呼吸时脐周径男性 85cm 以上,女性 90cm 以上为疑似内脏脂肪型肥胖,CT 检查中,在自然呼吸时脐水平断面上内脏脂肪面积在 100cm^2 者诊断为内脏脂肪型肥胖。

(二)鉴别诊断

主要是与水肿、黄胖相鉴别。

五、治疗

(一)基础治疗

本病应以预防为主,应使人们认识到其危险性而尽可能地使体重维持在正常范围内。预防肥胖症应从儿童时期开始。目前,肥胖患病率增加的主要原因是环境,而不是代谢缺陷的"病理"影响或者个体基因的突变。由于遗传因素是不可改变的,因此,必须通过调控生活方式即合理的饮食及适宜的体力活动,来控制体重的上升。本病患者饮食宜清淡,忌肥甘醇酒厚味,多食蔬菜,水果等富含纤维、维生素的食物,适当补充蛋白质,宜低糖、低脂、低盐;养成良好的饮食习惯,忌多食,暴饮暴食,忌食零食;必要时有针对性地配合药膳疗法。适当参加体育锻炼或体力劳动,如根据情况可选择散步、快走、慢跑、骑车、爬楼、拳击等,也可做适当的家务等体力劳动。运动不可太过,以防难以耐受,贵在持之以恒,一般勿中途中断。减肥须循序渐进,使体重逐渐减轻,接近正常体重,不宜骤减,以免损伤正气,降低体力。

(二)辨证论治

针对肥胖本虚标实的特点,治疗当以补虚泻实为原则。补虚常用健脾益气;脾病及肾,结合益气补肾。泻实常用祛湿化痰,结合行气、利水、消导、通腑、化瘀等法,以祛除体内病理性痰浊、水湿、瘀血、膏脂等,其中祛湿化痰法是治疗本病的最常用方法,贯穿于本病治疗过程的始终。

1. 胃热滞脾

主症:多食,消谷善饥,形体肥胖,脘腹胀满,面色红润,心烦头昏,口干口苦,胃脘灼痛嘈杂,得食则缓,舌红苔黄腻,脉弦滑。

治法:清胃泻火,佐以消导。

方药:小承气汤合保和丸加减。肝胃郁热,症见胸胁苦满,烦躁易怒,口苦舌燥,腹胀纳呆,月经不调,脉弦,可加柴胡、黄芩、栀子;食积化热,形成湿热,内阻肠胃,而致脘腹胀满,大便秘结或泄泻,小便短赤,苔黄腻,脉沉有力,可加枳实、木香、槟榔等。

2.痰湿内盛

主症:形盛体胖,身体重着,肢体困倦,胸膈痞满,痰涎壅盛,头晕目眩,口干而不欲饮,嗜食肥甘醇酒,神疲嗜卧。苔白腻或白滑,脉滑。

治法:燥湿化痰,理气消痞。

方药:导痰汤加减。湿邪偏盛者,可加苍术、薏苡仁、赤小豆、防己、车前子;痰湿化热,症见心烦少寐,纳少便秘,舌红苔黄,脉滑数,可酌加竹茹、浙贝母、黄芩、黄连、瓜蒌仁等,并以胆南星易制南星;痰湿郁久,壅阻气机,以致痰瘀交阻,伴见舌黯或有瘀斑者,可酌加当归、赤芍、川芎、桃仁、红花、丹参、泽兰等。

3.脾虚不运

主症:肥胖臃肿,神疲乏力,身体困重,胸闷脘胀,四肢轻度浮肿,晨轻暮重,劳累后明显,饮食如常或偏少,既往多有暴饮暴食史,小便不利,便溏或便秘,舌淡胖,边有齿印,苔薄。

方药:参苓白术散合防己黄芪汤加减。脾虚水停,肢体肿胀明显者,加大腹皮、桑白皮、木瓜;腹胀便溏者,加厚朴、陈皮、广木香以理气消胀;腹中畏寒者,加肉桂、干姜等以温中散寒。

4.脾肾阳虚

主症:形体肥胖,颜面虚浮,神疲嗜卧自汗气喘,动则更甚,畏寒肢冷,下肢浮肿,尿昼少夜频。舌淡胖,脉沉迟无力。

治法:温补脾肾,利水化饮。

方药:真武汤合苓桂术甘汤加减。气虚明显,伴见气短,自汗者,加人参、黄芪;水湿内停明显,症见尿少浮肿,加泽泻、猪苓、大腹皮;若见畏寒肢冷者,加补骨脂、仙茅、淫羊藿、益智仁、肉桂温肾祛寒。

以上方药,水煎服,每日一剂。

(三)特色专方

1.荷芪散

由荷叶、黄芪、何首乌等组成,为中药配方颗粒,每日1剂,分两次冲服,饭后30分钟服用。益气、化痰、涤浊、轻身。临床研究表明,荷芪散可以改善脂代谢,降低TC、TG水平,其中对于TG水平的降低更为明显。

2.防风通圣散

由防风、荆芥、连翘、麻黄、薄荷、川芎、当归、白芍、白术、栀子、大黄、芒硝各

15g,石膏、黄芩、桔梗各 30g,滑石 90g,甘草 60g 组成,水煎内服,日一剂,分两次服。功用:疏风发汗、通腑泄浊,用于腹型肥胖者。对便秘伴高血压倾向者尤宜。有动物研究表明,对食饵性单纯性肥胖大鼠予防风通圣散后,可见体重减少倾向,同时对脂代谢也有影响。

3.大柴胡汤

由柴胡 15g,黄芩、芍药、半夏、枳实各 9g,大黄 6g,生姜 15g,大枣 5 枚组成。水煎内服,日一剂,分两次服。功用:和解少阳、内泻热结,用于躯体肥大的实证肥胖者。以 BMI＞25 以上的肥胖妇女为观察对象的研究表明,服用大柴胡汤可促进热量消耗,减轻体重。

4.防己黄芪汤

由防己 12g,黄芪 15g,白术 9g,甘草 6g,生姜 4 片,大枣 1 枚组成。水煎内服,日一剂,分两次温服后取微汗。功用:益气健脾、利水消肿,用于虚证、虚实夹杂证的肥胖患者。研究表明,防己黄芪汤可能对内脏脂肪型肥胖有治疗作用,对动脉硬化亦有预防作用。

5.血府逐瘀汤

由桃仁 12g,红花、当归、生地黄、牛膝各 9g,赤芍、川芎、桔梗、枳壳各 6g,柴胡、甘草各 3g 组成,水煎内服,日一剂,分两次服。功用:活血化瘀行气,用于气滞血瘀型肥胖者。有动物研究显示,使用血府逐瘀汤喂养大鼠后,其体质量、脂肪组织含量等均明显降低,表明此方有减肥功效。

(四)中成药

1.轻身降脂乐

由何首乌、夏枯草、冬瓜皮、陈皮等 16 味中药组成。每次 1 袋,日两次,温水冲服。功用:养阴清热、滋补肝肾、润肠通便、化痰散结,主治单纯性肥胖病脾胃湿热型和阴虚内热型,此为我国第一个"准"字号减肥中成药。

2.轻身消胖丸

由黄芪、白术、薏苡仁、滑石、泽泻、山楂、罗布麻组成。每次 30 粒,日两次,口服。功用:益气降脂、利湿消胖,主治单纯性肥胖病,此为北京同仁堂制药厂生产。

3.三叶减肥茶

由荷叶、决明子、普洱茶、桑叶、山楂组成。每次 1 袋,日 1～2 次,水冲服。功用:化痰逐饮、润肠通便,主治单纯性肥胖病,此为我国卫生部门批准的保健食品。

4.保和丸

由焦山楂、炒神曲、半夏、茯苓、陈皮等组成。口服,水丸 1 次 6～9 克,大蜜丸 1 次 1～2 丸,1 日 2 次,小儿酌减。功效:消食导滞,和胃助运,适用于胃热滞脾、食积停滞之肥胖。

第七章 代谢性疾病

5.参苓白术丸

由党参、白术、茯苓、山药、白扁豆等组成。空腹口服,6~9克/次,2次/日。功效:补脾益气,调胃和中。用于脾肺气虚之肥胖,临床上多伴见食少便溏、肢倦乏力等证。

6.湿消丸

由熟地黄、生地黄、北沙参、白术、白芍等组成。口服,1次1丸,1日2次。功效:滋阴补肾,健脾益胃,利湿消肿,适于脾肾阴虚、湿盛所致单纯性肥胖、水肿等。

7.香砂枳术丸

由木香、砂仁、白术、枳实组成。口服,1次10克,1日2次。功效:健脾开胃,行气消痞。用于脾胃虚弱、饮食不化、气滞不行之肥胖的治疗。

(五)中药单药

研究表明,具有减肥作用的中药有何首乌、荷叶、菟丝子、枸杞子、玉竹、地黄、山楂、莱菔子、栀子、防己、泽泻、赤小豆、薏苡仁、猪苓、茯苓、柴胡、菊花、茵陈、大黄、女贞子、旱莲草、苍术、夏枯草、丹参、决明子、番泻叶、冬瓜皮、车前子、麻仁等,可做食材或水煮或冲泡饮用,临证可酌情选用。

(六)拔罐疗法

基本取穴:中脘、天枢、水分、建里、足三里、三阴交、丰隆。

每次选穴4~5个,根据患者肥胖程度或局部脂肪厚薄程度选用2#~4#的火罐,在局部先反复闪罐,直至皮肤潮红,再留罐10~20分钟每周3次,10次为1个疗程。

(七)气功疗法

气功疗法历史悠久,是我国独特的一种保健方法。气功减肥功能以调身、调息、调心来疏通任督二脉、十二经络,从而引导真气。通过长期的气功锻炼,使人体内的精气内聚,真气运行,阴平阳秘,经络通畅,促使过多的脂肪分解代谢,从而达到减肥的目的。

练功前5~10分钟做准备,放松全身,集中意念,排除杂念,使大脑处于清醒而安静的状态,有助于提高质量。练功的时间可根据体力循序渐进,一般每次20~30分钟,每日1~2次,一般在早上、下午或睡前。

具体练功方法:

1.静功法

①意想法:意想肥胖部位多余脂肪在"气"的作用下,沿两下肢到涌泉穴排出,意想体型恢复正常;②意境法:想象自己处在美好的环境中,使自己形体和精神处在最佳放松状态,使大脑充分休息,从而调整全身内分泌系统的功能;③经络疏通法:意想全身气血沿手三阴经、手三阳经、足三阳经、足三阴经依次运行,上吸下呼,

配合任督二脉气血运行,周而复始,疏通各经络,达到减肥的目的。

2.动功法

此法应与静功相结合,目的在于激发调整人体的生理功能,起到平衡阴阳、疏通经络、培育真气的功效。①太极拳:此法运动量较大,且需配合逆呼吸法,一般以杨氏太极拳为基础起练,不仅能强体健身延年,也可达到减肥健美的要求,其作用已被大量临床实践证明;②五禽戏:此法乃华佗根据古代导引术,模仿五种动物(虎、鹿、熊、猿、鸟)的动作要点创造出来的保健运动,不仅能使体态均匀,还能延年益寿。

研究表明,小强度的有氧运动,强度适中,动作和缓,通过对人体形、意、气的调节,改善人的精神状态,增加细胞活性,有效调节人体的免疫平衡能力,适合各种肥胖人群,特别适合体质虚弱、老年肥胖者。

(八)推拿疗法

推拿减肥是安全有效、无创伤、无副反应、见效快、易接受的减肥的方法,可以疏通经络、减少脂肪堆积、调理胃肠功能,达到减脂减重的目的。

共同手法:一指禅推法、肘推法、攘法等疏经活络,激发经气;直推法、捏法(分捏督脉与捏任脉)、旋推法、拿法等泻阴经,补阳经;摩法、擦法、蝶转法、抖腹法等消脂、排脂。

各型特异手法:

脾肾阳虚型:擦肾俞、命门;拳击大椎;擦督脉;按揉百会。

胃肠热结型:推下七节骨;振小腹;按揉三阴交、阴陵泉。

寒湿困脾型按揉三阴交、阴陵泉;捏脊;擦督脉;摩腹;指振中脘。

肝郁气滞型按揉太冲、期门、太阳;擦胁肋。

阴虚内热型按揉太溪、三阴交、阴陵泉;捏脊。

一般每日1次,隔天治疗,每次30~40分钟,轻中度肥胖10~15次为一疗程,重度肥胖20次为一疗程。

(九)针灸疗法

1.体针疗法

(1)整体减肥:针刺可使基础胃活动水平降低,并延迟餐后胃排空时间而降低食欲,多以脾经、胃经经穴为主。以足三里、天枢、阴陵泉、丰隆、梁丘、三阴交、关元、中脘为基础穴,辨证加减:①脾虚痰湿型:内关、水分、公孙;②胃热湿阻型:曲池、四满、内庭;③肝郁气滞型:膻中、太冲、期门、血海;④脾肾两虚型:脾俞、肾俞、命门、阳陵泉;⑤肠燥便秘型:支沟、腹结、上巨虚;⑥阳虚水泛型:复溜、上脘、水道、阴谷。

(2)局部减肥(围刺法):腹部沿肚脐旁开1.5寸围刺1周,针与针之间相距1.5

寸,不计针数;第2圈沿肚脐旁开3寸围刺,于第1圈两针之间取穴;第3圈沿肚脐旁开4.5寸围刺,于第2圈两针之间取穴,依据患者腹部具体情况选择2圈或3圈围刺即可。其他部位:选取肌肉丰厚部位四周围刺,针与针之间相距1.5寸,不计针数,中心刺1针。根据虚实施以补泻手法,留针30分钟,隔日1次,10次为1疗程。

2.电针疗法

取穴参照体针,主穴接通电针治疗仪,施以疏密波,输入电流量以患者能耐受为度,每次留针为半小时。

3.耳穴疗法

取胃、内分泌、神门、脾、肌点、皮质下、交感为主穴,配以其他穴位。

耳穴压丸法:一般每次选择2~3个主穴,1~2个配穴,将贴有王不留行的医用胶布固定于相应耳穴上,每天于饭前半小时或饥饿时、睡前自行由下至上按压各穴3~5次,每次按压3~5分钟,以局部酸痛感为度。夏天2~3天换1次,春秋冬天3~5天换1次,10次为1个疗程,每次贴压一侧耳郭两耳交替应用,直至疗程结束。

耳穴埋针法:每次选穴2~4个,选取针感较强的穴位治疗,两耳交替应用,采用图钉型皮内针,埋藏后以小方块胶布固定,每日于饭前15分钟或饥饿时按压刺激,按压次数以局部酸痛感为度。一般留针3~5天,5次为一疗程,疗程之间间隔5~7天。

4.穴位埋线法

基本取穴位:中脘、天枢、大横、关元、足三里、丰隆。

取穴主要为任脉、足太阳膀胱经、脾胃大肠经穴及阿是穴(腹部、腰部、臀部及腿部脂肪厚实处),根据病情辨证选穴。

局麻后将针刺入穴位,患者出现针感时将肠线推入组织中。一般根据需要埋穴,每次选穴10~30个不等,各穴位可交替使用,2~4周埋线一次,3~5次为一疗程。

5.梅花针疗法

取脊柱两侧、上下腹部、腿部内侧,中—重度叩刺。

6.穴位刮痧法

胸腹部取膻中、中脘、关元;背部取背俞穴,主要为脾俞、肾俞;腿部取三阴交、丰隆穴。

根据皮肤粗嫩及脂肪厚薄程度选用不同刮具,亦可用手指,涂上润滑剂,由上而下刮拭,以局部皮肤出现红色或紫色的斑瘀点,伴轻微疼痛感为度,一般两次刮痧之间间隔1周左右。

7.艾灸疗法

中脘、脾俞、胃俞、三焦俞、足三里、丰隆、命门、阴陵泉。

辨证选穴,每次选穴 2～3 个,对于脾虚湿盛、脾肾两虚型可选用温和灸、回旋灸,以局部皮肤潮红、有温热感为度,胃热湿阻、肝郁气滞型可选用雀啄灸,脾肾阳虚还可选用隔姜灸。每日 1 次,15 次为一疗程。

8.其他

针灸治疗还有芒针疗法、穴位贴敷疗法、磁疗等,均具有明显的临床疗效。

第四节 代谢综合征

代谢综合征(MS)是以中心性肥胖、糖尿病或糖调节受损、高血压、血脂异常以及胰岛素抵抗(IR)为共同病理生理基础,以多种代谢性疾病合并出现为临床特点的一组临床综合征。其临床重要性在于与之相关的高危心血管疾病和糖尿病等。随着经济的发展,生活水平的提高,人们的生活方式和饮食结构发生很大变化,MS 的发病率逐年上升,其导致的心血管并发症的危险性也明显增加。MS 已成为一个新的公共卫生问题,并引起了医学界的广泛重视。

中医学并无 MS 病名,依据 MS 发病和临床表现,现代医家大多从其对应的中医病名"头痛""眩晕""湿阻""消渴""肥胖"等来论治,总体认为本病相当于中医"痰湿瘀浊综合征"。近年来,随着中医、中西医结合研究的不断深入,MS 无论在基础理论研究,还是临床经验的积累方面,均取得了可喜的成果。

一、病因病机

本病的发生,多与饮食不节、情志失调、过逸少动、起居无常、年老体虚等有关。外感六淫、内伤七情、饮食劳逸不节影响水湿的敷布、运化、排泄,可聚湿生痰,痰湿停于体内既可阻滞气机,影响脏腑气机的升降,又可以流注经络,阻碍气血的运行,形成瘀血,因此痰、湿、瘀可互相影响,互为因果,而发本病。

(一)饮食不节

中医认为"过食"和"少动"是 MS 的两大主因。"饮食自倍,脾胃乃伤",饮食过剩,壅滞中焦之气,有碍脾胃升降,枢机不得斡旋,最终导致运化失职,脾气郁滞;多食肥甘,肥者令人内热,甘者令人中满,所碍的也是中焦气机。少动即活动减少,过度安逸,"脾合肌肉,主四肢",活动的减少必然影响脾的健运。脾不能为胃行其津液,脾不散精,物不归正化则为痰、为湿、为浊、为脂,故发为本病。

（二）情志失调

肝主疏泄，调情志，助脾胃之运化。若情志失调，疏泄失常，肝木乘脾，则脾胃运化不健，水湿不化，聚而为痰，为饮；或情志不舒，肝气郁结，血行艰涩，水液代谢受阻，也可为痰为湿。

（三）肾气亏虚

年老体虚，肾气亏虚，不能化气行水或肾阳虚衰，蒸腾汽化功能减弱，津液不能蒸化而为痰浊。《素问·阴阳应象大论》曰："年四十而阴气自半也，起居衰矣。"中年以后，肾气渐衰，肾阳不足则不能化气行水，脾土失其温煦而健运失司，又过食肥甘，运化不及，以致水液内停，湿浊内聚，痰淤渐生，而发此病。

由此可知，本病发病，脾肾两虚是内因，饮食不节，运动过少等是外因，肝失疏泄是其重要环节，"痰浊瘀血"是其主要的发病机制。

二、临床表现

（一）症状

MS 的主要临床症状为头痛、头晕、胸胁闷胀、气短懒言、神疲乏力、口渴欲饮、多食善饥等；亦有部分患者可表现为无明显症状。

（二）体征

MS 临床典型特征为：中心性肥胖、体重超重、血压偏高等（根据身体脂肪分布，以上半身或男性为主的肥胖称为中心性肥胖，WHR 值男性≥0.9，女性≥0.85，其脂肪主要分布在腹部，另一类以下身或女性为主的肥胖称为外周性肥胖）。

三、辅助检查

（一）血脂异常

根据《中国成人血脂异常防治指南》，血脂水平分层标准如表 7-4-1。

表 7-4-1 血脂水平分层标准

分层	总胆固醇（TC）	低密度脂蛋白（LDl-C）	高密度脂蛋白（HdL-C）
合适范围	<5.18mmol/L (200mg/dL)	<3.37mmol/L (130mg/dL)	≥1.04mmol/L (40mg/dL)
边缘升高	5.18~6.19mmol/L (200~239mg/dL)	3.37~4.12mmol/L (130~159mg/dL)	
升高	≥6.22mmol/L (240mg/dL)	>4.14mmol/L (160mg/dL)	≥1.55mmol/L (60mg/dL)

分层	总胆固醇(TC)	低密度脂蛋白(LDl-C)	高密度脂蛋白(HdL-C)
降低			<1.04mmol/L (40mg/dL)

LdL-C 是导致冠心病的重要危险因素,其控制目标为 LdL-C<2.5mmol/L。由于 LdL-C 占 TC 60%~70%,随 LdL-C 的降低,TC 也可降至目标水平。低 HdL-C 水平与冠心病患病率呈反比,HdL-C 水平应>1.1mmol/L。近年来的一些研究和分析表明高 TG 是冠心病的独立危险因素,这主要是因为某些富含甘油三酯的脂蛋白(TGRL)具有致动脉粥样硬化性,此外,高 TG 常合并有低 HdL-C 等其他血脂异常和代谢综合征,TG 应控制在<1.5mmol/L。

(二)血糖代谢异常

血糖主要是指血液中的游离葡萄糖,属于己醛糖,分子式 $C_6H_{12}O_6$,不包括其他的糖类如糖脂和糖蛋白等含糖成分。其检查方法过去有 Folin-吴法、磷甲苯胺法、Benedict 法等,因为特异性差或易于被其他物质干扰而被废止,目前国内外多应用葡萄糖氧化酶法进行测定。

测定血糖的方法常用的有三种:静脉血浆葡萄糖(VPG),毛细血管全血葡萄糖(CBG)和静脉全血葡萄糖(VBG)。其中以前二者最常采用。以不同方法测得的结果略有差异,VPG 方法测得的结果较 CBG 高 10%,较 VBG 高 15%左右。血液中的红细胞可以消耗一定量的葡萄糖,故全血应该在 1 小时内分离血浆并进行相关检查。

分析血糖报告时还须注意除外引起葡萄糖浓度增高的其他情况,如注射糖后、各种内分泌疾患、脑部病变及应激性情况等。空腹血糖应做到禁食 8 小时以上,并于第二天清晨取静脉血。采集标本后应尽快进行相应的实验室检测。餐后血糖是指负荷后(进食碳水化合物或糖类后)的血糖,多应用餐后 2 小时的血糖,一般是从进食开始计算时间。诊断时应用静脉血糖作为指标,负荷的葡萄糖为 75g 无水葡萄糖。

(三)体脂分布异常

中国人腰围:男性≥90cm、女性≥80cm 为腹型肥胖。WHR=腰围÷臀围,WHR 是区分体脂分布类型的指标,正常人:男性<0.90、女性<0.80。若男性>0.90 为中心性肥胖,女性>0.80 为中心性肥胖。

WHO 推荐的 WHR 测量方法是:腰围是受试者取站立位,双足分开 25~30cm,在肋骨最下缘和髂骨最上缘之间的中间水平,在平稳呼吸时测量,臀围在臀部最突出部位测量周径。该法能反映腹内脂肪的变化,但受测量人手法及经验的影响。

四、诊断与鉴别诊断

(一)诊断标准

国际糖尿病联盟诊断标准:一个个体在具有必备指标的基础上至少还具有其他指标中的任何两项可被诊断为 MS。目前多以此标准为准。

1.必备指标

中心性肥胖(不同种族腰围有各自的参考值,推荐中国人腰围切点:男性≥85cm;女性≥80cm)。值得一提的是,中国人群腰围的确定,主要基于中国上海市和香港的流行病学资料;而采纳空腹血糖作为高血糖的诊断标准,并非排除负荷后血糖的重要性,只是为了简化临床操作,更有利于标准的执行,因此在空腹血糖≥100mg/dL(5.6mmol/L)的人群强烈推荐进行口服葡萄糖耐量试验(OGTT)。

2.其他指标

甘油三酯(TG)水平升高:>1.7mmol/L(150mg/dL),或已接受针对性治疗。高密度脂蛋白-胆固醇(HdL-C)水平降低:男性<0.9mmol/L(40mg/dL),女性<1.1mmol/L(50mg/dL),或已接受针对性治疗。血压升高:收缩压≥130mmHg或舒张压≥85mmHg,或已接受降压治疗或此前已被诊断为高血压。空腹血糖(FPG)升高:FPG≥5.6mmol/L(100mg/dL),或此前已被诊断为 2 型糖尿病。如果 FPG≥5.6mmol/L(100mg/dL),强烈推荐进行口服葡萄糖耐量试验(OGTT),但是 OGTT 在诊断 MS 时并非必要。

(二)鉴别诊断

主要是与虚劳、痞满等疾病相鉴别。

五、治疗

(一)基础治疗

1.辨体质论饮食

饮食疗法是 MS 的基础。按照中医理论将食物分为寒凉、温热、平性三类,在 MS 的不同时期,可以根据患者的具体体质和表现出来的病理体征采用不同的饮食剂型,如药粥、药膳汤羹、药膳菜肴等,使食物的性味结合,可以显示出食品独特的口感和功用。

辨证论治是中医学的一条基本原则,它是中医的精髓之一,优势所在。中国食物学针对不同的体质给予相应的饮食,即为辨体质论饮食。根据 MS 的发患者群,大致可辨为以下体质:

(1)痰湿体质:平素喜食肥甘厚味,从而损伤脾胃功能,聚湿成痰所致。临床多表现为:形体肥胖,腹部肥满,面色萎黄,大便不实,舌质淡胖,边有齿印,苔滑腻或白腻,脉濡而滑。

饮食原则:多以健脾利湿、化痰为原则。

①以淡味、性温食物为主。淡以渗湿,温以化阴。如薏苡仁、扁豆、黑豆、豆腐等。

②辅以健脾补气的食物以助脾运,如生姜、黄芪等。

③适当添加理气的食物以行气化湿,如陈皮、佛手瓜等。

④低盐饮食。食宜清淡、易消化。

⑤忌油腻厚味、酸涩、甘甜、寒凉食物,总之,要以清淡、温食为主。

⑥三餐定时,食不过饱,禁吃夜宵。

(2)阳虚体质:指阳气偏虚,人体生理功能减退,临床多表现为:形寒肢冷,畏寒喜暖,少气懒言,面色苍白,口淡不渴,大便溏薄,小便清长,舌淡胖嫩,边有齿痕,脉象沉细无力。

饮食原则:日常食物应以温、热食物为主,还应配合补气的食物,以助脏腑之功能,顾护脾胃,增强抗寒能力,宜温补阳气、温里散寒。

①食以甘、温为主。甘温以补阳气,如羊肉、狗肉、鹿血、淡菜等。

②适当佐以辛、热之品,用辛热之物散寒、温阳,如生姜、桂皮、茴香等。

③忌用寒凉、生冷食物,如芹菜、绿豆、棒冰、生萝卜等。

(3)气虚体质:以元气不足,脏腑功能减退,抗病力下降为特征,临床多表现为:倦怠无力,少气懒言,容易出汗,动则气喘,易于感冒,食欲缺乏,消化不良,大便溏薄,舌淡苔薄白,舌胖大或有齿痕,脉虚缓。

饮食原则:多以益气健脾为基础

①以甘、平为主。多选用以味甘、平性食物以补气,如鸽子、鹌鹑、鸡肉、粳米等。

②辅以辛温之品。辛温助阳升气,保障气机通畅,如陈皮、生姜、砂仁等。

③食不宜过饱。气虚之人脾胃运化功能减退,不宜过饱,以七分为度。

④控制肥甘厚味。肥甘厚味有碍消化吸收,不可过食肥厚。

⑤忌用寒凉、苦味食物。寒凉伤气,苦伤脾胃,如苦瓜、莲子心等。

2.中医学四气、五味与膳食平衡

膳食平衡通常是指膳食中寒热、温凉的平衡或者利用食物的不同性味来调整已经失衡的机体,祛邪扶正,使人体气血阴阳恢复平衡,达到阴平阳秘,促进健康。中医食物学用五行关系类比五脏关系、五味关系和五方关系,以"实则泻其子,虚则补其母"作为应用原则,饮食中夏天用咸,秋天用苦,春天用辛,冬天用甘;补肝用酸,补肺用辛,补心用苦,补脾用甘等,虽说有用,但也不能为过,过则反伤。

(二)辨证论治

MS与脾、肝、肾三脏关系密切,以痰浊、瘀滞为其病机核心。脾失健运,肝失疏泄,脾肾不足;水湿内生,痰浊停滞,瘀血内阻而为本病。病久郁积化热,耗气伤阴,本虚标实。

痰浊瘀血既是病理产物,生成之后又可作为致病因素,渗透到机体的各个脏腑、经络,引发多种病变,临床治疗上要早期介入、积极治疗。

1.气滞湿阻证

主症:患者可没有明显不适,仅有体胖腹满、食多、不耐疲劳等症状,舌苔厚腻,脉象弦或略滑。

治法:行气化湿。

方药:四逆散合平胃散加减,柴胡、白芍、枳实、甘草、苍术、厚朴、陈皮。

加减:口苦目赤加决明子、夏枯草,大便干结加生大黄。

体胖为形体症状,腹满、食多为肠胃症状,不耐疲劳为气虚湿阻表现,舌苔厚腻,脉象弦或略滑均为湿阻之象。患者处于疾病初起阶段,以"郁"为其病机特点,治宜行气化湿,以解郁滞。四逆散原治阳郁厥逆证,后世多用作疏肝理脾之通剂,方中柴胡、白芍以敛阴合阳条达肝气,佐以枳实理气解郁,与柴胡一升一降,加强疏畅气机之功;平胃散为湿滞脾胃的主方,方中苍术臣以厚朴,燥湿以健脾,行气以化湿,佐以陈皮理气和胃,甘草和中,调和诸药,使湿浊得化,气机调畅,诸症自除。

2.痰瘀互结证

主症:胸脘腹胀,头身困重,或四肢倦怠,胸胁刺痛,舌质黯、有瘀斑,脉弦或沉涩。

治法:祛痰化瘀。

方药:二陈汤合桃红四物汤加减。陈皮、半夏、茯苓、桃仁、红花、川芎、当归、赤芍、生地黄。

加减:眩晕加天麻、白术,胸闷加瓜蒌,大便黏滞加槟榔,胸中烦热、痞满胀痛加黄连、半夏、瓜蒌。

胸脘腹胀、头身困重、四肢倦怠、脉弦为痰湿内蕴之象,胸胁刺痛、舌质黯、有瘀斑、脉沉涩为瘀血内阻之象,痰瘀既是病理产物,生成之后又可作为致病因素,渗透到机体的各个脏腑、经络,引发多种病变。治疗上以二陈汤化痰,桃红四物汤活血化瘀。

3.气阴两虚证

主症:疲倦乏力,气短自汗,口干多饮,大便干结,舌质淡红,少苔,脉沉细无力或细数。

治法:益气养阴。

方药:生脉散合防己黄芪汤加减。太子参、麦冬、五味子、黄芪、汉防己、白术、茯苓。

加减:纳差加焦山楂、炒神曲,胃脘胀闷加苍术、厚朴。

口干乏力是气阴两虚证的主要症状,此时已经进入"虚"的阶段,临床表现常为虚实夹杂,治疗尤须着力辨清主次,当虚实两顾,灵活用药。治疗中防己黄芪汤偏于补气,而生脉散则为气阴双补之品。

4.脾肾气虚证

主症:气短乏力,小便清长,腰膝酸痛,夜尿频多,大便溏泄,或下肢水肿,尿浊如脂,阳痿,头昏耳鸣,舌淡胖,苔薄白或嫩,脉沉细或细弱无力。

治法:补脾益肾。

方药:四君子汤合右归丸加减。党参、白术、茯苓、肉桂、附子、鹿角胶、山药、山茱萸、地黄、菟丝子。

加减:腰膝酸痛加炒杜仲、补骨脂,下肢水肿加茯苓皮、大腹皮,畏寒肢冷加桂枝、生姜。

此阶段已经进入"损"的阶段,气短乏力、大便溏泄为脾虚之象,为后天之本受损之表现;小便清长、腰膝酸痛、夜尿频多下肢水肿、尿浊如脂、阳痿、头昏耳鸣为肾虚之象,为先天之本亏虚之表现,治疗以四君子汤健脾以补后天,右归丸补肾以补先天。以上方药,水煎服,每日1剂。

(三)特色专方

1.轻身消脂汤

此方适用于脾虚湿阻、痰瘀互结型单纯性肥胖。

轻身消脂汤组成:何首乌、生山楂各15g,白术、泽泻、荷叶、炒决明子各10g,冬瓜皮30g,柴胡、红参、三七粉各6g,生大黄5g,水蛭3g。

适应证:形盛体胖,心慌,胸闷,气短,头晕目眩,神疲乏力,大便稀溏,舌质淡,苔白腻,脉弦滑或濡滑。

加减:兼有食欲缺乏,脘腹胀满者,加厚朴、鸡内金;面目浮肿者,加车前子、大腹皮;痰多者,加半夏、橘红。

2.五苓散

五苓散为温阳化气、健脾利水之剂,《金匮要略》治痰饮,遵原书制散剂服用。

药物组成:猪苓、茯苓、泽泻各30g,白术60g,桂枝18g。服法:每次服3~6g,早、晚各服1次,温水送下。

白术用量加倍,因为肥胖、冠心病及高血脂患者,均为久病中虚之人,白术补脾益气,服用耐久。《本草通玄》载:"白术补脾胃之药,更无出其右者……土旺则清气上升而精微上奉,浊气善降,而糟粕下输……"所以白术不仅能利尿而且能润通大便。

据现代实验报道：白术有降低血糖，促进胃肠分泌，促进血液循环，利尿及升高白细胞的作用；桂枝扩张血管，并能镇静止痛，促进胃液分泌，增强消化功能；茯苓、猪苓均有利尿、镇静、提高免疫力、抗肿瘤的作用，泽泻具有降压降血脂、解除血管平滑肌痉挛的功能。

3. 黄连温胆汤加味

中医学对消渴病和肥胖之间的关系早已有了认识，《景岳全书》记载："消渴病，其为病之肇端，皆膏粱肥甘之变，富贵人病之而贫贱者少有也。"即过食肥甘，损伤脾胃，滋生痰热，发为消渴。肥胖痰湿型体质者血糖、血胰岛素显著高于非痰湿型体质。此与现代医学认为的"肥胖"是产生胰岛素抵抗并最终导致糖尿病发生的主要因素之一的观点相符。

中医学治疗消渴多采用益气养阴、生津止渴法，验之多数如此，而此类患者用之实难奏效，改用清热化痰之法，效如桴鼓。

药物组成：黄连15g，半夏10g，茯苓18g，竹茹15g，陈皮10g，枳实10g，天花粉15g，白术12g，泽泻12g，甘草5g。服法：每日1剂，水煎2次分服。

加减：头晕者，加天麻、石菖蒲；心悸、失眠者，加远志、炒酸枣仁；大便干者，加生大黄、全瓜蒌；肢麻疼痛者，加鸡血藤、地龙、丹参。

黄连温胆汤加味方中黄连、半夏、竹茹清热化痰、燥湿和胃，现代药理研究，黄连有增加胰岛素敏感性，降低血糖的作用。加白术、泽泻助茯苓健脾化痰利湿，脾旺湿祛则痰无以生，且白术有降糖、泽泻有降脂之功；陈皮、枳实理气散结；天花粉清热、生津止渴以降血糖；甘草调和药性。诸药合用，使痰热清，气阴得复，则诸症解。

4. 达原饮

方药组成：槟榔12g，厚朴、草果各9g，知母、黄芩各10g，白芍15g，甘草6g。服法：水煎服，每日2次。待症状好转后，按原药量比例制成散剂，每服6g，每日3次。服药1个月为一个疗程，一般服用3个疗程。

达原饮中槟榔降气破滞；厚朴除湿化痰，行气散满；草果辛香辟秽，燥湿止呕，宣透伏邪，直达募原，使邪气溃散、速离膜原，痰湿等病邪得以祛除。痰湿内郁则可弥留三焦，故用黄芩清上焦、芍药清中焦、知母清下焦；又可和营护津，祛邪外出。共合药用之，可祛除伏于血内痰湿、体内湿浊，从而起到降脂减肥的作用。

采用达原饮化湿祛痰、通腑消导、疏利肝胆，用于临床降脂减肥，总有效率达95％。

本方经临床服用，未见任何毒副作用。检查肝功能、血、尿常规、心电图均无异常。具有疗效肯定、药源丰富、费用低廉、患者易于接受的优点，又克服了西药降脂药长期服用有胃肠反应的不足,是临床治疗本病可选择的方药。

(四)中药成药

有学者等观察四泰片(生地,葛根,女贞子,地龙,泽泻,决明子等组成)治疗高血压患者30例,与卡托普利组对照,四泰片组降压总有效率为80.00%,卡托普利组为86.67%,两组比较差异无显著性($P>0.05$);治疗后两组患者空腹胰岛素较治疗前均显著下降($P<0.01$),胰岛素敏感指数明显升高($P<0.01$),揭示四泰片具有改善高血压病胰岛素抵抗的作用。有学者等观察糖脂消(丹参,汉防己,黄连,水蛭,黄芪,山药,丹皮,左旋精氨酸等组成)治疗糖尿病组21例,血脂异常组22例,与对照组相比,能明显改善症状,降低血糖,调节血脂,对胰岛素抵抗也有明显作用($P<0.05$)。

(五)单味中药

近年来,对单味中药的研究也越来越多,研究发现,葛根、丹皮、黄连、知母、黄芪、人参、大黄、麦冬、冬虫夏草等中药对胰岛素抵抗均有改善作用。有学者用黄芪补脾益气,升举脾气,充盈肺气;以升麻柴胡升清举陷,有学者认为苍术有降血糖作用。

(六)针灸疗法

针刺疗法是中医治疗代谢综合征的重要方法之一,它是以中医学的经络学说为指导,辨证取穴,运用体针刺激人体有关穴位,以疏通经络气血,调理脏腑阴阳的失衡使阴平阳秘,机体功能恢复常态而达到减肥降脂的目的。

《医门法律》对本症有"肥人湿多"的描述,指出"脾为生痰之源",因此,临床上应用针刺减肥常取足阳明胃经、足太阴脾经、足太阳膀胱经、任脉等经穴,以健脾除湿、调和营卫、通利三焦,使水湿得以正常排泄,从而恢复正常的水液代谢功能及大肠传导功能而获得满意疗效。

1. 针刺胃经经穴

消谷善饥是肥胖症早期的主要表现,此外还表现为口干、口臭、大便秘塞、小便短赤等胃肠实热的症状。胃经穴位可以作用于肥胖发生和发展的多个环节,是治疗胃肠实热型肥胖的关键而有效的选穴。

治疗方法:依据中医辨证施治的理论,以胃经穴位为主,取双侧梁门、滑肉门、天枢、外陵、大巨、水道、梁丘、足三里、丰隆、上巨虚、下巨虚、内庭,每次取6~10对穴位为主穴,加中脘、带脉等穴。

操作:用1.5~3寸(29~30号)毫针,施以提插捻转得气后,将两组主穴针柄与电针仪相接,选疏密波,频率为40~100Hz,强度为310~1010mA,余穴10分钟行针1次,随证补泻,留针30分钟。

疗程:隔日治疗1次,1个月为1个疗程,共治疗3个疗程。

通过观察,发现针刺治疗3个疗程患者的体重、腰围、BMI的变化,部分患者表现为腰围先于体重回降,对于胃肠实热型,胃经穴位较其他腧穴在减少腰围上作用突出,且在体重下降减慢时,腰围仍能继续减少,提示针刺可能有促进脂肪良性分布的作用。

2.针刺华佗夹脊

针刺取穴:华佗夹脊穴(第3胸椎至第5腰椎)

操作方法:穴位常规消毒,用0.25mm×50mm毫针向正中斜刺或成45°角进针深度1~1.5寸。施捻转泻法,以患者有酸胀感为度,留针30分钟,每日1次,15天为1个疗程。

近年来有研究报道针刺华佗夹脊穴可兴奋交感神经,抑制迷走神经亢进状态,增强肥胖患者下丘脑-垂体-甲状腺系统的功能,促进新陈代谢。实验表明,针灸对患者体内的调整作用是通过多种活性物质、多种代谢途径的综合作用,致使神经、内分泌和物质代谢正常,从而达到减肥效果,使病态机体得到改善。

中医认为华佗夹脊穴分布于督脉两侧,督脉为诸阳之会,主一身之阳气。针刺华佗夹脊穴(第3胸椎至第5腰椎)并向督脉斜刺,可调节各脏腑功能,振奋阳气,调畅气机,通调上、中、下三焦。使阳气旺盛,气机通畅,三焦气化功能协调平衡,则可使水液代谢正常,水谷得以化为精微,维持人体正常生理功能,病理性的痰、浊、水饮得以消除而不能滞留成为膏脂。

3.肥三针

取穴:肥三针(中脘、带脉、足三里)

针刺方法:使用华佗牌30号不锈钢毫针,患者取仰卧位,常规消毒进针。中脘、足三里穴选用1.5寸毫针,直刺1.2寸,得气后行提插泻法和大幅度、快频率捻转,产生较强的针感;带脉穴选用4寸针,入针后沿着腹壁向肚脐围刺,即双侧带脉透刺。接通电针仪,调至疏密波,把微电流接通于针体上,电流强度以患者能耐受为度,留针40分钟。

疗程:隔天治疗1次,10次为1疗程,连续观察治疗3个疗程。

"肥三针"是某学者从临床经验中总结出来的。足三里是足阳明胃经的合穴,同时也是胃经的下合穴,针刺足三里可以疏调阳明经气,通调肠胃。中脘属于胃经的募穴,腹部局部取穴,直接调理脾胃的消化功能。针刺中脘穴时,针刺深度比较深,过了皮肤就到脂肪,脂肪层厚,所以中脘穴是根据肥瘦来定深浅。带脉穴位于腰腹部的中部,起于少腹之侧,季胁之下,环身一周,络腰而过,约束诸经脉,如同束带。肥胖的患者,尤其是腹部肥大的患者,起因多与带脉的约束功能下降有关,所以选用带脉穴,加以电流刺激,能畅通带脉经气,管束诸经脉,且能加强局部的刺激作用而治疗肥胖之腰腹肥大者。通过针刺肥三针,可以起调整脾胃功能、化脂降浊作用,而达到减肥目的,使病态机体得以恢复。

(七)其他特色疗法

1. 穴位埋线

穴位埋线作为一种复合性治疗方法,除了具有腧穴的治疗作用外,还具有其本身的优势。

首先,埋线方法对人体的刺激强度随着时间而发生变化。初期刺激强,可以抑制脏腑阴阳的偏亢部分,后期刺激弱,又可以补益脏腑阴阳之不足。这种刚柔相济的刺激过程,可以从整体上对脏腑进行调节,使之达到"阴平阳秘"的状态。

其次,埋线疗法利用其特殊的针具与所埋之羊肠线,产生了较一般针刺方法更为强烈的针刺效应。羊肠线 24 小时不间断地刺激穴位,对穴位产生持续有效的刺激,作用持久,不易反弹,弥补了针灸减肥时间短、次数多、疗效不持久的缺点,使繁忙的现代人更易于接受。

按中医辨证,代谢综合征中属于胃肠实热型者较为常见。患者素体阳盛,贪食辛辣油腻厚味,过食或饮食不节,积滞为热,故见消谷善饥、口渴喜饮;实热积于胃肠,腑气不通,耗伤津液,津失输布,不能下润大肠,导致大便秘结。胃肠腑热,运化失司,湿热蕴结,可见舌红苔黄腻,脉弦滑数。因此,消谷善饥、便秘、溲赤等胃肠实热症状是此类患者的主要症状,治法上当以调肠和胃、通腑导滞、清热理气、推陈致新为大法,取穴则多从手足阳明经穴或腑之下合穴考虑。

取穴:食欲亢进者取中脘、梁门、梁丘、足三里、公孙、肺俞、胃俞等;大便秘结者取曲池、支沟、天枢、腹结、上巨虚、丰隆、肺俞、大肠俞等。

操作方法:将 2 号羊肠线剪短至 1~3cm 不等长度备用,每次按穴区组织厚薄选取相应长短的羊肠线一段,穿入特制埋线针中。局部严格消毒,根据主症取 3~4 对穴位进行埋线。操作时先速刺穴位得气后,用针芯将羊肠线推至穴内,然后快速拔针并查看针孔处无暴露羊肠线后,用创可贴护针孔。1 个疗程埋线 3 次,即第 1 次埋线为连续针刺 3 次后,间隔 15 日后埋第 2 次,针刺 15 次于疗程结束时埋第 3 次,每次取穴均应不同于上次选穴,选穴可同取双侧或左右交替取穴。

对于中医而言,对代谢综合征的研究有了一定的进展,中医药有改善胰岛素抵抗、保护内皮细胞、抑制高凝状态的作用,一些中药对炎症状态也有保护作用。但在中医药治疗方面也有很多问题存在,例如,对代谢综合征的分型治疗不统一,临床科研过于简单,缺乏单盲或双盲对照,针灸治疗的研究尚少等。因此,中医药治疗代谢综合征仍需要中医的进一步研究,相信一定会在治疗代谢综合征上有所突破。

2. 人丹压贴耳穴

耳为"宗脉之所聚",故取耳郭肺、脾、肾三穴相应敏感点,以针刺或人丹施予良性、有效而持久刺激,而达到健脾、利湿、祛痰、消脂作用,故患者经治疗后,均有小便量增多的现象。

有学者等医师采用耳郭的甲状腺点为主穴,配肺、脾、肾区的相应敏感点,以针刺及人丹穴位压贴方法,治疗单纯性肥胖患者,在对患者的饮食不加特殊节制,及不增加运动量情况下,经过 2 个治疗周期的临床观察,取得了较满意效果,总有效率为 67.1%。

主穴:取耳穴甲状腺点(在耳轮切迹上,对耳轮颈段内侧面相应敏感点),配以肺、肾区(以右耳为主)相应敏感点,脾区(以左耳为主)相应敏感点。每次针 3 次耳郭,双耳交替选用。

操作方法:行针前先按揉耳郭,使耳郭充血潮红,患者感到耳部温热。继而用电测器或探针在上述区域内找出相应敏感点,作为治疗穴。以 3% 碘酒精消毒,用 28 号、0.5 寸耳针对准穴位快速捻刺入穴,至患者感到局部胀痛为宜,其中甲状腺点及脾穴用双针刺激。

留针在 1 小时以上,约每隔 10 分钟加强刺激 1 次,留针期间患者可自由活动。有条件的患者可延长留针时间,适时自行取出,效果更好。

每日 1 次,5 次为 1 疗程,疗程间休息 2 天,1 个疗程为 1 个治疗周期。对效果明显者,按以上各穴,改用人丹压贴,嘱患者每日自行按压 3 次,每次约 5 分钟,以达到类似针刺所出现局部胀痛为度,保留 5～6 天取下,每次取一侧耳郭,双耳交替选取。若经第 1 周期治疗效果不明显者,加用三焦区内敏感点,用针刺至体重下降在 3kg 以上时,再改用人丹穴位压贴,方法同上。

选用以甲状腺点为治疗主穴,激发甲状腺素分泌,提高体内基础代谢,使蛋白和脂肪分解大于合成。部分患者加用三焦,主要针对有神经内分泌障碍的早期症状,如下肢轻度水肿,故刺激三焦敏感点,能促使体内水液代谢,以加强机体排泄功能,从而达到消脂、利水作用。

第五节 骨质疏松症

骨质疏松症(OP)是一种以低骨量和骨组织微结构破坏为特征,导致骨骼脆性增加和易发生骨折的全身性疾病。本病是老年人的一种常见病,随着人们寿命的延长,社会的老龄化,其发生率逐渐上升。骨质疏松症或分为三大类:①原发性又可分为两种类型,Ⅰ型(绝经后骨质疏松)由破骨细胞介导,最常见于绝经不久的女性(多在 51～65 岁),为高转换型,快速的骨丢失主要为小梁骨,特别是脊柱和桡骨远端;Ⅱ型(老年性骨质疏松)多在 65 岁以后发生,主要侵犯和髋骨,与高龄、慢性钙缺乏、骨形成不足有关。②继发性者常继发于其他疾病,如内分泌代谢病(甲状旁腺功能亢进症、库欣综合征、甲状腺功能亢进症、性腺功能减退症、糖尿病)、血液病(骨髓瘤、白血病)胃肠道疾病、长期卧床、制动等。③第三类为特发性,多见于8～14岁的青少年,多数有遗传家族史,女性多于男性。

中医文献中并没有骨质疏松症这个病名,根据临床表现属于中医学"骨痿""骨枯""骨痹""腰痛"等病名的范畴,其中又以"骨痿"较符合骨质疏松症的临床症状。《素问·痿论》曰:"肾主身之骨髓……肾气热,则腰脊不举,骨枯而髓减,发为骨痿。"

一、病因病机

中医认为骨质疏松症多由先天禀赋不足、后天饮食不节、久病失治、调养失宜、老年衰变引发。以肾虚为本,同时涉及肝、脾二脏,瘀血是重要环节,以"虚"为本,以"瘀"为标,病变部位主要在腰部、四肢及关节。

(一)禀赋不足,体质虚弱

父母体虚,遗传缺弱,或胎中失养,孕育不足,造成肾气亏虚,肾精亏少,精不生髓,髓不充骨,骨髓空虚,骨失濡养,则筋骨痿弱无力,引发骨质疏松症。《灵枢·经脉》云:"人始生,先成精,精生而脑髓生,骨为干,脉为营,筋力刚,肉为墙,皮肤生而毛发长",说明人在出生前后骨骼的生长、发育均依赖于肾精。

(二)饮食不节,损伤脾胃

脾为后天之本,主肌肉,主四肢,养百骸,气血生化之源,滋养先天。脾气健,肾中精气得以充实,发挥生髓养骨之效;暴饮暴食,或嗜欲偏食,或饮酒过度,损伤脾胃,脾气亏虚,运化乏力,先天之精无以充养,造成精亏髓空而发为本病,因此脾虚是骨质疏松症发生的重要因素。《医宗必读·痿》曰:"阳明虚则血气少,不能润养宗筋,故弛纵,宗筋纵则带脉不能收引,故足痿不用。"

(三)久病失治,损及五脏

久病或大病之后,邪气过盛,调养失宜,脏气损伤;或瘀血内结,新血不生;或病后失于调理,正气亏虚难复,精气亏耗,伤及五脏,"五脏之伤,穷必及肾"。肾精亏虚,骨髓失养,引发骨质疏松症。《景岳全书·非风》也说:"筋有缓急之病,骨有痿弱之病,总由精血败伤而然。"

(四)老年衰变,肾气衰弱

《医经精义》云:"肾藏精,精生髓,髓生骨,故骨者,肾之合也。"此句提出了肾脉精气充盈与否直接影响着人体骨骼的生长、壮健与再生。《素问·上古天真论》曰:"女子七七,天癸竭,地道不通,故形坏而无子也。""丈夫七八,天癸竭,精少,肾脏衰,形体皆极。"说明老年衰变,天癸亏竭,脏腑机体功能衰退,肾气衰弱,肾精亏少,骨髓空虚,骨失濡养,引发骨质疏松症。

二、临床表现

(一)症状与体征

1.骨痛和肌无力

轻者无症状,仅在 X 线摄片或骨矿物密度测量时被发现,较重患者常诉腰背疼痛、乏力或全身骨痛。骨痛通常为弥漫性,无固定部位,检查不能发现压痛区(点)。乏力常于劳累或活动后加重,负重能力下降或不能负重。四肢骨折或髋部骨折时肢体活动明显受限,局部疼痛加重,有畸形或骨折阳性体征。

2.骨折

常因轻微活动、创伤、弯腰、负重、挤压或摔倒后发生骨折,多发部位为脊柱、髋部和前臂,其他部位亦可发生,如肋骨、盆骨、肱骨甚至锁骨和胸骨等。脊柱压缩性骨折多见于绝经后骨质疏松症患者,可单发或多发,有或无诱因,其突出表现为身材缩短;有时出现突发性腰痛,卧床而取被动体位。髋部骨折多在股骨颈部(股骨颈骨折),以老年性骨质疏松症患者多见,通常于摔倒或挤压后发生。第一次骨折后,患者发生再次或反复骨折的概率明显增加。

(二)并发症

驼背和胸廓畸形者常伴胸闷、气短、呼吸困难,甚至发绀等表现,肺活量、肺最大换气量和心排血量下降,极易并发上呼吸道和肺部感染。髋部骨折者常因感染、心血管病或慢性衰竭而死亡;幸存者生活自理能力下降或丧失,长期卧床加重骨丢失,使骨折极难愈合。

三、诊断与鉴别诊断

(一)诊断

1.诊断线索

①绝经后或双侧卵巢切除后女性;②不明原因的慢性腰背疼痛;③身材变矮或脊椎畸形;④脆性骨折史或脆性骨折家族史;⑤存在多种骨质疏松症危险因素,如高龄、吸烟、制动、低体重、长期卧床、服用糖皮质激素等。

2.诊断标准

详细的病史和体检是临床诊断的基本依据,但确诊有赖于 X 线照片检查或骨矿物密度测定,并确定是低骨量(低于同性别峰值骨量的 1 个标准差以上但小于 2.5 个标准差)、骨质疏松症(低于峰值骨量的 2.5 个标准差以上)或严重骨质疏松症(骨质疏松症伴一处或多处骨折)。骨质疏松症性骨折的诊断主要根据年龄、外伤骨折史、临床表现以及影像学检查确立。正、侧位 X 线片(必要时可加特殊位置片)确定骨折的部位、类型、移位方向和程度,CT 和 MRI 对椎体骨折和微细骨折有较大诊断价值,CT 三维成像能清晰显示关节内或关节周围骨折,MRI 对鉴别新鲜和陈旧性椎体骨折有较大意义。

3.病因诊断

查找其病因,并对骨折概率做出预测。

4.骨代谢转换率评价

一般根据骨代谢生化指标测定结果来判断骨转换状况。骨代谢生化指标分为骨形成指标和骨吸收指标两类,前者主要有血清骨源性碱性磷酸酶、骨钙素和Ⅰ型胶原羧基前肽等;后者包括尿钙/尿肌酐比值、吡啶啉、脱氧吡啶啉和血抗酒石酸酸性磷酸酶(TRAP)等。

(二)鉴别诊断

1.老年性骨质疏松症与绝经后骨质疏松症的鉴别

在排除继发性骨质疏松症后,老年女性患者要考虑绝经后骨质疏松症、老年性骨质疏松症或两者合并存在等可能,可根据既往病史、骨矿物密度和骨代谢生化指标测定结果予以鉴别。

2.内分泌性骨质疏松症

根据需要,选择必要的生化或特殊检查逐一排除。甲旁亢者的骨骼改变主要为纤维囊性骨炎,早期可仅表现为低骨量或骨质疏松症。测定血 PTH、血钙和血磷一般可予鉴别,如仍有困难可行特殊影像学检查或动态试验。其他内分泌疾病均因本身的原发病表现较明显,鉴别不难。

3.血液系统疾病

血液系统肿瘤的骨损害有时可酷似原发性骨质疏松症或甲旁亢,此时有赖于血 PTH、PTH 相关蛋白(PTHrP)和肿瘤特异标志物测定等进行鉴别。

4.原发性或转移性骨肿瘤

转移性骨肿瘤(如肺癌、前列腺癌、胃肠癌等)或原发性骨肿瘤(如多发性骨髓瘤、骨肉瘤和软骨肉瘤等)的早期表现可酷似骨质疏松症。当临床高度怀疑为骨肿瘤时,可借助骨扫描或 MRI 明确诊断。

5.结缔组织疾病

成骨不全的骨损害特征是骨脆性增加,多数是由于Ⅰ型胶原基因突变所致。临床表现依缺陷的类型和程度而异,轻者可仅表现为骨质疏松症而无明显骨折,必要时可借助特殊影像学检查或Ⅰ型胶原基因突变分析予以鉴别。

四、治疗

(一)中医辨证分型治疗

1. 肝肾阴虚

症候特点:腰背骨节疼痛,遇劳更甚,卧则减轻,膝软乏力,头晕目眩,耳鸣健忘,失眠多梦,咽干口燥,五心烦热,颧红盗汗,便干溲黄,舌红少苔,脉细数。

治则:滋补肝肾,填精补髓。

方药:左归丸加减[熟地黄、枸杞子、山药、山茱萸、菟丝子、龟胶(烊化)、鹿角胶(烊化)、川牛膝]。

加减:腰背疼痛者,加桑寄生、杜仲、狗脊;盗汗自汗者,加龙骨、牡蛎;下肢沉重者,加防己。阴虚肝旺出现口苦胁痛者加川楝子、郁金。

2. 脾肾阳虚

症候特点:腰膝酸痛,形寒肢冷,尤以下肢为甚,倦怠乏力,纳呆便溏或五更泄泻,尿清长,耳鸣或耳聋,夜尿多或尿频失禁,性功能减退,下肢水肿,心悸咳喘,面色萎黄,舌淡胖苔白,脉沉细。

治则:温肾健脾,壮腰强骨。

方药:右归丸合理中丸加减(肉桂、制附子、当归、鹿角胶、熟地黄、枸杞子、山茱萸、菟丝子、杜仲、党参、白术、山药、炙甘草)。

加减:水肿较重者可加泽泻,腹痛拘急者加乌头、细辛、全蝎、蜈蚣,水肿关节肿胀加茯苓、泽泻、薏苡仁,身倦乏力者加黄芪。

3. 气血两虚

症候特点:患部肿胀,沉重乏力,自汗,四肢倦怠,少气懒言,面色萎黄,头晕,食少便溏,舌淡苔白,脉细弱。

治则:益气补血。

方药:十全大补汤加减(熟地黄、白芍药、当归、川芎、人参、白术、茯苓、炙甘草、黄芪、肉桂)。

加减:失眠多梦者可加酸枣仁,肌肉萎缩者加灵芝、何首乌、鸡血藤、阿胶。

4. 瘀血阻络

症候特点:腰背肢体疼痛,凝滞强直,痛有定处,肌肤甲错,唇甲晦暗,痛经伴色黑有血块或闭经,偏瘫麻木,舌紫暗或有瘀点,苔白,脉沉弦。

治则:活血行气,通痹止痛。

方药:身痛逐瘀汤加减(秦艽、川芎、桃仁、红花、甘草、牛膝、地龙、羌活、没药、当归、五灵脂、香附)。

加减:疼痛入络者可加全蝎、地龙,关节酸痛游走不定加防风、麻黄、葛根。

(二)中成药治疗

1. 六味地黄丸

滋阴补肾。用于肾阴亏损型骨质疏松症。口服。小蜜丸一次9克,一日2次。

2. 金匮肾气丸

温补肾阳,化气行水,用于肾阳亏损型骨质疏松症。口服,小蜜丸一次6g,一日2次。

3. 腰痛片

强腰补肾,活血止痛,用于肾虚腰痛,腰肌劳损。盐开水送服,一次6片,每日3次。

4. 肾骨片

补肾壮骨、含钙量高、含多种微量元素、溶解好,用于儿童、成人或老人缺钙引起的骨质疏松、骨质增生、骨痛。温开水冲服,一次2~4片,每日3次。

5. 参茸壮骨丸

强筋壮骨,祛风散寒,除湿止痛,用于肝肾不足,风寒痹阻,筋骨痿软,腰膝冷痛,手足麻木,骨节肿痛。一次3丸,一日2次,小儿酌减或遵医嘱。

6. 六味壮骨颗粒

养肝补肾,强筋壮骨,用于骨质疏松症属肝肾不足者。口服,日服20g,每日3次。

7. 骨愈灵片

活血化瘀、消肿止痛、强筋壮骨,用于骨质疏松症。口服,一次5片,每日3次;饭后服用或遵医嘱。

8. 骨疏康胶囊

补肾益气,活血壮骨,主治肾虚兼气血不足所致的原发性骨质疏松症。口服,一次4粒,一日2次,疗程6个月。

9. 护骨胶囊

补肾益精,用于中老年人肾精亏虚证所出现的骨质疏松患者。口服,每次4粒,每日3次。饭后30分钟服用,3个月为一个疗程。

10. 地仲强骨胶囊

益肾壮骨,补血益精,用于骨质疏松症,症见腰脊酸痛,足膝酸软,乏力。口服,一次3~4粒,每日3次,或遵医嘱。

11. 骨松康合剂

补益肝肾,壮骨止痛,用于肝肾不足所致的骨质疏松症。口服,一次30mL,每日3次;饭后服用,用时摇匀。

(三)古今效验方治疗

1.左归丸

组方:熟地黄、山药、枸杞子、山茱萸、菟丝子、鹿角胶、龟板胶、蜂蜜。

服法:水煎服。

功效:补肾养阴。

2.虎潜丸

组方:龟版、黄柏、知母、熟地黄、白芍药、锁阳、陈皮、虎骨(用代用品)、干姜。

服法:水煎服。

功效:养精益肾。

3.六味地黄丸

组方:熟地黄、山药、山茱萸、茯苓、泽泻、丹皮。

服法:水煎服。

功效:滋阴补肾。

4.金匮肾气丸

组方:生地黄、山药、山茱萸、茯苓、泽泻、丹皮、肉桂、制附子。

服法:水煎服。

功效:温肾助阳。

5.十全大补汤

组方:人参、茯苓、白术、甘草、川芎、熟地黄、当归、黄芪、肉桂、白芍药、生姜、大枣。

服法:水煎服。

功效:补气养血。

6.身痛逐瘀汤

组方:秦艽、川芎、桃仁、红花、甘草、羌活、没药、当归、五灵脂、香附、牛膝、地龙。

服法:水煎服。

功效:行气活血。

(四)外治

1.针灸疗法

选穴:肾俞、脾俞、关元、足三里、太白、太溪、大杼。

操作:行捻转补法。肾阳虚者加命门,肾阴虚者加复溜,痛甚者配人中,失眠者补太溪、泻神门,头晕耳鸣者加悬钟,水肿加阴陵泉。每日或隔日1次,每次10~20分钟,10次为1个疗程。

2.穴位埋线

取穴:双侧肾俞、委中穴。

操作:患者取俯卧位,常规消毒局部皮肤,可用9号注射针针头作套管,28号2寸长的毫针剪去针尖作针芯,将针芯退出,将2-0号羊肠线1~1.5cm置入针管内,在所选穴位刺入,避开血管、神经,得气后将针芯向前推动,针管向后退,将肠线植入穴位内,拔出注射针,外用创可贴固定。每2周1次,连续治疗6个月。

3.脊柱走罐法

定位:颈、腰、背部。

操作:先在火罐口及腰、颈、背部的皮肤上涂一些润滑油,将火罐吸附于颈部,手握罐底,使罐沿肌肉、肌腱行走方向沿颈部到腰部或由腰部到颈部来回推移,至皮肤潮红为止。每日1次,10次为1疗程。

4.隔姜灸治法

取穴:阿是穴、腰阳关、肾俞、命门、身柱。

操作:患者取俯卧,找准上述诸穴,先将生姜片置于诸穴的皮肤上,再将艾炷放在姜片上,分别点燃艾炷,进行隔姜灸,每次每穴2~3壮。每日1次,10次为1疗程。

5.外敷熏洗法

(1)温经热敷方

处方:川乌、草乌、透骨草、骨碎补、狗脊各30g,红花、威灵仙、伸筋草各20g。

方法:以上方药共碾细末,装入纱布袋中。放笼中蒸30分钟取出,温度适宜时热敷患处,每日1~2次。

(2)活络熏洗方

处方:狗脊、五加皮、木瓜各30g,透骨草、杜仲、川续断、鸡血藤各20g,延胡索、红花、白芷各25g。

方法:以上方药水煎取药汁,趁热熏患处,待药液温度适宜时,用毛巾浸药液洗患处,每日1~2次。

6.推拿疗法

(1)攘法:患者取俯卧,术者运用腕关节的伸屈运动和前臂的定转运动作用于患者的腰背部,伸屈腕关节是以第二到第四掌指关节背侧为轴来完成的;前臂的旋转运动是以手背的尺侧为轴来完成。手法吸紧的部位要紧贴体表,不能拖动、辗动或跳动。压力、频率、摆动频度要均匀,动作要协调而有节律。

(2)揉法:患者取俯卧,术者用手掌大鱼际或掌根吸定于患者的腰部或背部,腕部放松,以肘部为支点,前臂作主动摆动,带动腕部作轻柔缓和的摆动。操作时压力要轻柔,动作协调而有节律,一般频率为120~160次/分。

(3)平推法:患者取俯卧,术者用手掌的大鱼际或小鱼际附着在患者腰背部脊柱的两旁,进行直线来回摩擦,操作时腕关节伸直,使前臂与手接近相平。以肩关节为支点,上臂主动,带动手掌作前后或上下往返移动,手掌下的压力不宜太大,但推动的幅度要大,用力要稳,动作要均匀连续,频率为100~120次/分。

(4)点揉法:患者取俯卧,术者立于床边,先放松患者的颈、肩、腰及双下肢肌肉,再点揉肾俞、阿是穴、腰阳关、命门、委中、阳陵泉、太溪、涌泉等穴,手法宜轻柔,每次15~20分钟。

参考文献

[1] 倪青.内分泌代谢病中医诊疗指南[M].北京:科学技术文献出版社,2021.

[2] 庞国明,朱璞,翟纪功.当代中医外治临床丛书内分泌疾病中医特色外治256法[M].北京:中国医药科学技术出版社,2021.

[3] 左新河.中医内分泌病证调养膏方[M].武汉:湖北科学技术出版社,2021.

[4] 付艳红,冷宏伟,莫嵘.中西医结合内科学[M].长春:吉林科学技术出版社,2019.

[5] 倪青.中医内分泌科教学查房实录[M].北京:中国科学技术出版社,2019.

[6] 高天舒,白华.实用中医内分泌病学[M].沈阳:辽宁科学技术出版社,2018.

[7] 李军,金艳蓉,陈云山.中医循证内分泌代谢病学[M].昆明:云南科技出版社,2018.

[8] 马建.内分泌代谢疾病辩证思路与方法[M].北京:科学出版社,2018.

[9] 吴焕林,黄燕.中西医结合内科学[M].北京:科学出版社,2018.

[10] 李顺民,彭立生.内分泌及代谢系统疾病中医特色疗法[M].北京:人民卫生出版社,2017.

[11] 李斯文.中医肿瘤病学[M].北京:科学出版社,2017.

[12] 刘学兰.中医内分泌代谢病学[M].北京:科学出版社,2017.

[13] 倪青.内分泌代谢病中医诊疗手册[M].北京:科学技术文献出版社,2017.

[14] 倪青,王祥生.内分泌代谢病中医循证治疗学[M].北京:科学技术文献出版社,2016.

[15] 陈建.内分泌代谢病经方治验[M].北京:中国医药科技出版社,2016.